LE DÉBUTANT

ARSÈNE BESSETTE

Arsène Bessette est né en 1873 à Saint-Hilaire-de-Rouville. Il travaille surtout comme journaliste, d'abord à *La Patrie*, puis au *Canada français* dont il sera longtemps le rédacteur en chef. Il signera aussi des articles dans *La Presse* avant de se retrouver, en 1920, inspecteur de la Compagnie des Tramways de Montréal. L'année suivante, il meurt prématurément à l'âge de quarante-huit ans. *Le débutant*, son premier et seul roman, devait se révéler plein de promesses. Sur un canevas convenu, mais jouant constamment de l'ironie, Bessette brosse, dans une langue vigoureuse, un plaisant tableau de mœurs doublé d'une critique sociale féroce. Injustement décrié à l'époque au nom d'un certain conformisme bien-pensant, ce livre méritait tellement mieux que les quelques centaines de lecteurs qu'il a pu rejoindre au début du siècle. Dans l'histoire du roman canadien-français, Bessette apporte un courant d'air frais, en rompant définitivement avec le roman de la terre et en annonçant ce que l'histoire littéraire appellera le roman urbain. L'esprit piquant de son auteur, qui multiplie à dessein les scènes croquées sur le vif dans différents milieux sociaux, sa liberté de ton et sa franchise, sans compter l'élégance de sa plume, ont suffi à singulariser cette œuvre et invitent chaque nouvelle génération de lecteurs à la redécouvrir.

LE DÉBUTANT

Comme le titre le laisse entrevoir, *Le débutant* est un roman d'apprentissage. Il raconte celui de Paul Mirot, *alter ego* de l'auteur, qui, au début du XXe siècle, quitte sa région natale pour s'installer à Montréal et y pratiquer le journalisme. En même temps qu'il fait ses premières armes dans la profession et qu'il découvre les mœurs répugnantes de la politique, le jeune homme apprend l'amour. Il souffre, il s'amuse, il mûrit, il s'élève dans la belle société montréalaise, il écrit un roman, aussitôt condamné par l'Église comme l'ouvrage d'un franc-maçon, il voit mourir la femme qu'il aime. Enfin, il prend le train pour New York où l'attend l'avenir radieux des grandes métropoles, seules capables, comme chacun sait, de permettre le libre épanouissement de l'intelligence… Publié en 1914, alors que l'Europe allait faire résonner les premiers coups de canon de la Première Guerre mondiale, *Le débutant* fut réédité en 1976 aux Éditions Hurtubise HMH, dans la collection « Les Cahiers du Québec », aux côtés d'autres classiques québécois. C'est cette édition qui est reprise ici, avec une préface de Madeleine Ducrocq-Poirier, professeur à la Sorbonne et spécialiste réputée de la littérature canadienne-française. Sont également reproduits les dessins de Théophile Busnel, qui accompagnaient l'édition originale.

ARSÈNE BESSETTE

Le débutant

Présentation de
Madeleine Ducrocq-Poirier

BIBLIOTHÈQUE QUÉBÉCOISE

BIBLIOTHÈQUE QUÉBÉCOISE est une société d'édition administrée conjointement par les Éditions Fides, les Éditions Hurtubise HMH et Leméac Éditeur. BIBLIOTHÈQUE QUÉBÉCOISE remercie le ministère du Patrimoine canadien du soutien qui lui est accordé dans le cadre du Programme d'aide au développement de l'industrie de l'édition. BQ remercie également le Conseil des Arts du Canada et la Société de développement des entreprises culturelles du Québec (SODEC).

Conception graphique : Gianni Caccia
Typographie et montage : Dürer *et al.* (Montréal)

Données de catalogage avant publication (Canada)
Bessette, Arsène, 1873-1921
Le débutant
Éd. originale : Saint-Jean : Le Canada français, 1914.

ISBN 2-89406-206-0

I. Ducrocq-Poirier, Madeleine.
II. Titre.
PS8503.E87D4 2001 C843'.52 C2001-941370-X
PS9503.E87D4 2001
PQ3919.B387D4 2001

Dépôt légal : 4e trimestre 2001
Bibliothèque nationale du Québec

IMPRIMÉ AU CANADA

Le débutant et son auteur

À la veille de la Grande Guerre de 1914-1918, le Canada français n'était pas gâté en romanciers du cru. Qu'y avait-on publié en 1912-1913 ? Deux livres d'Hector Bernier, *Au large de l'écueil* et *Ce que disait la flamme*, qui mêlaient les considérations patriotiques et nationalistes aux intrigues sentimentales. La trop romanesque *Fleur des ondes*, où son auteur, Gaëtane de Montreuil, avait manifestement voulu prolonger ce qu'il était convenu d'appeler « le roman historique canadien du XIXe siècle » ; deux « paysanneries » largement périmées de J.-M. A. Mousseau, intitulées *Au village, épisode de la vie rurale* et *Mirage*.

Le public des Canadiens français cultivés, familiers depuis longtemps d'Henry Bordeaux, de Maurice Barrès et de René Bazin, avait aussi commencé à lire Anatole France, André Gide, Alphonse de Châteaubriant, Colette, Jean Schlumberger, Alain-Fournier, Proust et Roger Martin du Gard[1]. Certains de ces lecteurs, qu'ils aient

1. *La porte étroite* d'André Gide avait paru en 1909, *Monsieur des Lourdines* d'Alphonse de Châteaubriant en 1911, *Les vrilles de la vigne* et *La vagabonde* de Colette en 1908 et 1911, *Les dieux ont soif* d'Anatole France en 1912, *La colline inspirée* de Maurice Barrès, *Jean Barois* de Roger Martin du Gard et *Du côté de chez Swann* de Marcel Proust en 1913.

voyagé en France ou qu'ils fussent abonnés aux journaux français, n'allaient pas tarder non plus à découvrir, en 1914, *Maria Chapdelaine*, qu'un Louis Hémon, totalement inconnu en France comme au Canada, avait expédié de Kénogami, où il avait écrit ce roman, au *Temps* de Paris, qui le publierait en feuilleton.

Mais, de cette minorité de lecteurs avertis, combien eurent connaissance du *Débutant*[2], qu'un journaliste de l'époque, Arsène Bessette, fit imprimer en janvier 1914 par les presses du *Canada français* de Saint-Jean ? Pourtant, ce roman inoculait une vie neuve au roman canadien de langue française qui languissait alors. Pourquoi ne leur a-t-on pas parlé du *Débutant*, pourquoi les deux ou trois centaines de personnes qui l'ont lu n'ont-elles pas accueilli favorablement ce livre, comme il méritait de l'être ?

La conspiration du silence ourdie contre **Le débutant**

L'accueil fait au *Débutant* ne fut pas favorable, sans doute parce que son auteur, Arsène Bessette, était un libéral, radical de surcroît, de la faction des Godfroy Langlois ou T.-D. Bouchard, et que son nom figurait sur la liste des francs-maçons de la loge montréalaise « L'Émancipation », qu'A.-J. Lemieux[3] divulgua en 1910 à la veille du

---

2. Arsène Bessette, *Le débutant*, Presses du *Canada français*, 1914, 259 p.

3. A.-J. Lemieux, de l'Association catholique de la jeunesse canadienne-française, après avoir dérobé dans une bousculade les documents du secrétaire de la loge L'Émancipation, affiliée au Grand Orient de France, en publia la teneur dans une plaquette éditée par *La Croix*, en 1910, à Montréal (32 pages), dans laquelle sont énumérés les membres les plus marquants de la loge, présents

Congrès eucharistique ; ainsi discrédité, Arsène Bessette s'était vu inscrire par Mgr Bruchési, évêque de Montréal, sur une liste noire, en compagnie notamment de Godfroy Langlois, alors député de Saint-Louis, du Dr Louis Laberge, de Gonzalve Desaulniers, de Télesphore-Damien Bouchard, le redoutable greffier de Saint-Hyacinthe, d'Omer Chaput, fondateur de la *Tribune de Sherbrooke*, et de Gustave Francq, secrétaire des Conseils des Métiers et du Travail, de Montréal. Comme les libéraux avaient été éliminés du pouvoir fédéral, après la chute de Laurier aux élections du 21 septembre 1911, que le gouvernement provincial, resté, lui, de majorité libérale, n'en avait pas moins fait alliance, en la personne de son premier ministre, Sir Lomer Gouin, avec les autorités catholiques de la province, Arsène Bessette, écrivain provincial et libre penseur, n'avait pas grande chance d'être pris en considération. Il s'en rendit compte lorsqu'à la sortie de son livre, les curés conseillèrent à leurs ouailles de ne pas lire *Le débutant*, et de le détruire si elles l'avaient inconsidérément acheté. Des membres de la famille Bessette brûlèrent le livre...

Aussitôt paru, *Le débutant* fut mis sous le boisseau — sans trop de scandale ou de difficultés, car les esprits avaient alors d'autres sujets de préoccupations, dont les entretenait la presse. Le problème des écoles françaises de l'Ontario, l'annexion, en 1912, de l'Ungava qui doublait le territoire de la province de Québec, les élections provinciales du 15 mai 1912 où Henri Bourassa se vit déloger de Saint-Hyacinthe, car T.-D. Bouchard y avait restauré l'influence libérale, la bataille livrée par le collège de

---

à la réunion du 14 janvier 1910 (p. 29-30) ; Arsène Bessette est le dernier nommé.

Sainte-Marie-de-Monnoir pour s'établir à Saint-Jean, l'ouverture de la colonisation en Abitibi, le premier congrès de la langue française à Québec, en juin 1912, le projet de loi sur l'instruction obligatoire qui renfermait le germe, redouté au Canada français, de la laïcisation, les trente-cinq millions de dollars à verser pour la flotte anglaise, tenus au Canada pour une brimade plutôt que pour une contribution opportune aux mesures à prendre devant la montée du péril allemand auquel les Canadiens français ne croyaient pas vraiment, la vie de plus en plus chère... suffisaient amplement à occuper les esprits.

Bien entendu, il était exclu que la critique littéraire du moment fût bien disposée à l'égard d'Arsène Bessette. Ceux qui l'exerçaient s'appelaient l'abbé Camille Roy, le chanoine Émile Chartier, l'abbé Henri d'Arles (dit encore Henri Beaudé) et le bien-pensant Adjutor Rivard, futur juge à la Cour d'appel de Québec. À leurs yeux, *Le débutant* ne pouvait être que dangereux. Ils l'ont donc passé sous silence, d'autant plus délibérément qu'ils connaissaient la forte personnalité et la valeur de son auteur.

Arsène Bessette

Né le 20 décembre 1873 à Saint-Hilaire-de-Rouville[4], dans une maison paysanne qui existe encore non loin d'un ruisseau où, enfant, il eut un petit moulin et des petits bateaux, Arsène Bessette était l'aîné d'une famille de cinq garçons et de trois filles. Depuis l'installation au pays, en

---

4. Saint-Hilaire-de-Rouville, important village sur la rive sud du Richelieu (ancienne rivière des Iroquois), à trente-sept kilomètres de Montréal, a vu naître Gédéon Ouimet, qui fut premier ministre de la province de Québec, Louis-Philippe Brodeur, le peintre Ozias Leduc et le Dr Choquette, romancier à ses heures.

1668, de Jean Bessette (ou Besset), le premier ancêtre, qui appartint au régiment de Carignan, tous les Bessette avaient été cultivateurs. Moïse, le père d'Arsène, fermier, fut maire de Saint-Hilaire en 1869 et 1888. Il accueillit en cette qualité le Prince de Galles, futur Édouard VII, lorsque celui-ci vint séjourner chez ses amis Campbell, à Saint-Hilaire, et organisa, par ailleurs, l'élection de Louis-Philippe Brodeur[5] à la chambre des Communes d'Ottawa, ce qui le ruina. Ne pouvant plus alors assumer les frais de scolarité de son aîné, il accepta que Louis-Philippe Brodeur patronnât les études qu'Arsène Bessette ferait au collège de Sainte-Marie-de-Monnoir.

À sa sortie du collège, Arsène se chercha du travail. D'intelligence vive, ayant le goût d'écrire et celui des idées, il s'orienta vers le journalisme. Après avoir fait ses premières armes à *La Patrie* (à Montréal), il entra en 1901 au *Canada français* que dirigeait Gabriel Marchand, à

---

5. Louis-Philippe Brodeur, né le 21 août 1862, après des études au collège de Sainte-Marie-de-Monnoir et au séminaire de Saint-Hyacinthe, fit son droit à l'annexe montréalaise de l'Université Laval et devint avocat, associé d'Honoré Mercier, en 1884. Après avoir donné de nombreux articles dans les journaux libéraux, entre 1881 et 1890, membre du Conseil de l'Ordre, il se présenta en 1891 aux élections fédérales et fut élu dans le comté de Rouville. Il le fut en 1896, 1900, 1904 et 1908. En février 1901, il devint président (ou orateur) de la chambre des Communes. Ministre du Revenu de l'Intérieur en 1904, de la Marine et des Pêcheries en 1906, il alla par deux fois, en 1907 et en 1909, assister à la Conférence impériale de Londres, comme délégué du Canada. Il fut, en 1910, à l'origine de la loi sur l'établissement d'une Marine fédérale. Ayant assisté, en 1911, au couronnement de George V, il fut nommé, le 11 août 1911, par le Conseil privé, Juge puîné de la Cour suprême. Il devint, en 1923, Lieutenant général du Québec, et mourut le 2 février 1924.

Saint-Jean. Consciencieux, original, d'un abord très ouvert et très gai, s'exprimant avec aisance, il y fut très vite apprécié ; chargé, à ses débuts, des échos de la vie parlementaire à Québec et de la vie locale, il rédigea, par la suite, une chronique hebdomadaire inspirée par l'actualité littéraire, politique ou sociale, sous le pseudonyme insolite de Jean Rémuna, sur le choix duquel il s'est d'ailleurs expliqué quand il a décidé de ne plus l'utiliser[6] :

> *Monsieur Jean Rémuna n'est plus... J'ai enfin décidé de me débarrasser de lui, il me gênait... Jusqu'à ce jour, lui seul a supporté la responsabilité des articles que j'ai publiés... Mais c'eût été manquer de courage que d'accepter plus longtemps une semblable situation et c'est pourquoi je renonce aux avantages qu'elle pouvait me procurer...*
>
> *Rémuna est un nom de fleur que les naturels de Tahiti donnèrent à Plumket, un ami de Loti, lors de son séjour dans cette île fortunée. Ce nom me paraissait joli, c'est pourquoi je l'avais choisi comme pseudonyme en y ajoutant le prénom de Jean... Renonçant à mon pseudonyme, il me semble qu'une partie de moi-même disparaît avec lui.*

Lié d'amitié avec Gabriel Marchand qui possédait *Le Canada français* depuis la mort de son père, l'Honorable Félix-Gabriel Marchand, survenue en septembre 1900, Arsène Bessette devint rédacteur en chef du journal ; c'est moins un titre qu'une lourde charge qui lui échut ; il porta sur ses épaules la responsabilité du journal et veilla à ce qu'à côté des informations et des articles

---

6. *Le Canada français*, vol. VIII, n° 50, 28 juin 1901.

politiques, *Le Canada français* dispense à ses lecteurs une lecture intéressante et variée. Une page intérieure de cet hebdomadaire (qui paraît tous les vendredis) est spécialement consacrée à la littérature. Y sont reproduits des poèmes d'André Theuriet, Vielé-Griffin, Victor Hugo, Théophile Gautier, Théodore Botrel, Léon Dierx, Lamartine, Alfred de Musset, Louis Fréchette, Jean Richepin, François Coppée, Sully Prudhomme, Paul Bourget, Paul Arène, Charles Gill, Jean Aicard, Gonzalve Desaulniers, Leconte de Lisle, Georges Rodenbach, Maurice Rollinat, Octave Crémazie, La Fontaine, Raoul Ponchon, Edmond Rostand, Anna de Noailles, André Chénier, Eudore Évanturel, Napoléon Legendre, José-Maria de Hérédia, Pamphile Le May... Leur énumération reflète l'éclectisme des lectures d'Arsène Bessette qui, dans cette page littéraire, a peu à peu entamé le dialogue avec ses lectrices. Celles-ci lui écrivent ; il répond, traitant de la femme, de l'amour, du mariage, des sujétions de la vie sociale, dévoilant peu à peu sa philosophie de la vie et ses goûts.

> *Plus on se rapproche de la nature, plus on se sent devenir meilleur et plus on jouit de la vie. C'est la bonne amie sur qui on peut compter* [...] *Aux champs* [...] *les pâles travailleurs des villes trouvent la véritable fontaine de Jouvence*[7].

À plusieurs reprises, ce fils de la campagne qui n'avait pas renié ses origines évoque les plaisirs que dispense la nature et les bienfaits de la vie naturelle. Que de comparaisons, sous sa plume, empruntées aux fleurs, à l'eau qui coule, au vent dans les feuilles ! Ainsi, il évoque

7. *Le Canada français*, vol. X, n° 4, 8 août 1902; vol. XLVII, n° 8, 20 juillet 1906.

« une petite amie d'autrefois dont les lèvres avaient le goût du sucre nouveau et les yeux la limpidité de l'eau d'érable[8] ».

Il avait sauvegardé cet amour de la nature, bien qu'il se fût cultivé et avouât volontiers qu'il aimait l'étude et la lecture. Il avait réuni chez lui « des amis de tous genres » — ses livres — qui « rendent la vie agréable », dispensant le « véritable bonheur », celui de la « richesse intellectuelle ». Combien de fois n'a-t-il pas protesté que « l'unique supériorité, la seule que l'on doit reconnaître, est la supériorité de l'intelligence[9] ».

Cet homme complet se fit quelques amis de qualité, auxquels il ne manqua jamais. Les plus intimes étaient Gaston Duteaud, resté célibataire, le peintre Ozias Leduc[10] et Gabriel Marchand dont il fut le collaborateur dévoué

---

8. *Le Canada français*, vol. XLVI, n° 45, 20 avril 1906.

9. *Le Canada français*, vol. X, n° 12, 3 octobre 1902 et vol. VIII, n° 40, 19 avril 1901.

10. Un certain lien de parenté unissait Bessette et Leduc : le frère cadet d'Arsène Bessette, Lorenzo, avait épousé Oséma Leduc, sœur d'Ozias Leduc. Dès le 24 février 1902, Bessette écrivait à Leduc : « Je vous considère comme mon meilleur ami, vous êtes le premier qui avez su me comprendre et m'encourager dans la voie que je poursuis. Votre âme d'artiste ne pouvait se tromper sur mes aspirations. Aussi, je vous garde une éternelle reconnaissance. » (Extrait d'une lettre comprise dans le fonds Ozias Leduc de la Bibliothèque Nationale du Québec, et qui nous a été communiquée avec l'exceptionnelle autorisation de Mlle Gabrielle Messier, donatrice à la Bibliothèque Nationale de ce fonds, qui ne sera rendu public qu'après son décès.) L'année précédente, en avril 1901, Arsène Bessette avait visité pour son journal l'atelier d'Ozias Leduc et donné, le 3 mai 1901, un article sur le peintre, où il écrivait notamment : « Dans les peintures de Leduc, il y a quelque chose qui nous attire et qui nous émeut parce que, dans les lignes gracieuses, le modelé et la perspective qui charment nos regards, on sent qu'il

jusqu'à la mort de Marchand, survenue le 16 septembre 1910, à Saint-Jean[11].

Passionné de théâtre, Arsène Bessette se rendait à Montréal chaque fois qu'un spectacle intéressant y était donné. Outre *L'Étincelle* et *Le Taon*, dans lesquels il donna des comptes rendus de spectacles dramatiques, il s'est toujours chargé de la chronique théâtrale dans *Le Canada français*, chaque fois qu'une bonne pièce était jouée à Montréal. En 1913, c'est en première page que parurent notamment ses articles sur *Les cabotins* (de Pailleron), *Simonde* (De Brieux), *L'éventail* (de R. de Flers et C.-A. Cavaillet). À cette occasion, Arsène Bessette tenait à saluer l'effort de Georges Gauvreau, propriétaire du Théâtre National français de Montréal, qui osait monter des spectacles d'auteurs actuels et de valeur confirmée.

À Montréal, Arsène Bessette avait fait la connaissance d'Idola Saint-Jean, qui enseignait alors à l'Université McGill. Idola Saint-Jean était en relations avec de

---

a mis un peu de lui-même et que son pinceau a révélé les secrètes aspirations de son âme d'artiste.» (*Le Canada français*, vol. VIII, nº 42)

11. Dès que Bessette sut que Gabriel Marchand venait d'être terrassé par une syncope, il courut chez lui, rue Saint-Charles, mais arriva trop tard. Dans *Le Canada français* du 23 septembre 1910 (vol. LI, nº 17), Arsène Bessette, dans un bel article nécrologique, rendit hommage au disparu en ces termes: «Dans la personne de feu Gabriel Marchand, disparaît un de ces hommes, assez rares aujourd'hui, qui ont conservé dans le commerce journalier de l'existence, les plus pures et les plus belles traditions de la vieille politesse française. Doué d'un caractère affable, d'un cœur généreux, d'un esprit vif et cultivé, c'était un causeur charmant, un ami obligeant, un homme du monde dans toute la force du mot... C'est plus qu'un protecteur, c'est un ami que nous perdons.»

nombreux Français, parmi lesquels Marie Le Franc, qui cherchait à correspondre avec un Canadien. Elle proposa ce genre de correspondance à Arsène Bessette qui accepta avec empressement, car gagnant juste de quoi vivre avec sa plume, il n'avait jamais pu se rendre en France[12], ce dont il rêvait. Par Marie Le Franc, il la découvrit quelque peu. C'est en 1904-1905 que l'échange de lettres entre eux fut le plus intense. L'imagination aidant, Arsène Bessette, qui jugeait avec raison Marie Le Franc fort intelligente, la trouva de plus en plus aimable et lui offrit le mariage... Marie Le Franc, que venait d'éprouver un amour malheureux pour le général Jean-Baptiste Marchand, le héros de Fachoda, accepta comme une diversion exemplaire de s'exiler au Canada. Peut-être commençait-elle aussi à s'attacher à Arsène Bessette qui écrivait avec tant de cœur et si plaisamment? Toujours est-il qu'elle s'embarqua en 1905. Bessette, qui l'attendait au débarcadère, reçut un choc navrant en découvrant la taille menue de Marie Le Franc, son visage ingrat, encadré de bandeaux plats. La déception était trop forte; il renonça au mariage et Marie Le Franc, qui avait «rompu la lisière» en choisissant le Canada, décida d'y rester quand même, essuyant, pour gagner son pain quotidien «les rebuffades, les démarches inutiles et harassantes, les

12. Le 11 mai 1912, il écrivait dans *Le Canada français* (vol. LII, n° 50), sous le titre «Vive la France», à l'occasion de l'inauguration du monument Champlain aux États-Unis, pour laquelle des délégués français s'étaient déplacés et avaient visité le Canada sur le chemin du retour (Gabriel Hanotaux, notamment, était passé à Saint-Jean): «La monarchie française est morte, l'empire a passé et la république rétablie sur de nouvelles bases a fait faire des progrès immenses à la France, qui demeure à la tête de la civilisation universelle.»

humiliantes démarches qu'il faut refaire sans relâche[13] ». Ayant tâté du journalisme, de l'enseignement privé à la Western School, elle finit comme professeur de français aux Cours d'été de l'Université McGill. Elle resta au Canada jusqu'en 1935 et y écrivit ses meilleurs romans, inspirés par ce pays d'adoption qu'elle s'était mise à aimer. (Elle ne revint en France qu'après la mort de J.-B. Marchand survenue en 1934.)

Mais jamais plus Arsène Bessette ne la vit... Lui qui, chaque fois qu'il en avait l'occasion, prônait le mariage[14], épousa, le 16 novembre 1907, Albina Lareau, belle-sœur de feu l'Honorable juge A. N. Charland (qui

---

13. Extrait d'une conférence donnée sur Marie Le Franc en 1936 par le notaire Léonidas Bachand (de Sherbrooke) au Séminaire de Sherbrooke et au Cercle d'Études de Coaticook. Après avoir parlé de l'œuvre de la romancière, le conférencier terminait en évoquant Marie Le Franc, «petite personne menue, aux cheveux à bandeaux plats, à la voix basse, chaude, et douce par habitude de tendresse concentrée, aux yeux qui se fixent ailleurs parce que leur bonté ne veut pas scruter vos secrètes pensées; petite personne un peu timide... que l'amour humain a dû frôler seulement». Nous rappelons pour mémoire que Marie Le Franc (1879-1964) a écrit de nombreux romans inspirés par la nature canadienne et les Canadiens français, notamment *Grand-Louis l'Innocent* (1925), *La randonnée passionnée* (1930), *Hélier, fils des bois* (1930), *Pêcheurs de Gaspésie* (1930), *La rivière solitaire* (1934), *Le fils de la forêt* (1952). Elle se vit décerner le prix Fémina pour *Grand-Louis l'Innocent.*

14. Après avoir parlé du mariage le 20 septembre 1901, dans *Le Canada français*, un mois après, Arsène Bessette, à propos des *Vieux garçons*, y écrivait: «On a beaucoup plus de chances de mériter les récompenses de la vie future en se mariant qu'en restant célibataire. Le sentier du célibat est étroit, malsain, rien n'y pousse, aucune fleur ne l'embellit, c'est la vie triste de la solitude et de l'égoïsme.» Par ailleurs, dans *L'Étincelle* (n° 13) du 28 mars 1903, il affirmait: «Quand les mariages d'amour seront tout à fait à la mode, les célibataires endurcis reviendront à de meilleurs senti-

avait épousé en secondes noces Marie Lareau, sœur d'Albina). Le mariage fut célébré par le père Michelot, en l'église de Saint-Jean, à six heures du matin, après que Mgr Bruchési, évêque du diocèse, eut accordé une dispense de publications de bans. (Cela pour éviter une publicité à propos de laquelle le libéral radical chez Arsène Bessette redoutait les commentaires malveillants.) Gabriel Marchand était le témoin du marié, Stanislas Poulin, celui de la mariée (dont il deviendrait d'ailleurs le neveu par alliance). La réception qui suivit la cérémonie eut lieu à Montréal chez l'avocat Gustave Duteaud, l'ami de longue date. Les jeunes mariés habitèrent quelque temps à l'Hôtel du Canada, à Saint-Jean. Ils se fixèrent plus tard à Montréal.

Albina Lareau était une grande et belle femme, au port élégant, très intelligente, excellente musicienne ; elle écrivait aussi fort bien et collabora un certain temps à la page du Foyer, dans *Le Canada français*, vraisemblablement sous le pseudonyme de « Pimprenette ». Elle et son mari lisaient beaucoup et fréquentaient l'Institut Fraser, à Montréal, où l'on ne censurait pas les livres de la bibliothèque. (Cet établissement protestant n'était pas concerné par l'Index...) Parce qu'ils étaient accordés l'un à l'autre, leur ménage, bien que très fermé, fut heureux, mais ils regrettèrent de n'avoir pas eu d'enfants. Arsène Bessette qui, « adorant les enfants », « s'associait volontiers à leurs jeux » et « se faisait tout petit pour leur plaire[15] », prit en

---

ments. Si le genre humain est destiné à atteindre ce degré de perfection, c'est bien par le mariage d'amour et, partant, par l'union de la famille qu'il y arrivera. »

15. Bessette a glissé cet aveu dans sa chronique du 30 mars 1906, intitulée « Sylvain » (*Le Canada français*, vol. XLVI, nº 43).

affection particulière les deux filles[16] de sa nièce Corinne Charland, devenue Mme Stanislas Poulin. L'aînée des deux fillettes, Simone, était d'ailleurs sa filleule. Aujourd'hui encore, elles évoquent avec émotion leur grand-oncle gâteau, qui les promenait à leurs jours de sortie du couvent, sifflotant ou « turlutant » sa joie d'être avec elles...

Depuis son mariage, Arsène Bessette travaillait aussi durement que par le passé ; il avait délaissé ses collaborations à d'autres journaux ; il se consacrait au *Canada français* dont il resta dix-sept ans le rédacteur en chef. Mais il voulait aussi se faire connaître comme écrivain. Il envisagea en 1906 de rassembler les « petites peintures de formes et de sujets variés », qu'il donnait chaque semaine aux abonnés de son journal, en un volume qu'il intitulerait *Modernités — Modern Style*, mêlant volontairement l'anglais au français dans ce titre pour donner « une signification adéquate » au genre adopté[17]. Lorsque paraît *Le débutant*, en 1914, *Modernités — Modern style* est annoncé comme en préparation... Le livre ne sera jamais publié, pas plus que ne le sera un autre récit, *Les arpents de neige*, qu'Arsène Bessette aurait écrit ; cela à cause du scandale provoqué par *Le débutant*, à cause de la conspiration du silence dont il fut victime et de la réputation dangereuse que lui fit *La*

---

16. Ce sont Mlle Claire Poulin, de Saint-Jean, et Mme Simone Poulin-Frigon, de Montréal ; elles et M. Maurice Auclair, de Belœil (marié à une fille de Joseph Bessette, frère d'Arsène) nous ont fourni la plupart des renseignements que nous publions aujourd'hui sur leur oncle ; nous les en remercions vivement.

17. *Le Canada français*, vol. XLVII, n° 4, 22 juin 1906 (à partir du 19 juin 1908, la chronique ne s'intitulera plus que « Modernités »).

Vérité, dont Bessette continua de subir les foudres, même après la mort de J.-P. Tardivel[18].

À la fin de 1917, la situation devint intenable pour Arsène Bessette au *Canada français* et à Saint-Jean. Depuis la mort de Gabriel Marchand qui soutenait Arsène Bessette, les tirages du *Canada français* avaient baissé : de 4579 en 1900, ils étaient tombés à 4200 en 1913 malgré l'organisation, en 1901, d'un grand concours littéraire, et des offres, à plusieurs reprises, d'abonnements-prime qui rapportaient à ceux qui les souscrivaient des reproductions d'œuvres d'art (peintures, sculptures). Les idées et la personnalité du rédacteur en chef étaient de plus en plus contestées ; *Le débutant* avait marqué d'infamie son auteur. Arsène Bessette quitta Saint-Jean définitivement. À Montréal, il se trouva un petit emploi de journaliste à *La Presse* où il ne signerait pas — comme c'était la règle dans ce journal — les échos qu'il rapporterait. En 1920, pour améliorer ses revenus, il accepta une place d'inspecteur à la Compagnie des Tramways de Montréal.

Le 21 juin 1921, s'étant rendu rue Clark, chez M. Fournier (que l'on a dit tantôt notaire, tantôt manufacturier de matelots), Arsène Bessette mourut subitement, dans sa quarante-huitième année, n'ayant pas accompli l'œuvre littéraire qu'il aurait dû écrire. Mais il en avait eu la prémonition. Lui, qui aimait si peu à parler de sa vie privée, avait répondu en 1902 à un ami qui lui disait « Il faut que vous soyez célèbre un jour, il faut que vous accomplissiez des œuvres immortelles » :

---

18. J.-P. Tardivel mourut en 1905, mais en 1909, *La Vérité* s'en prenait encore à Arsène Bessette qui notait le 28 mai 1909 dans *Le Canada français* (vol. L, n° 5) : « *La Vérité* de Québec, dans son dernier numéro, veut bien se rappeler que j'existe encore et me fait

Je me sens trop petit pour exécuter ce commandement, je sens que l'hiver de ma vie viendra trop tôt pour me permettre de réaliser l'espérance qu'on a mise en moi[19].

Il partit « sans plainte et sans murmure[20] », comme il le désirait, mais injustement méconnu. *Le Canada français* se contenta de signaler son décès dans un bref entrefilet en page 5[21].

---

l'honneur d'un petit entrefilet parce que j'ai eu l'audace d'applaudir à la formation d'une compagnie théâtrale, à Montréal, dans le but de faire revivre le vrai théâtre français... Venant d'un journal gobé seulement des naïfs, le coup, quelle que soit sa perfidie, manque son but. »

19. *Le Canada français*, vol. X, nº 22, 19 décembre 1902 (chronique intitulée « Jour d'hiver »).

20. Sous le pseudonyme de Jean Rémuna, il avait écrit, dans un article intitulé « La lutte pour l'existence » : « ...Quand sonnera l'heure du départ, si je ne quitte pas la vie sans regrets, j'espère au moins d'avoir le courage de m'en aller sans plainte et sans murmure. » (*Le Canada français*, vol. VII, nº 46)

21. *Le Canada français*, 23 juin 1921, page 5 : « MORT DE MONSIEUR ARSÈNE BESSETTE » « Monsieur Arsène Bessette, ancien journaliste, domicilié au nº 80, rue Clark, Montréal, est mort subitement à 10 h 30, mardi matin, chez Monsieur Édouard Fournier, manufacturier de matelots à Montréal. Il était allé régler certaines affaires quand tout à coup, il s'affaissa. On manda immédiatement l'ambulance, mais on constata sa mort. Il était âgé de quarante-huit ans. Il fut pendant dix-sept ans rédacteur au *Canada français*. » Et l'article ajoutait que l'enquête ouverte au sujet de ce décès subit avait conclu à une mort naturelle. (Cet article nécrologique, inspiré de très près de celui paru dans *La Patrie*, quarante-huit heures plus tôt, contient une erreur : Arsène Bessette n'habitait pas rue Clark, mais s'était rendu chez M. Fournier, qui habitait au 80 de cette rue.)

L'objet et la portée du **Débutant**

Dès son entrée dans le journalisme, Arsène Bessette s'était interrogé sur son métier, l'esprit de celui-ci, la façon la plus valable de l'exercer. En 1899, il s'ouvrait à Ozias Leduc de sa stupéfaction d'avoir vu corriger, derrière son dos, pour l'édulcorer, un article qu'il avait écrit pour *La Patrie*, où il esquintait une mauvaise pièce, *The Grandier*, qu'il était allé voir en service commandé, au théâtre « Sa Majesté », comme il disait. Et de conclure : « Il paraît que dans le journalisme on ne doit pas toujours dire la vérité[22]. » De ce fait, les propriétaires et les directeurs de journaux employaient un peu n'importe qui comme journalistes. Très tôt, Arsène Bessette s'est insurgé contre ces pseudo-confrères qui déshonoraient la profession. Le 29 mars 1903, alors qu'il signait encore de son nom d'emprunt Jean Rémuna, dans un article intitulé « Journalistes et journalisme », ayant rapporté dans quelles circonstances un épicier avait crié à la face d'un reporter que les journalistes « étaient une classe de fainéants et de vauriens », Bessette ajoutait : « En Canada, les propriétaires de grands journaux ne sont pas assez difficiles dans le choix de leurs rédacteurs. Souvent, un individu sans talent et venant d'on ne sait où est attaché à la rédaction d'un journal et se pare du titre de journaliste pour afficher en tous lieux sa bêtise et sa malhonnêteté. Les véritables journalistes, ceux qui ont du talent et qui sont honorables souffrent à tous points de vue de cet état de choses [...] Certains journaux publiés par des gens ignorants et sans

---

22. Lettre en date du 30 mai 1899 écrite de Montréal à Ozias Leduc. Cette lettre appartient au fonds O. Leduc de la Bibliothèque Nationale du Québec, mentionné précédemment.

scrupules nous rendent ridicules et jettent du discrédit sur la nationalité canadienne-française [...] Le mercantilisme [...] prend une trop grande importance dans le journalisme [...]»

Il terminait sur la nécessité d'une Association de journalistes authentiques, capable de défendre ses membres, de les faire respecter ainsi que leur travail, d'aider à leur promotion sociale: « Maintenant que nous avons un des nôtres siégeant à la Chambre des Communes, en la personne de Monsieur Charles Marcil, député de Bonaventure, il est temps pour nous de faire un effort pour se former en Association. On a déjà commencé à s'occuper de la chose à Montréal, mais à l'heure actuelle rien de sérieux n'a encore été fait.»

Un peu plus tard[23], revenant sur la condition désastreuse du journaliste canadien-français, il attribue également une part de responsabilité au public qui, de son côté, n'accepte pas d'être informé franchement des questions d'intérêt public, social ou privé; non pas par «peur des mots mais par peur de certaines idées». Bessette juge cette crainte de la critique «irraisonnée et ridicule». À ses yeux, le journaliste, l'écrivain (que souvent il confond en une seule et même personne) doivent s'exprimer en toute liberté. C'est pour lui une règle de conduite. «J'ai nommé les choses par leur nom, j'ai dit le plus clairement et le plus sincèrement possible ma pensée parce que je crois qu'il est bien inutile de dépenser de l'encre et de barbouiller du papier pour ne rien dire, ne pas être compris ou dire ce qu'on ne pense pas. Ceux qui m'ont le plus sévèrement critiqué, à cause de cela, ont eu tort, mais je

23. Le 3 octobre 1902.

ne leur en veux pas, ils ont été pris par surprise, on ne les avait pas habitués à ce franc-parler[24]. » Il lui a fallu « du courage et de la persévérance » pour se « battre » à poitrine découverte tandis que ses ennemis « rampaient dans l'ombre » ; il lui en a fallu pour « aller tout droit son chemin, fier de son droit, se réclamant de la liberté[25] », sans qu'on lui imputât systématiquement tort pour la raison qu'il ne pensait pas comme la masse des peureux : lui, faisait grâce au public « des commérages de cuisinière et des potins ramassés dans le ruisseau[26] ».

Les mésaventures et les déceptions que lui aura attirées une telle intransigeance de caractère et d'esprit expliquent les propos désabusés qu'il tient, sept ans plus tard, lorsqu'il rend compte du livre d'A. Mousseau, *L'envers du journalisme* : « Le jeune homme, plein d'enthousiasme, sentant qu'il peut aspirer à devenir quelqu'un, que la nécessité de gagner sa vie pousse vers le journalisme, tel qu'on l'entend dans nos grands journaux, à moins d'une chance exceptionnelle ou s'il n'en sort assez tôt, est une *intelligence perdue*, un malheureux qui traîne toute sa vie le fardeau d'une *existence désenchantée et sans issue* [...] Le livre de Monsieur Mousseau vient à son heure, et malgré qu'il soit écrit dans le style du reportage[27]. »

---

24. *Le Canada français*, vol. X, n° 35, 12 mars 1903. À la fin de cet article intitulé « Le devoir de l'écrivain », Arsène Bessette faisait ses adieux à ses lecteurs. Il tenta ensuite de s'implanter dans le journalisme montréalais ; n'y étant pas parvenu, il renoua le 14 août suivant avec *Le Canada français*.

25. *Le Canada français*, vol. XLVI, n° 39, 16 février 1906.

26. *Le Canada français*, vol. XLVII, n° 2, 8 juin 1906.

27. *Le Canada français*, vol. LIII, n° 37, 7 février 1913, page 1, « L'envers du journalisme ».

Or, Arsène Bessette, qui maîtrisait fort bien sa langue, déplorait qu'on se souciât si peu au Canada français « de parler un français pur, d'avoir l'expression juste pour rendre sa pensée d'une manière claire et élégante », que l'on y préférât un « idiome étranger[28] » ; aussi lui semblait-il opportun d'écrire, en bon français, un livre pour la défense du journalisme honnête. Il choisit la forme du roman d'actualité, pour évoquer « la vie moderne », la façon d'agir et de penser, les qualités et les défauts de ses contemporains, « autant de sujets brûlants » que la majorité des romanciers qui avaient précédé « n'avaient pas eu ce courage d'aborder[29] ». Ironisant à l'avance sur les conformistes que sa franchise pourrait heurter, Arsène Bessette prévient ses lecteurs que ce livre « n'a pas été écrit pour les petites filles » ; c'est-à-dire qu'il ne s'agit pas d'un roman « où le héros n'est pas un homme, l'héroïne n'est pas une femme » ; que ses personnages ne sont pas « deux anges égarés ici-bas », comme les romans « pour jeunes filles » en avaient multiplié les exemplaires[30]. Paul Mirot, le héros du *Débutant* est, à n'en pas douter, une réminiscence d'un jeune homme nommé Arsène Bessette qui fut, comme l'est Mirot, impatient de faire ses débuts dans le journalisme et... en amour. Enfant spontané et tendre, mais mal aimé de l'oncle et de la tante qui l'élevaient, il s'éprend tout naturellement à douze ans de son institutrice, Mlle Jobin, comme Arsène Bessette a révélé dans une de ses chroniques avoir été amoureux, à dix ans,

---

28. *Le Canada français*, vol. IX, n° 9, 6 septembre 1901, « Notre langue ».

29. *Le Canada français*, 8 mars 1909 (article à propos d'un projet d'académie canadienne, préconisé par le Dr Choquette).

30. *Le Canada français*, vol. XLVIII, n° 10, 3 août 1907.

de la sienne, Mlle Lapomme[31]. À vingt ans, au sortir du collège, Mirot s'est cherché une vocation autre que la prêtrise ou le droit, qui ne l'inspiraient pas plus qu'ils n'avaient donné envie à Arsène Bessette de les pratiquer. Or, ce qu'on lui a appris au collège de Saint-Innocent ne l'a guère préparé à gagner sa vie. Démuni, il incline vers le journalisme, autant par goût que par impossibilité d'exercer sa plume autrement. Celui qui fuyait « les réunions de jeunes et les ripailles d'hiver », qui affectionnait la solitude consacrée à l'étude, n'obtiendra pourtant pas d'être engagé au *Populiste*, grâce à son talent et à son mérite ; il faudra que le député Vaillant et le financier Boissec, rencontrés à la cabane à sucre de l'oncle Batèche, le recommandent au directeur du journal. (Tout comme Bessette fut recommandé par Louis-Philippe Brodeur au *Canada français*, l'organe du parti libéral dans un fief de ce parti...)

S'étant vite rendu compte de son asservissement, puisqu'il n'est pas libre d'écrire selon ses opinions, Paul Mirot se dédommage en observant minutieusement le milieu qui l'emploie, à l'instar de Bessette qui cherchait à faire tomber le masque d'une société qui n'est pas autre chose qu'une « immense mascarade[32] ». Le personnage, à l'image de son créateur, exerce ici une réflexion critique dont l'absence condamnait ses compatriotes à vivre conformément aux volontés de ceux qui pensaient pour eux.

Mais le libéral pointe également chez Mirot lorsqu'il pourfend le nationalisme opportuniste, cette « vertu nationale qui change souvent de nom[33] ». Ce faisant, il se

---

31. *Le Canada français*, 26 décembre 1902.
32. *Le Canada français*, vol. X, n° 3, 1er août 1902.
33. Lorsque Arsène Bessette écrivait cela dans son roman, il

place en marge du gros des journalistes admis en littérature ; il le fait avec l'aisance d'un Figaro, que possédait également Bessette. Toutefois, la création, avec son ami Jacques Vaillant, du *Flambeau*, journal indépendant, littéraire et scientifique, « interdit aux imbéciles », sera son coup de grâce ; les « Paladins de la Province » en incendient les bureaux avec une bonne conscience de croisés. (Le détail laisse pressentir la levée de boucliers que l'on sait, à la mise en vente du *Débutant*.) Heureusement que l'amitié de Paul Mirot pour Jacques Vaillant est aussi directe et exaltante que celle qui a uni pendant plus de dix ans Bessette à Gabriel Marchand.

Les transpositions personnelles nourrissent le personnage de Mirot et ses aventures professionnelles, peut-être aussi ses amours avec Simone Laperle ? À ce sujet, un premier détail nous frappe : sur le dessin de couverture de l'édition originale, le visage du jeune homme qui enlace celle qu'il aime a la finesse de traits que dénote le portrait au fusain, par Saint-Charles, d'Arsène Bessette à trente ans, reproduit en page six du roman ; le grand front, l'abondante chevelure d'Arsène Bessette photographié à sa table de travail autorisent ce rapprochement. Quant à cette jeune veuve de trente ans, d'autant plus séduisante qu'elle s'est affranchie des conventions sociales de son milieu, elle doit sans doute sa spontanéité, sa générosité et sa délicatesse à d'autres jeunes femmes qu'a pu aimer Arsène Bessette (il n'a jamais caché combien il appréciait les présences féminines !). L'une d'entre elles a su peut-être, comme Simone Laperle, prendre l'initiative du pre-

---

avait à l'esprit la fusion opérée par les conservateurs et les nationalistes sous la dénomination d'autonomistes, lors d'une grande assemblée tenue le 6 août 1910 en la ville de Trois-Rivières.

mier rapprochement, provoquer ses aveux et lui céder avec confiance non sans lui avoir fait promettre au début « de ne jamais abuser de sa faiblesse ».

La structure satirique interfère avec le roman d'amour pour équilibrer les deux pôles d'intérêt du roman, à savoir la peinture de mœurs (politiques, journalistiques) et celle de l'amour humain mutuellement consenti et librement assumé. La rupture d'équilibre se produira lorsque la première structure s'alourdira des ambitions politiques de Paul Mirot au détriment de ses amours, qui s'attiédissent. Trop malheureuse des absences répétées de son amant, Simone cède à la jalousie, puis à la neurasthénie. Pourtant, c'est elle qui avait refusé le mariage que Paul lui offrait, c'est elle qui lui avait inspiré un livre, avant de s'abîmer dans une piété infantile et démonstrative, plus inspirée par son confesseur que par le repentir.

Mirot écrira ce livre en se l'arrachant à lui-même. Ce ne sera donc pas un livre comme les autres ; mais on le prévient : en « sortant de l'ordinaire », son livre risque d'être considéré « comme mauvais ». Voulant le mettre en garde, Jacques Vaillant se livre dans *Le débutant* à une impitoyable condamnation de la littérature que l'on disait pompeusement « nationale », et de ceux qui la fabriquaient : « Pour écrire un livre qui soit digne d'être catalogué parmi les chefs-d'œuvre de notre littérature nationale, il faut faire le niais quand on ne l'est pas et se montrer, autant que possible, plus bête qu'un autre. »

Mademoiselle Franjeu, une Française qui avait collaboré au *Flambeau*, de son côté, déclare sans ambages : « Votre littérature nationale, mais elle n'existe pas, si je fais exception de quelques rares œuvres d'écrivains et de poètes de votre pays, qui ont célébré les héros de la Nouvelle-France et les patriotes de 1837. Tous les livres

[…] — je ne parle bien entendu que des romans — ne m'ont rien appris d'intéressant, d'inédit sur le Canada et les Canadiens [...] Il serait bien inutile de chercher des documents humains dans ces livres saturés de mysticisme et des plus propres à exercer une influence déprimante sur le lecteur et surtout à fausser l'esprit des jeunes filles[34]. » C'est pourquoi, trente-cinq ans avant le *Refus global* de Paul-Émile Borduas, Arsène Bessette revendiquait un art libre, affirmant avec netteté que là « où il n'y a pas de liberté, il n'y a pas d'art ».

Toutefois, dans l'immédiat, son roman ne rapportera à Mirot que six cents dollars et il perdra définitivement Simone, qui meurt. Apparemment, ses « débuts » comme journaliste, comme écrivain, ainsi qu'en politique et en amour, ont été des échecs, mais des échecs provisoires puisqu'il ne s'était pas proposé une fin précise pour chacun de ses débuts et qu'on ne peut les lui imputer intégralement dans le milieu canadien-français qui en porte sa part de responsabilité. Il en tirera d'ailleurs un précieux enseignement : c'est le sens de l'avenir qui lui fera tourner le dos au passé et s'embarquer pour les États-Unis où il recommencera à vivre, plus conscient, plus motivé qu'à l'âge ingrat de ses premiers débuts, à propos desquels il s'est mis en infraction avec les « codes » canadiens-français de pensée et d'action de son époque. (Un tel comportement chez Bessette aurait suffi, à lui seul, à faire mal accueillir *Le débutant*.)

Mais Bessette a su nous le rendre sympathique. La relation de tels débuts est d'une allègre vivacité de plume, d'une délicatesse d'émotion, d'une sincérité fougueuse

---

34. Arsène BESSETTE, *Le débutant*, Saint-Jean, 1914, p. 209-211 et 212.

qui laissent à entendre qu'il fallait qu'Arsène Bessette écrivît ce livre qu'il portait en lui pour y faire passer « tous ses enthousiasmes, toutes ses désillusions, ses souffrances et ses joies », en montrant « son âme à nu ». Quel lyrisme d'accent pour parler de l'activité créatrice, quand Paul Mirot s'y consacre dans les rares moments où il ne doit pas rassembler ses forces vives pour vaincre les obstacles du métier et de la vie !

Récit tout à la fois vivant et pudique, *Le débutant* ne se ferme pas sur la mélancolie du départ final car, au-delà, se lève l'espoir en l'avenir, en l'expérience acquise, en toutes les possibilités intactes de Paul Mirot.

Remarquons aussi que, formé par le journalisme qui apprend à relater, à rapporter des faits et à les commenter de façon frappante, Arsène Bessette, usant modérément du dialogue et du discours direct, a composé un récit et brossé des personnages avec une telle spontanéité qu'on le dirait habité par eux, que rien n'a été altéré par l'écriture du romancier. D'où l'illusion poussée d'une « tranche de vie », dont l'esprit d'Arsène Bessette et son sens de l'humour rendent la peinture encore plus alerte et plus franche. Bien des faits sont exposés sur le ton de la constatation, avec la rapidité du regard qui les a embrassés. Or, bien qu'anecdotiques, leur signification, loin de se périmer, s'étend en des prolongements encore valables aujourd'hui...

Si, pour le livre de Paul Mirot, « tout le bruit fait autour du nouveau roman et de son auteur eut l'effet contraire de ce qu'on espérait », à savoir que « beaucoup de femmes, même, auraient fait des folies pour se le procurer » et que « celles qui tenaient à conserver intacte leur réputation de farouche vertu, le lisent en cachette, se gardant bien de l'avouer même à leur meilleure amie », on peut supposer que *Le débutant*, vilipendé à sa sortie «par les petits saints» et les «faux patriotes» (comme les nommait Bessette) qui s'arrogeaient le droit de défendre la réputation des Canadiens français et de parler en leur nom, a connu un sort analogue... Il y eut sans doute des lecteurs qui le trouvèrent à leur goût. Mais un seul, un peu tard d'ailleurs, a pris la défense d'Arsène Bessette, c'est Albert Laberge, dans son ouvrage *Journalistes, écrivains et artistes*[35], qui portait «une vive admiration» au «journaliste de talent», à l'«écrivain, sincère, noble, fier et courageux, malheureusement disparu à la fleur de l'âge». Afin qu'il ne soit plus le seul, *Le débutant* est aujourd'hui réédité pour le plaisir de ceux qui aiment les romans joliment enlevés, drôles et féroces tout à la fois.

Dans son roman, Arsène Bessette a très bien su prendre l'indispensable distance ironique d'avec son personnage pour que celui-ci ne s'affichât pas son double, ni même son reflet. La transposition s'effectue donc avec et dans l'ironie, grâce à l'aisance qu'elle procure à l'égard de Paul Mirot qui en est l'objet.

Toutes les questions que se pose Mirot dans le livre l'induisent à des réponses en contradiction avec ce qu'il avait jusque-là pensé. Apprenti journaliste, on l'affecte à la traduction des dépêches; lui qui était si fier d'avoir appris le grec et le latin au collège de Saint-Innocent, le voilà aux prises avec l'anglais qu'il n'avait pas jugé bon d'approfondir (parce que, «savoir l'anglais, n'était-ce pas

---

35. Albert LABERGE, *Journalistes, écrivains et artistes. Souvenirs et critiques*, Montréal, édition privée, 1945, p. 25-32 (le chapitre consacré à Arsène Bessette a été reproduit dans le livre de Gérard BESSETTE, *Anthologie d'Albert Laberge*, Montréal, Éditions du Cercle du Livre de France, 1962, p. 291-299).

devenir un peu protestant, même franc-maçon ? »). Il est à deux doigts de commettre un contresens de première grandeur à propos des suffragettes arrêtées à Londres, « charged with conduct likely to create a breach of peace ». Une opportune intuition lui fait chercher une autre traduction que « chargées avec une conduite, etc. » Ouf ! il a flairé l'erreur avant de la commettre définitivement, comme il en a évité une autre de taille, grâce à son ami Jacques Vaillant, qui lui révèle la nature exacte des demoiselles rencontrées dans la rue qu'elles arpentent, et surnommées, à Montréal, « piano-legs » ou « seineuses » selon leur conformation et leur comportement.

Ainsi, Bessette a l'art de situer Paul Mirot dans l'obligation de s'interroger à temps sur tout ce qui l'embarrasse pour qu'il modifie et rectifie les jugements qu'il formulait *a priori* en tout domaine, avant que lesdits jugements n'aient eu à se retourner contre lui. Il use du procédé plaisamment, avec une gaieté que dilatent encore des tournures et surtout des dénominations comiques. Le nom de « Mirot » peut être assaisonné d'un certain nombre de sous-entendus étymologiques bizarres, voire argotiques. Et que dire de « Troussebelle » ou « Montretout » dont l'énoncé est tout un programme, égrillard pour les uns, incongru pour les autres ? Quant à « Batèche », il inscrit sur la personne du vieil oncle qui en est affublé un goût immodéré des « sacres ».

C'est donc en le raillant fraternellement (et confraternellement !) qu'Arsène Bessette prend ses aises avec Paul Mirot, au fur et à mesure que progresse le récit. Il dénote là une aptitude à créer des personnages dont la présence physique et la personnalité propre s'individualisent quand ils acceptent leurs responsabilités et les assument. Si Arsène Bessette avait publié d'autres romans, son œuvre offrirait à n'en pas douter une galerie de personnages bien vivants, avec leur caractère propre, qui la jalonneraient pour la diversifier. Nous pouvons déplorer qu'il n'ait fait paraître que *Le débutant*, car il ne pouvait être l'homme d'un seul livre, contrairement à certains de ses compatriotes qui l'ont été et qui le sont encore. Mais, l'imagination romanesque rognée, l'enthousiasme en perte de vitesse par suite des mauvais traitements infligés au *Débutant* et à son auteur, Arsène Bessette s'est enfermé dans la muette amertume des injustices littéraires.

Aujourd'hui, par son intrigue, par les grandes questions qu'il agite, ce roman peut intéresser sous bien des rapports.

Ainsi, l'entêtement de l'oncle Batèche à faire admettre les projets de culture de betterave sucrière, qu'il ressasse en toutes circonstances, n'a rien de ridicule ni de sénile ; nous dirions à présent qu'il est celui d'un précurseur. En effet, le vieux bonhomme, au demeurant sympathique, est peut-être un « cul terreux », mais il n'est pas stupide. D'instinct, il avait pressenti, au début du siècle, l'opportunité de reconvertir une agriculture traditionnelle (et traditionaliste) en des cultures industrielles d'un meilleur rendement, d'un meilleur rapport et d'exploitation plus largement conçue et pratiquée.

Par ailleurs, lorsque Flora Marshall, la jeune et dynamique Américaine qui va épouser Jacques Vaillant, prétend, auprès de son futur beau-père, que si le Canada se mettait « under the Spangled Banner », il y gagnerait plus de liberté, le député Vaillant rétorque que ce serait au prix de l'individualité canadienne-française : « Pour jouir de cette liberté, nous devrions nous fondre dans le grand tout de la nation et non former un élément à part, tel que nous sommes sous le régime colonial anglais. » Il redoutait le danger d'une « américanisation » par le canal politique (depuis, cette américanisation emprunte les voies économiques et financières et les Québécois, notamment, ont bien de la peine à ne pas être submergés par les conditionnements qu'elle impose). Enchaînant à propos des Canadiens français, Vaillant souhaite que ceux-ci abandonnent leur « politique d'isolement » au sein du contexte canadien, qu'ils fassent le premier pas vers cette ouverture au monde où l'on n'apprend à se connaître et à se faire reconnaître qu'en se confrontant à lui[36].

En outre, chargé de prendre la parole en lieu et place de Vaillant qu'il représente aux festivités de la Saint-Jean-Baptiste, dans son village natal de Mamelmont — vocable très significatif de la terre nourricière ! —, Paul Mirot en profite pour glisser à l'oreille de son auditoire, qui vient d'entendre prêcher à la messe le culte du passé par son curé, que « les enseignements du passé ne sont utiles qu'en autant qu'on sait en retenir ce qui peut être appliqué aux conditions présentes de l'existence des peuples comme des individus », et, un peu plus tard, « qu'il faut regarder la réalité en face », car ceux qui écoutent Mirot ne savent pas trop comment affronter cette réalité, à commencer par la leur. Le problème essentiel pour les Québécois n'est-il pas, depuis toujours, de s'assumer eux-mêmes, de s'admettre tels qu'ils sont réellement, une fois décollées les fausses étiquettes qu'on leur a apposées… ?

---

36. Notons à ce propos que le « pancanadianisme » du député Vaillant est d'inspiration différente de celui qui fait parler, à peu près à la même époque, Hector Bernier dans ses romans.

Enfin, bien avant Jean-Charles Harvey[37] et Jean-Jules Richard[38], Arsène Bessette trouve l'occasion d'introduire, dans la campagne menée en vue des élections législatives provinciales, un candidat militant ouvrier : le mutualiste Charbonneau, chef de la Fédération ouvrière, qui se présente contre un industriel véreux. Il fait campagne en dénonçant chez son adversaire capitaliste l'esprit de lucre, l'exploiteur des ouvriers.

Pas besoin de forcer l'éclairage ni de déterminer un angle de vision plus favorable pour constater les significations encore actuelles du *Débutant*. De son époque, il est bien le seul roman à présenter un tel mérite, tout en nous divertissant avec les péripéties d'un jeune Canadien français frais émoulu de sa campagne québécoise et de son collège, lâché dans le monde du travail sans y avoir été préparé, gratifié d'un premier amour qui l'étourdit au point de ne pas sentir tout le prix de ce sentiment vécu dans un mutuel et libre consentement, loin des conventions sociales et religieuses, avec les aventures de ce Paul Mirot, mêlé aux intrigues du journalisme et de la politique, qui, n'ayant guère réussi, n'en éprouve pas moins l'énergie de recommencer à neuf.

Roman à clés, du moins pour les contemporains d'Arsène Bessette, a-t-on dit ? Peut-être, mais qu'importe ?

Roman de mœurs ? Certes, mais tout autant roman d'amour de la vie et d'amour tout court.

---

37. Dans *Les paradis de sable* (1953).
38. Dans *Le feu dans l'amiante* (1956).

Ne cherchons pas à le qualifier autrement que de « bon roman », si l'on est connaisseur. Il fallait sans doute que s'écoulât un demi-siècle pour que l'on s'en aperçût.

Madeleine Ducrocq-Poirier

LE DÉBUTANT

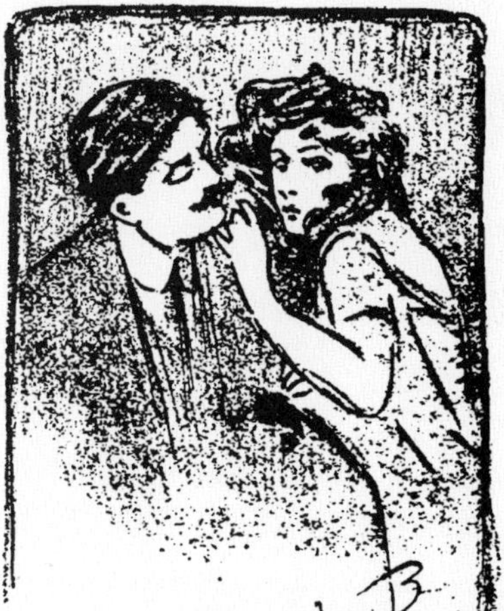

**Roman de mœurs du journalisme
et de la politique
dans la province de Québec**

Ce livre
n'a pas été écrit
pour les petites filles.

A mes confrères en journalisme,
aux hommes publics sincères et droits,
à tous ceux qui ont perdu leurs illu-
sions, avant ou en même temps que
leurs cheveux je dédie ce modeste
travail

Arsène Bessette

St Jean, 13 janvier 1914

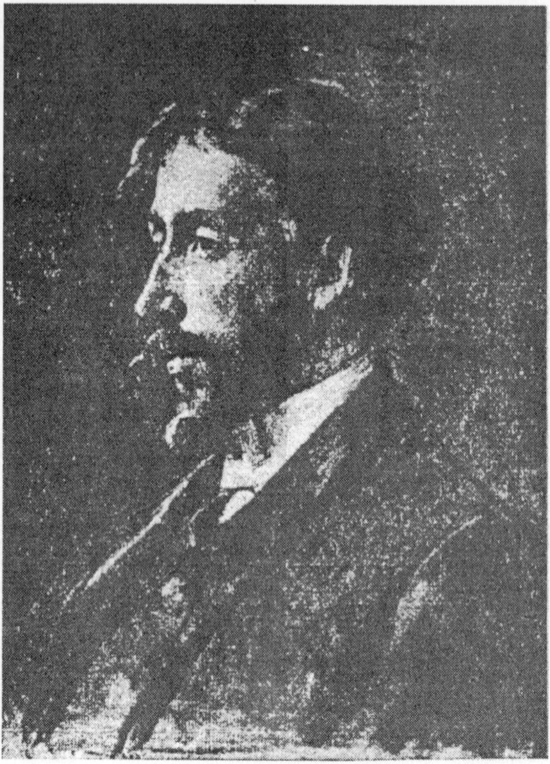

Portrait de l'auteur d'après un fusain de Saint-Charles.
Il poursuivait alors la Chimère tout en faisant
le triste métier de reporter. Cela le tenait maigre ;
il a engraissé depuis.

Au lecteur

L'auteur avait d'abord songé à demander à l'un de nos hommes illustres de lui écrire une préface pour son livre. Mais il y en a trop, ça l'a découragé; il n'a pas su lequel choisir.

Il a craint aussi la concurrence. Si on ne lisait que la préface, sans lire le livre?

C'est pourquoi ce modeste volume entre dans le monde sans parrain. C'est bien fait pour lui.

L'auteur a écrit ce livre avec la plus grande sincérité, croyant faire œuvre utile en montrant aux naïfs et à la jeunesse inexpérimentée ce qu'on leur cache avec tant de soin. Il raconte ce qu'il connaît, sans se soucier de plaire à celui-ci ou de mécontenter celui-là, par simple amour de la Vérité, cette vierge que l'on viole si souvent, qu'il faut sans cesse lui acheter une robe nouvelle.

Ce livre, il ne pouvait l'écrire autrement, puisqu'il l'a écrit comme il le pensait. Il a fait ce qu'il croyait bien. Le lecteur le jugera comme il voudra.

A. B.

N. B. — C'est de l'histoire d'hier que l'auteur s'est inspiré pour écrire ce roman; mais cette histoire ressemble singulièrement à celle d'aujourd'hui. Des types du monde du journalisme qu'il présente aux lecteurs, beaucoup sont disparus, mais d'autres vivent encore. Quant aux personnages politiques dont il est question, ils sont de tous les temps, depuis la Confédération des provinces du Canada, jusqu'à nos jours. Et l'espèce ne paraît pas prête de s'éteindre : elle fait constamment des petits.

I

Aux champs

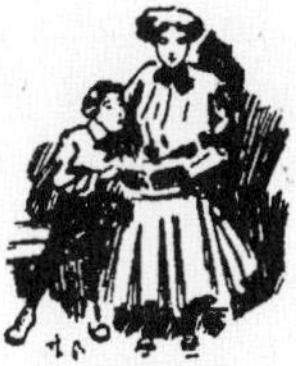

Parce qu'il était le plus intelligent de la classe, qu'il avait une jolie voix et que c'était un élégant petit homme, à chaque examen, l'institutrice du quatrième arrondissement, de la paroisse Mamelmont, lui faisait lire l'adresse de bienvenue à monsieur le curé et aux commissaires d'écoles. Cela ne lui plaisait guère, à cause des profondes révérences qu'il fallait faire au commencement et à la fin. Déjà, dans son âme d'enfant, il sentait l'humiliation des courbettes pour la dignité humaine. Mais l'institutrice était si gentille avec lui, elle avait une façon de lui caresser la joue qui lui eût fait faire bien d'autres choses. Signes précoces, chez l'enfant, indiquant que plus tard l'homme joindrait à l'amour de l'indépendance le culte de la beauté.

À douze ans, Paul Mirot aimait mademoiselle Georgette Jobin, l'institutrice. Il l'aimait parce qu'elle avait de grands yeux noirs et la peau blanche, la taille souple et le geste gracieux, bref, parce que c'était une belle fille. Il est vrai qu'elle était bonne pour lui, qu'elle le traitait en favori, parce que l'admiration de cet enfant pour sa beauté la touchait comme un hommage sincère, sans l'ombre d'une mauvaise pensée. Souvent elle le gardait après la classe, l'amenait chez elle, le prenait sur ses genoux et le faisait causer. Le petit homme appuyait sa tête blonde sur cette poitrine aux contours provocants, respirait avec délices le parfum de cette chair de femme et tâchait de dire des choses jolies pour qu'on lui permît de rester plus longtemps, comme cela, à la même place. Et c'était toujours avec peine qu'il voyait approcher le moment où sa grande amie le remettait debout en lui disant : « Maintenant, mon petit, file vite, on pourrait être inquiet chez vous. » Elle lui donnait un bon baiser de ses lèvres chaudes et il s'en allait avec l'impression de cette caresse, qui durait jusqu'au lendemain.

Cet amour était toute sa vie, du reste, car chez l'oncle Batèche, qui l'avait recueilli orphelin, à quatre ans, l'existence n'était pas gaie. L'oncle n'était pas méchant, mais il avait ses opinions, des opinions que lui seul comprenait et qu'il s'efforçait d'imposer, chez lui, pour se venger des rebuffades essuyées au conseil municipal de la paroisse, dont il était l'un des plus beaux ornements. À cet enfant de douze ans, il voulait inculquer des principes sévères de vertu chrétienne en même temps que le goût de la culture de la betterave, dont il aurait fait la grande industrie du pays, si on avait voulu l'écouter au conseil. Paul préférait les amusements de son âge à ces discours sans suite ; mais il lui était impossible de s'échapper avant l'heure où le bonhomme partait pour son champ, ou bien s'en allait autre part. La tante Zoé ne valait guère mieux, comme intelligence, cependant, elle avait plus de bonté de cœur. À sa façon, elle aimait bien le petit qui lui était arrivé tout fait, elle qui n'avait jamais pu rien concevoir, pas plus physiquement que moralement. Quand il était sage, elle lui donnait un morceau de sucre, et la fessée s'il avait sali sa culotte en jouant avec ses camarades d'école.

Tout de même, le ménage Batèche avait une certaine considération pour le neveu, à qui les parents avaient laissé une ferme en mourant, et trois mille dollars d'argent prêté destiné, d'après le testament, aux soins de son enfance et à son éducation. En recueillant l'orphelin, l'oncle avait été chargé de l'administration de ses biens. Il les administrait le plus honnêtement possible, tout en s'appropriant la presque totalité des revenus de la ferme, en compensation de sa mise en valeur. Il y avait aussi la dîme au curé, les taxes municipales, la rente du seigneur à payer. L'argent file si vite.

Un jour Paul confia à sa tante un gros secret : il voulait épouser l'institutrice. La brave femme s'en boucha les oreilles : « C'était-y-possible, à son âge ! » Elle se promit de l'envoyer à confesse au plus tôt et ne dit rien. L'enfant, prenant ce silence pour une approbation, crut son projet de mariage parfaitement réalisable, et, déjà, presque réalisé. Ce fut une joie innocente et profonde.

Hélas ! au moment où il croyait que ce beau rêve de toujours rester, désormais, dans les bras de sa bien-aimée, allait s'accomplir, il fit la découverte d'une chose affreuse : l'institutrice avait un amoureux, *un grand*. Il le connaissait bien, c'était Pierre Bluteau, le beau Pierre, comme on l'appelait. Il avait la spécialité des institutrices, ayant fait la cour à toutes celles qui étaient passées par

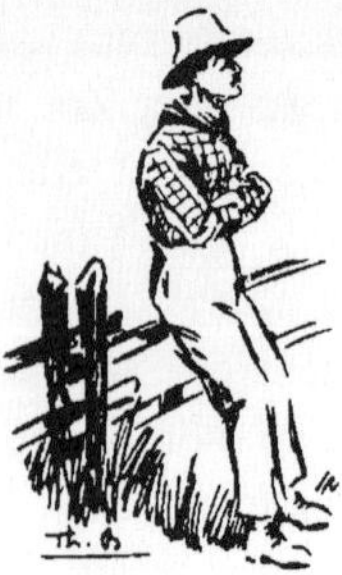

l'école. Il avait même été la cause d'un scandale dont on s'abstenait de parler devant les enfants. Quand il passait sur la route, à la tombée de la nuit, plus d'une honnête femme de cultivateur se disait: «Ben sûr qu'y s'en va voir la maîtresse.» Et l'on goûtait, dans cette expression, toute la saveur perverse d'une mauvaise pensée. On s'en confessait pour faire ses Pâques. Il savait tout cela, le petit Mirot, sans trop comprendre de quoi il s'agissait.

Mais c'en était assez pour lui faire pressentir le danger que courait sa séduisante amie. Il aurait voulu la défendre contre ce danger en défendant en même temps son amour. Mais comment faire? Il ne savait pas. Ce qu'il avait sur le cœur, il ne savait pas, non plus, comment l'exprimer. D'ailleurs, depuis quelque temps, l'institutrice le négligeait beaucoup. Il n'allait plus chez elle après la classe et il ne pouvait lui parler que devant ses petits camarades. Un soir, il voulut la suivre, comme autrefois, elle le renvoya brusquement.

Il en fut malade huit jours.

Quand il revint à l'école, l'institutrice parut à peine avoir remarqué son absence et s'informa distraitement de sa santé. Il en fut profondément blessé, et à partir de ce jour, il se livra avec acharnement au jeu, pendant les

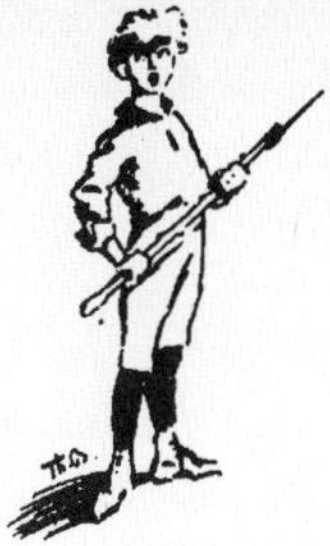

récréations. Ses camarades ne lui plaisaient guère, pourtant. Ils étaient, pour la plupart, malpropres, d'une brutalité révoltante et d'intelligence médiocre. Tous le haïssaient, du reste, parce qu'il était aimé de l'institutrice. Il ne se passait pas de jour sans que l'un d'entre eux fît un mauvais coup. Tous étaient menteurs, sournois, cherchaient à mettre leurs fautes sur le dos d'autrui, maltraitaient les faibles: une vraie humanité en raccourci. Un jour que le petit Dumas, le plus fort de l'école et le plus redouté, voulut jeter dans la boue un de ses compagnons, enfant chétif et déguenillé, parce qu'il refusait de porter son sac, au retour, après la classe, Paul Mirot prit la défense de l'opprimé et fut battu. Le lendemain, le vaincu de la veille arriva à l'école tenant un bâton dont le bout était armé d'une pointe de fer menaçante. Comme il s'y attendait, tous ses camarades se moquèrent de lui, et le petit Dumas, voulant prouver une seconde fois sa vaillance, s'avança, arrogant, pour lui arracher son bâton.

Paul lui dit:

— Si tu approches, je pique!

Le groupe qui entourait les deux adversaires cria en chœur:

— *Poigne-lé!... Poigne-lé!...*

Mais Paul évita l'élan de son ennemi, fit un bond de côté et lui planta la pointe de fer dans le fessier. Ce dernier poussa un cri de douleur et se sauva à toutes jambes. Aussitôt, revirement complet, et les spectateurs de crier:

— *Pique!... Pique!...*

Paul Mirot, en souvenir de son exploit, fut surnommé *Pique* par tous les gamins de l'école.

Le petit Dumas, comme tous les tyrans, était lâche au fond. La crainte de nouvelles piqûres le fit changer complètement d'attitude envers son ennemi, dont il s'efforça de calmer le ressentiment. Il commença par se montrer complaisant, empressé, puis servile auprès de lui. C'est ainsi qu'un jour, croyant l'amuser, il lui montra, au-dessous d'une armoire fixée à la cloison séparant la salle d'études de l'appartement de l'institutrice, un nœud qu'il enlevait pour observer par le trou tout ce qui se passait dans la pièce à côté. Il ne put lui expliquer ce qu'il avait vu par là, quand l'institutrice abandonnait sa classe pour aller y rejoindre son amoureux, mais c'était *ben drôle*. Paul ne put résister à l'envie de savoir et regarda par le trou. Ce qu'il vit, il ne le dit jamais. On entendit un cri étouffé dans la gorge, et il s'affaissa inanimé. On le releva, on le porta à son pupitre et il ouvrit les yeux, étonné de se voir entouré de ses petits camarades. L'institutrice, revenue dans la classe, une demi-heure plus tard, quelque peu décoiffée et les joues en feu, ne vit rien, ne comprit rien quand on lui apprit que le petit Mirot avait eu une faiblesse, et sans interroger l'enfant, se contenta de le faire conduire chez l'oncle Batèche.

Le lendemain, Paul n'osait lever les yeux sur l'institutrice. Chaque fois qu'elle l'interrogeait, il répondait sans la regarder. Aux heures de récréation, il se tint à l'écart. Il fut triste toute la journée. Mademoiselle Jobin finit par remarquer l'attitude morose de l'enfant et, après la classe, voulut le retenir pour le faire parler ; mais, comme elle lui caressait la joue, de sa jolie main de belle fille, il rougit, se rejeta en arrière et avant qu'elle eût eu le temps de se remettre de sa surprise, il se sauva par la porte ouverte.

Les jours suivants, elle essaya de pénétrer le mystère de cette âme enfantine, mais Paul se dérobait à ses questions comme à ses caresses. L'examen approchait, il fallait pourtant l'amadouer. C'était son meilleur élève et le seul capable de lire convenablement l'adresse au curé et aux commissaires d'écoles.

Maintenant qu'elle avait perdu tout son empire sur lui, comment ferait-elle pour l'amener à accomplir un acte qu'il exécutait toujours avec répugnance ? Comme elle s'y attendait, le petit homme refusa de lire l'adresse au prochain examen. Après avoir épuisé tous les moyens de persuasion possibles, l'institutrice se rendit chez l'oncle Batèche qui était absent. Elle fut reçue par la tante Zoé et lui exposa la situation désespérée dans laquelle elle se trouvait.

La bonne femme en fut consternée. Elle appela Paul, qui s'était sauvé furtivement dans sa chambre, à l'arrivée de mademoiselle Jobin. Il s'avança, tout penaud, et, tout à coup, fondant en larmes, il vint se jeter dans les bras de sa tante. Tante Zoé parvint à le calmer en le gardant sur ses genoux. Elle lui demanda :

— Pourquoi que t'aimes pas ta maîtresse *asteur* ? Y paraît que tu y as fait de la peine.

L'institutrice ajouta :

— Est-ce bien vrai que tu ne m'aimes plus ?

L'enfant resta muet.

La tante reprit :

— Pauvre p'tit ! les chats y'ont mangé la langue.

Paul se serra davantage sur la poitrine plate de sa mère d'adoption et demeura silencieux.

L'institutrice voulut s'approcher ; mais Paul s'écria, frémissant de tout son être :

— Ne me touchez pas ! Ne me touchez pas !

Quand mademoiselle Jobin fut partie, tante Zoé promit à son neveu un gros morceau de sucre du pays, dont il était friand, s'il voulait lui dire ce qu'il avait contre sa maîtresse. Outrée de son mutisme obstiné, elle le menaça ensuite de la colère de l'oncle Batèche, qui était terrible avec les petits. Promesses et menaces furent inutiles, Paul garda son secret.

Enfin, le grand jour de l'examen arriva.

L'école avait un air de fête ce matin-là : le perron avait été balayé avec soin et les vitres des fenêtres, lavées de la veille, brillaient au soleil. Dès huit heures, petits garçons et petites filles en habits des dimanches, débarbouillés et peignés comme pour aller à la messe, arrivèrent par le chemin poussiéreux et, avant d'entrer, essuyèrent leurs bottines neuves, les uns avec leurs mouchoirs, les autres, plus policés, sur l'herbe bordant la route. Paul Mirot, le dernier venu, fit mine de passer tout droit, hésita un instant en apercevant l'institutrice dans la porte de l'école, qui le regardait. Comme si elle avait deviné la cause de son hésitation, mademoiselle Jobin rentra et l'enfant, soudain résolu, alla rejoindre ses camarades. Parce que l'oncle Batèche lui avait donné le poulain de la jument *breune*, et la tante Zoé promis de l'emmener en bateau à Sainte-Anne-de-Beaupré, il avait consenti à lire l'adresse au curé et aux commissaires d'écoles, adresse qu'il savait comme sa prière ; car c'était toujours la même formule servant depuis des années à toutes les institutrices

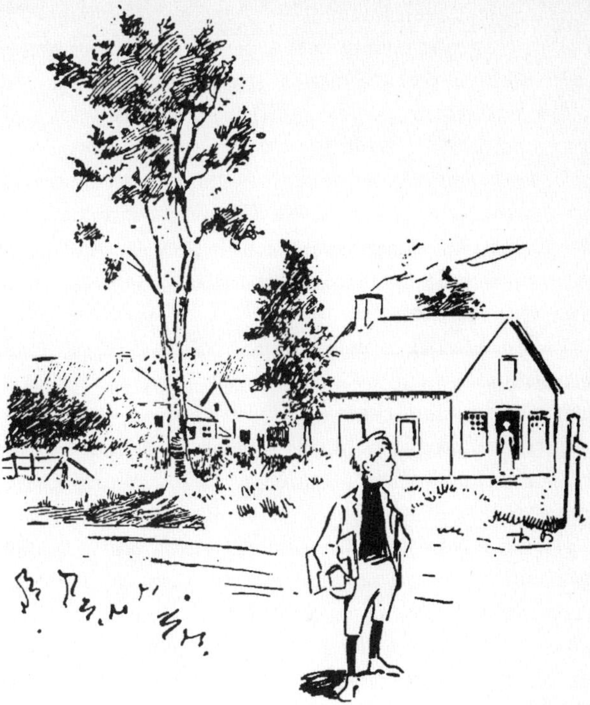

à qui on avait confié l'école. L'auteur du petit chef-d'œuvre était un vieil instituteur, qui avait autrefois porté la soutane. On le disait très pieux, on le vénérait pour sa réputation de sainteté, et changer un mot de sa *composition*, pour ces âmes simples, paraissait sacrilège. Par mesure de prudence, cependant, l'institutrice fit relire deux fois la fameuse adresse à Paul, devant une rangée de chaises, en face de la table portant les prix destinés aux élèves. Ces chaises, la plus belle, celle du milieu, représentait monsieur le curé qui, tantôt, viendrait s'y asseoir, les autres, les commissaires et le secrétaire de la commission scolaire, le jeune notaire du village, devant lequel toutes les institutrices de la paroisse se pâmaient parce qu'il était galant, joli garçon, et qu'il soufflait les réponses aux élèves embarrassés, à seule fin d'obliger ses admiratrices.

Tout était prêt. Mademoiselle Jobin fit ses dernières recommandations à ses élèves. L'horloge, accrochée au mur blanchi à la chaux, sonna neuf heures. Un roulement de voitures se fit entendre sur la route : c'était le curé et sa suite qui arrivaient.

L'institutrice avait mis sa plus belle robe et elle était vraiment séduisante avec ses grands yeux noirs et son teint pâle, la taille cambrée dans son corset, quand elle alla recevoir, sur le seuil, les représentants de l'autorité religieuse et civile. Paul, au premier rang, l'adresse roulée dans ses deux mains, la reluqua en dessous, et de la voir si gracieuse pour les autres, maintenant qu'elle le traitait avec indifférence, il se sentit bien malheureux. Tous les élèves de la classe étaient debout, lui, restait assis. Concentré en lui-même, il ne voyait pas monsieur le curé passer, majestueux, devant les rangs de la petite armée écolière au complet. Quand tout le monde fut en place, mademoiselle Jobin dut le secouer par l'épaule pour lui faire comprendre qu'il était temps de lire l'adresse ornée de rubans roses, recopiée sur une large feuille parchemin.

Paul se leva, comme poussé par un ressort, fit quelques pas en avant, hésita, puis, s'inclinant, dit : « Très digne Pasteur, messieurs les commissaires... »

Que se passa-t-il, à ce moment, dans l'âme du petit homme ?

L'adresse aux rubans roses roula sur le plancher, et Paul Mirot se sauva avant qu'on eût songé à l'arrêter.

Tout le jour, le pauvre orphelin, redoutant la colère

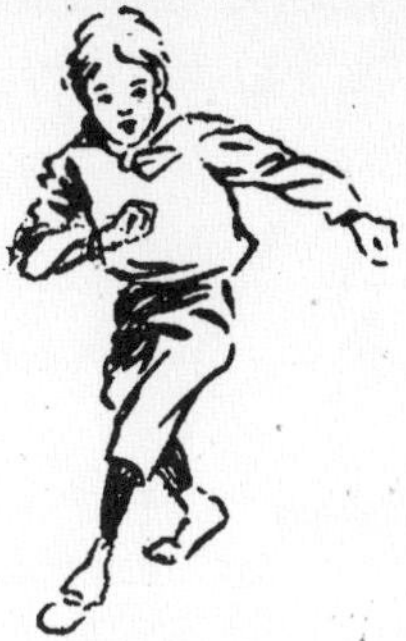

de l'oncle Batèche, peut-être davantage les reproches de tante Zoé, erra dans les champs, se cachant derrière les buissons s'il voyait approcher quelqu'un de suspect. On devait tout savoir à la maison, on était assurément à sa recherche, et il frissonnait de terreur à la pensée d'avoir à expliquer son étrange conduite. Il sentait qu'il avait eu raison de faire ce qu'il avait fait ; mais comment le démontrer aux autres ? Il se rappelait qu'au catéchisme, l'année de sa première communion, le jeune vicaire préparant les enfants de la paroisse à ce grand événement lui avait prédit qu'il ne ferait jamais rien de bon. Et à propos de quoi ? Parce qu'il n'avait pas bien répondu à une question sur l'enfer. Il redoutait de s'entendre répéter la même chose, beaucoup plus que la perspective d'une correction.

Cet acte d'insubordination avait causé un énorme scandale à l'école. Monsieur le curé en profita pour démontrer, en un petit discours d'une demi-heure, le danger des caractères orgueilleux et l'avantage qu'il y a pour un bon chrétien de pratiquer l'humilité et l'obéissance. Sa voix prenante et son geste onctueux firent verser quelques larmes aux commissaires, et ses anathèmes épouvantèrent les petits enfants. Quant à l'institutrice, comme elle le

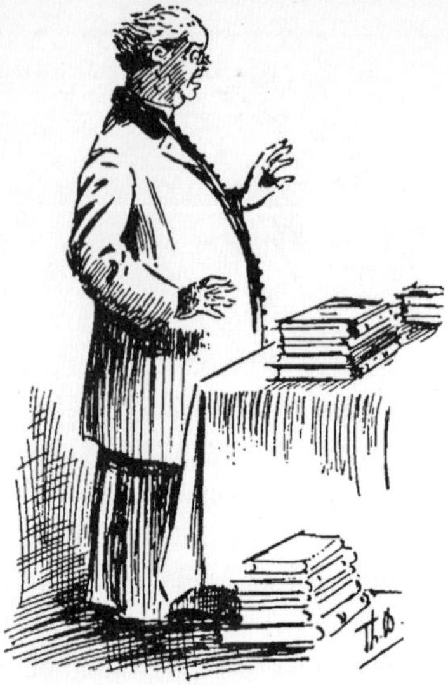

disait elle-même, elle n'aimait pas se faire de bile. Et aussitôt revenue de son ahurissement, elle profita de l'attention religieuse que l'on portait aux paroles de monsieur le curé, pour s'attirer les bonnes grâces du jeune notaire en le fascinant de ses grands yeux prometteurs. Tout alla bien, du reste, le scandale causé par la révolte de Paul Mirot, suivi par le discours du curé, ayant abrégé l'examen. Quelques pages de lecture, un peu de catéchisme, quelques règles simples sur le tableau, la distribution des prix et ce fut tout.

Les examinateurs partis, mademoiselle Jobin renvoya ses élèves, en vacances, sans juger à propos de leur faire la moindre recommandation — son beau Pierre n'était pas loin.

Écoliers et écolières s'en allèrent joyeux, riant, se

culbutant, pressés d'aller raconter ce que leur camarade, le petit Mirot, avait fait. Des voisins charitables, aussitôt mis au courant de l'*aventure*, s'empressèrent de prévenir le tuteur du *vaurien* et sa vertueuse épouse.

L'oncle Batèche jura en apprenant la nouvelle, tandis que la tante Zoé, au comble de la désolation, ne savait que répéter: «Mon doux Jésus, miséricorde!» Le premier mouvement de colère passé, le brave homme réfléchit qu'il ne fallait pas, pour sa réputation et dans l'intérêt de sa bourse, abandonner l'orphelin, et il se mit à la recherche du petit. Il chercha dans l'écurie, la grange, le hangar, dans tous les coins où il soupçonnait qu'il aurait pu se cacher, puis parcourut les champs et les bois du voisinage, appelant Paul en vain. La nuit venait quand il rentra à la maison et la tante Zoé se lamenta comme une femme en couches en apprenant que le petit était introuvable.

Las d'errer au hasard, arrivé sur le bord d'un ravin profond, une *coulée*, comme on disait à Mamelmont, l'enfant fugitif s'était glissé sous un buisson formé de cerisiers enchevêtrés de vignes sauvages, et jugeant la retraite sûre, il s'y était endormi profondément. Quand il s'éveilla, il faisait nuit. Torturé par la faim et frissonnant de frayeur, il n'eut plus qu'une pensée: retourner bien vite à la maison. Malgré l'ombre qui s'étendait sur les champs silencieux, il n'eut pas de difficulté à retrouver la route qui allait d'un bout à l'autre de la ferme, et après un quart d'heure d'une course à perdre haleine, il arrivait, tout essoufflé, au seuil de la demeure de son oncle. Il entendit parler dans la cuisine où l'on remuait de la vaisselle et s'arrêta pour écouter la conversation. L'oncle Batèche disait:

— Y'a un *boute* pour le laisser *varnailler*. J'veux pas qu'y fasse un bon à rien. On va *l'renfarmer*.

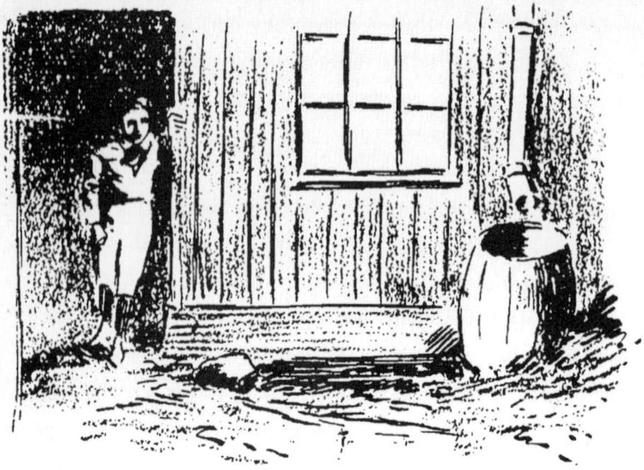

— *Evous* ?

— C'est ben simple, batèche ! y faut qu'y s'instruise, comme dirait son défunt père ; on va *l'mette* au collège de Saint-Innocent, là y sauront ben l'dompter.

Paul ne savait pas au juste ce que c'était qu'un collège ; mais il aimait l'étude, il voulait s'instruire, la résolution prise par son tuteur le laissa parfaitement indifférent, dans l'état de détresse où il se trouvait. La perspective de jeûner jusqu'au lendemain et de coucher dehors le préoccupait uniquement à cette minute solennelle du retour au bercail. Sans en entendre davantage, il pénétra dans la pièce où l'oncle et la tante mangeaient sans appétit leur bol de pain trempé dans du lait, *le miton*, le mets favori des vieux époux. On ne lui dit rien. La tante le fit asseoir à sa place habituelle où, les yeux en même temps humides de chagrin et de satisfaction, il mangea comme un petit crevé. Puis, il s'endormit sur le bord de la table et la tante Zoé le prit dans ses bras pour le bercer.

Ce retour au foyer, par une belle nuit de fin de juin, pleine d'étoiles, Paul Mirot ne devait jamais l'oublier. Plus tard, lorsque devenu homme, il apprendrait à ses dépens combien il est difficile de faire triompher des opinions qui ne sont pas celles de tout le monde, tout en gagnant son pain quotidien, toujours lui reviendrait à l'esprit cette escapade d'enfant obéissant à l'instinct de liberté, le souvenir de son isolement pitoyable, de la faim qui lui avait torturé les entrailles, du grand calme de la nature en face de son désespoir, de sa course dans la nuit vers la petite lumière, là-bas sur cette terre féconde et humide de rosée à laquelle l'oncle Batèche ne demandait qu'une forte production de betteraves, tout en cultivant autre chose.

Il ne devait pas oublier, non plus, cet orphelin privé dès l'âge le plus tendre des soins maternels, la pitié passagère de tante Zoé pour sa détresse, et son réveil dans les bras de cette femme, dont la maigreur paraissait se gonfler quelque peu, s'animer enfin, au contact de la tête blonde de l'enfant qui reposait sur son ingrate poitrine.

Ce souvenir devait l'empêcher, plus tard, de maudire son semblable, injuste et méchant à son égard, en lui faisant comprendre que chez tout être humain réside une bonté native et secrète étouffée souvent par l'ignorance, le préjugé, le fanatisme de certaine éducation, l'intérêt mesquin et rapace, et qu'il ne s'agirait que de réformer l'état social, d'éclairer les hommes pour les rendre meilleurs.

Les jours qui suivirent se passèrent sans incident remarquable pour Paul Mirot. L'oncle et la tante Batèche le laissèrent jouer et courir à sa guise dans les champs. Le poulain de la jument *breune* ne lui fut pas enlevé. Jusque vers le mois de septembre, il ne fut question de rien. À cette époque son tuteur fit un petit voyage à Saint-

Innocent, chef-lieu du comté de Bellemarie, où s'élevait, à côté de l'église, l'imposant édifice du collège.

Quelques semaines plus tard, conduit par l'oncle Batèche, le petit orphelin faisait de bonne grâce son entrée au collège.

Au collège comme à l'école, Paul Mirot fut un très brillant élève, et c'est à son application à l'étude, à sa facilité d'apprendre et de résoudre les problèmes les plus abstraits, qu'il dut de ne pas être renvoyé, vingt fois plutôt qu'une, chez son tuteur, pour avoir manqué d'obéissance. Malgré la règle sévère de la maison, ses professeurs le surprenaient souvent, caché dans quelque coin, lisant des livres défendus que lui apportait secrètement Jacques Vaillant, un camarade roublard, fils du député Vaillant, ou bien, dissimulé derrière les bosquets, an fond de la cour du collège, regardant l'herbe pousser et les oiseaux voltiger sur les branches. Selon la saison, il choisissait ses sujets d'études, durant les heures consacrées aux pieuses méditations.

Ses professeurs, de même que le vicaire qui l'avait préparé à faire sa première communion, lui prédirent qu'il ne ferait jamais rien de bon.

À vingt ans, il avait terminé ses études et revenait prendre place au foyer de ses parents d'adoption. Qu'allait-il faire ? Il n'en savait rien. Au collège de Saint-Innocent on ne s'occupait que de diriger ceux qui avaient la vocation religieuse. L'oncle Batèche voulut qu'il se fît curé pour goûter le suprême bonheur d'aller finir ses jours dans un presbytère, dont la bonne tante Zoé serait la ménagère. « C'était, disait-il à son neveu, *le meilleur méquier*, pas de mauvaises récoltes, ben logé, ben nourri, tout à soi en ce monde et le ciel dans l'autre. » Paul Mirot ne mordait pas à l'amorce. Alors, l'oncle lui proposa la culture de la betterave *en grand*, il y avait une fortune à faire. Ah ! si le conseil municipal de Mamelmont avait voulu adopter son plan ! Les avocats aussi gagnaient pas mal d'argent, et les médecins qui vendaient trente sous une petite boîte de pilules ou un emplâtre ne se mouchaient pas avec des *quarquiers de terrine*.

Le jeune homme évitait toute discussion et passait son temps à lire ou à se promener dans la campagne. Sa chambre était encombrée de livres qu'il avait rapportés d'un voyage à Montréal, et l'oncle Batèche ne comprenait pas que l'on puisse dépenser tant d'argent pour du papier et s'amuser à lire un tas de *menteries*. Cependant, il n'osait pas crier trop fort, son pupille arrivait à sa majorité, et il lui faudrait rendre ses comptes qui étaient pas mal embrouillés.

Vint l'automne et Paul se prit d'une grande passion pour la chasse. Il partait le matin, le fusil sur l'épaule, quelques tartines de pain dans son sac, et ne rentrait que le soir, harassé de fatigue, quelquefois bredouille, mais rapportant souvent deux ou trois perdrix, un lièvre ou quelques écureuils.

Par un beau soir du mois de novembre, alors que la pourpre crépusculaire teignait de rougeoyante couleur les branches dénudées et le tapis de feuilles mortes, au bord d'une clairière le jeune homme aperçut une perdrix qui roucoulait sur un tronc d'arbre à demi renversé. Épauler, viser et faire feu fut pour lui l'affaire d'une seconde. Quelques morceaux d'écorce volèrent, et à travers la fumée de la poudre, le chasseur vit l'oiseau blessé prendre son vol pour aller s'abattre à deux cents pas, dans un chaume doré, sur la lisière du bois. Heureux de son exploit, il courut vite vers sa victime agonisante. Il se baissa pour la saisir, mais battant des ailes la perdrix lui échappa en lui laissant des plumes sanglantes aux doigts, et, s'élevant péniblement de quelques pieds au-dessus du sol, alla retomber un peu plus loin. Le soleil était disparu derrière la montagne, là-bas ; il ne restait plus que de vagues lueurs de jour pour éclairer les tiges d'avoine coupées sur lesquelles l'oiseau gracieux criblé de plomb, par soubresauts, les plumes hérissées, les pattes en l'air, faisait ses dernières résistances. Impressionné malgré lui, le chasseur s'approcha, se pencha sur le gibier agonisant et il lui sembla que les yeux vitreux de la bête innocente se fixaient sur lui, cependant que dans le calme de la nuit tombante l'écho lui apportait le glas des trépassés, du clocher du village de Mamelmont. La perdrix ne remuait plus, elle était morte, et il restait là, sans oser la toucher, fasciné par la fixité de ces yeux toujours ouverts. Les ténèbres envahirent la plaine. Alors il se décida à mettre le gibier dans son sac pour rentrer à la maison.

Tout en poursuivant son chemin péniblement à travers les prés coupés et les guérets, une pensée l'obséda. Il se posa à lui-même cette question :

— On prétend que l'œuvre de la création est parfaite, alors pourquoi faut-il tuer pour vivre ?

Sans découvrir la solution qu'il cherchait, il se convainquit que, du moins, on ne devait pas tuer par plaisir, et de ce jour, il renonça aux jouissances que lui procurait la chasse.

L'hiver canadien n'est pas sans charmes. Ces plaines blanches au clair de lune, ces arbres chargés de verglas que le soleil fait resplendir le matin enchantent le voyageur qui, pour la première fois, jouit de ce spectacle. Mais à la campagne, durant les longs mois de la saison rigoureuse, toute vie, toute activité semblent suspendues, et si l'on n'entendait de temps à autre un chien aboyer, le bruit des grelots d'un attelage qui passe, si l'on ne voyait la fumée s'échapper de la cheminée des maisonnettes semées çà et là le long des routes, on se croirait à jamais enseveli dans un désert de neige et de glace. Les distractions sont rares et à part les fêtes de famille, à Noël et au premier de l'An, les *repas* des Jours Gras, chacun vit chez soi, pour ainsi dire immobilisé dans l'attente du printemps. La jeunesse, pendant le carnaval, donne bien quelque *danses* chez Pierre, Jacques ou Baptiste, où le violoneux de la paroisse, aux accords d'un violon éreinté, met en mouvement les belles filles à marier qui transpirent aux bras de leurs cavaliers ; mais ces divertissements ne sont pas partout tolérés. De ces transpirations il est résulté, parfois, quelque grossesse mal venue, et ces accidents ont eu pour effet de jeter du discrédit sur le violon et la danse.

Du reste, Paul Mirot n'avait aucun goût pour ces réunions de jeunes gens s'entassant dans de petites pièces mal aérées, où l'âcre parfum de chair humaine s'échappant des jupes tournoyantes et des corsages mouillés rendait suffocante la chaleur produite par la promiscuité malsaine de tous ces êtres gesticulant et dominant la chanterelle par leurs battements de pieds, sur le parquet, et leur gaieté bruyante. Une fois, seulement, l'un de ses anciens camarades d'école l'y avait entraîné et une belle fille le contraignit à danser avec elle. Aux bras de sa robuste partenaire, excité par l'odeur féminine, à peine atténuée d'un vague parfum d'eau de Cologne, il avait failli perdre la tête et faire des bêtises. Heureusement que la belle fille, douée des meilleures intentions du monde, n'entendait malice aux jeux de mains qui, s'il faut en croire le proverbe, sont presque toujours jeux de vilain. D'avoir pressé tant d'appas en sueur, sans la possibilité de se rafraîchir un instant, il revint de cette fête du carnaval campagnard, ayant fort mal à la tête et un peu mal au cœur. Et depuis, il avait renoncé aux chauds transports que procurent ces plaisirs rustiques.

Quant aux ripailles pantagruéliques qui avaient lieu tantôt chez l'un, tantôt chez l'autre, dans le voisinage, les époux Batèche et leur neveu n'y étaient jamais conviés. L'oncle Batèche ne voulait pas faire manger ses *rôtis*, ses pâtés chauds et ses saucisses par les amateurs de festin ; il l'avait déclaré en plein conseil municipal et on lui en gardait rancune. D'ailleurs la tante Zoé prétendait que les *repas* étaient d'invention diabolique, que c'était un crime de gaspiller tant de *mangeailles* pour remplir la panse de tant de *salops* et de *salopes*. Ces propos, répétés de bouche en bouche, avaient causé un émoi considérable dans la paroisse. On en parla longtemps chez le marchand du village, après la messe, le dimanche, et à la porte de l'église. Aussi, à la fête de Noël, de même qu'au premier de l'An, Paul Mirot n'avait d'autre compagnie que l'oncle Batèche, discourant sur la culture de la betterave, et la tante Zoé, dévotement silencieuse.

Sans son goût pour l'étude, ce jeune homme, dont l'esprit était préoccupé de vagues projets d'avenir, aurait trouvé insupportable sa solitude. Mais l'hiver passa sans qu'il s'en aperçût. Vint la saison des *sucres*, et comme l'oncle Batèche parlait d'embaucher un jeune homme pour l'aider à faire *couler* sa sucrerie de huit cents érables, Paul Mirot lui offrit ses services, prétendant que cela lui ferait du bien. La tante Zoé lui fit observer qu'il trouverait peut-être le mois long. Mais son digne époux se récria. Ça lui apprendrait à travailler ; ça le renforcirait ; il avait les mains trop douces, des mains de bon à rien ; si c'était pas *bougrant* ! Bref, l'offre fut acceptée sans plus de manières.

L'entaillage des érables, aux premiers beaux jours de soleil, n'est pas un jeu d'enfant. Il faut marcher dans la neige jusqu'à mi-jambes, souvent jusqu'à la ceinture, pour aller d'un érable à l'autre percer le tronc de la profondeur voulue, planter la goutterelle et y accrocher l'oblong récipient de fer-blanc destiné à recueillir l'eau sucrée. Cette opération, qui dura deux jours, faillit avoir raison de la bonne volonté du jeune homme, tombant de fatigue au retour à la maison, et douloureusement courba-

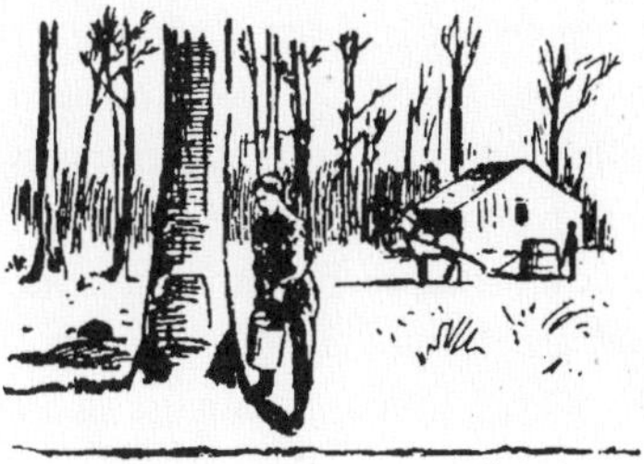

turé le matin, à son réveil. Mais quand les chemins furent tracés et les sentiers battus, la *tournée* que l'on faisait matin et soir, par les jours de grande coulée, et une fois par jour en temps ordinaire, devint pour lui un salutaire et agréable exercice. Il portait allégrement, au bout du bras, le seau rempli d'eau d'érable qu'il allait vider dans le tonneau monté sur un *sleigh* en bois rond, traîné par deux chevaux. Quelquefois, l'oncle Batèche venait lui donner un coup de main, mais la plupart du temps il restait à la *cabane* à chauffer ses fourneaux et à surveiller la cuisson du sucre. On mangeait dans le bois, sur un tonneau renversé, de bonnes omelettes au lard, d'appétissantes *trempettes*, et quand il fallait veiller la nuit pour faire bouillir la surabondance d'eau accumulée, Paul Mirot, étendu sur une peau de buffle, devant le feu, reposait délicieusement.

Au-dehors, au-dessus de la *cabane*, la fumée montait vers le firmament étoilé et attirait les hiboux qui, perchés sur les grands arbres d'alentour, faisaient entendre leur hou... hou... hou hou..., à intervalles réguliers. C'étaient les seuls bruits de la forêt dans la nuit claire et froide. Et pendant que l'oncle Batèche dormait dans un coin, affaissé par l'âge et les travaux de la journée, le jeune homme donnait libre cours à son imagination ardente, qui lui ouvrait différentes carrières où le succès, la gloire, les honneurs et l'amour l'attendaient pour le combler de joies rares et de félicités inexprimables. Il était aimé à la folie de la plus belle des princesses des contes de fées ; il devenait, tour à tour, un général intrépide, chéri de la Victoire ; un tribun irrésistible qui entraînait les foules ; un grand artiste modelant le sein ou arrondissant le ventre d'une Vérité ; un millionnaire semant l'or et les bienfaits sur ses pas.

Lentement, de jour en jour, la neige était disparue et le dégel complet du sol avait permis à l'herbe des champs de pointer peu à peu, en même temps que fleurissaient les pâquerettes hâtives des bois. Les *sucres* allaient finir, on songeait à *dégrayer*, lorsque l'oncle Batèche reçut une lettre du député Vaillant lui annonçant qu'en compagnie de son fils Jacques et de quelques amis de la ville, il viendrait passer le dimanche suivant à la *cabane*. Le bonhomme fut ravi de la nouvelle. Jusqu'au dimanche, il ne cessa de faire l'éloge de ce bon député, pas fier, pareil comme *moé pi toé*, qui n'oubliait jamais ses fidèles partisans. Pour des raisons différentes, son neveu n'était pas moins content de la visite annoncée. Il allait revoir son meilleur camarade de collège de Saint-Innocent, celui qui lui apportait des livres défendus qu'on lisait en cachette. Il ne se doutait pas, cependant, que cette rencontre déciderait de sa carrière.

Ce fut le père Gustin, le doyen des cochers du village, connu de dix lieues à la ronde, comme il le disait à qui voulait l'entendre, pour avoir les meilleurs chevaux du pays, qui amena les visiteurs. Le financier Boissec lui offrit une somme fabuleuse pour sa jument grise ; mais *la grise* n'était pas à vendre. Horace Boissec, jouissant d'une grande fortune, était venu aux *sucres* parce que Marcel Lebon, directeur du *Populiste*, y accompagnait le député Vaillant ; car cet homme, qui s'était enrichi dans des spéculations plus ou moins avouables, avait maintenant la manie des grandeurs et le plus profond respect pour les journaux, dans lesquels il pouvait lire son nom imprimé. Le directeur du *Populiste* était pour lui un personnage plus considérable que l'archevêque de Montréal, que le pape même, malgré qu'il fût un fervent catholique à ses heures, surtout quand une colique importune lui faisait songer à la mort et à l'enfer. Le député de Bellemarie, que l'on disait ministrable, n'était pas non plus pour lui déplaire ; et Jacques Vaillant jouissait, en même temps, à ses yeux, de l'avantage d'être le fils du futur ministre et de l'importance que lui donnait son titre de journaliste.

Il y a des esprits faits pour se comprendre, comme il y a des mentalités si différentes qu'elles ne peuvent que s'ignorer toujours ou se combattre sans cesse, et c'est de la communauté d'idées et de sentiments que naissent les amitiés sincères et durables. Voilà pourquoi Jacques Vaillant et Paul Mirot éprouvèrent une joie réciproque à se retrouver après leur sortie du collège. Abandonnant les visiteurs de marque aux civilités rustiques de l'oncle Batèche et aux minauderies naïves de la tante Zoé, qui était venue à la cabane pour préparer l'omelette au lard, traditionnelle, les deux amis allèrent causer à l'écart. Ils avaient trop de choses à se dire, ils ne savaient plus par quel bout commencer. Ils s'entretinrent pendant quelques instants de propos indifférents. Puis, ils attaquèrent la grosse question de l'avenir, que l'on *résout* toujours à son avantage quand on a vingt ans. Jacques Vaillant apprit à Paul Mirot qu'il fondait de grandes espérances sur ses succès futurs dans le journalisme. Son père désirait lui faire étudier le droit, mais des avocats, il y en avait déjà trop, il en connaissait qui crevaient de faim; tandis que des journalistes sérieux, savants, aussi sincères dans l'expression de leurs opinions que redoutables par la puissance de leur plume, on n'en découvrait pas encore au Canada.

Paul Mirot l'interrompit pour lui poser une de ces questions inutiles mais qui témoignent d'un intérêt profond:

— Ainsi, le journalisme te plaît beaucoup?

— Oh! énormément.

— Tu écris des articles?

— Pas encore. Je me forme, j'apprends le métier en rédigeant des faits divers. Mais ça viendra... Et toi, que comptes-tu faire?

— Je ne sais pas. Un jour je pense à une chose, le lendemain à une autre. Je suis un peu comme la fille du voisin qui a deux amoureux: elle ne se marie pas parce qu'elle ne sait lequel prendre. L'un est blond, l'autre brun, elle admire le blond pour sa gentillesse, et le brun parce qu'il a l'air plus vigoureux.

— Tu avais toujours le premier prix de composition au collège, malgré tes mauvaises notes. Je parie que tu ferais un fameux écrivain, en passant par le journalisme. Et nous travaillerions ensemble...

— Ce serait charmant.

— Alors, si je te proposais la chose ?

— J'accepterais les yeux fermés.

— C'est entendu. L'affaire est bâclée. Je vais en parler tout de suite à mon père, qui est très influent au *Populiste*, parce qu'on le désigne déjà comme successeur du ministre Troussebelle, qui se fait vieux, et à Marcel Lebon, mon directeur.

Tous deux s'empressèrent de revenir auprès des époux Batèche et de leurs invités pour leur faire part du beau projet qu'ils avaient conçu.

Le député Vaillant se montra beaucoup moins enthousiaste que son fils pour la carrière du journalisme. Il conseilla même à Paul Mirot de choisir de préférence le droit ou la médecine, à défaut du génie civil pour lequel le jeune homme déclara n'avoir aucune aptitude. « Les ingénieurs sont de plus en plus demandés, il y a de la place et de l'avenir dans cette profession », affirma le député de Bellemarie. Toutefois, si Paul Mirot persistait dans sa résolution de se faire journaliste, il serait trop heureux de l'aider, son fils lui ayant souvent parlé de lui dans les termes les plus élogieux, et il avait, en outre, une dette de reconnaissance à acquitter envers son vieil ami, son fidèle partisan, le père Batèche. Ce dernier, qui assistait d'une oreille à l'entretien, tout en tisonnant son feu, se rengorgea en entendant un *membre* de la Chambre l'appeler son ami.

Quant à Marcel Lebon, il promit de faire ce qu'il pourrait, on verrait cela dans le temps. Dans un mois, peut-être plus tôt, peut-être plus tard, on devait augmenter le personnel de la rédaction du *Populiste*.

Le financier Boissec félicita Paul Mirot de sa bonne résolution et, rempli d'un bel enthousiasme, du reste sans danger, il prit le ciel à témoin qu'il donnerait toute sa fortune pour avoir vingt ans et manger de la misère en se faisant journaliste. Il se sentait de taille à bouleverser le monde par l'éclat de son génie. Mais voilà, il était trop tard, il ne fallait pas y songer.

En l'écoutant, Marcel Lebon souriait dédaigneusement, et quand il eut fini sa tirade, le directeur du *Populiste* se contenta de murmurer entre ses dents :

— Farceur, va !

Le soir arriva et le père Gustin, avec sa jument grise, vint chercher les voyageurs qui devaient retourner à Montréal par le train de sept heures. Selon l'expression de Jacques Vaillant, « l'affaire était bâclée » et ce dernier, en prenant congé de Paul Mirot, ne lui dit pas au revoir, mais à bientôt.

L'oncle Batèche était content de sa journée, la tante Zoé, ravie : cette dernière parce que ces beaux messieurs l'avaient comblée de politesse, comme si elle avait été la femme du *bailli* de la paroisse, qu'elle jalousait quand elle la voyait se prélasser dans le plus beau banc, à l'église ; et son digne époux, parce que le financier Boissec lui avait glissé dans la main, en partant, un billet de dix dollars, sans compter l'honneur d'avoir reçu son député, en ami.

Mais le plus heureux des trois était assurément Paul Mirot, qui avait enfin trouvé sa voie et se demandait, avec étonnement, comment il se faisait qu'il n'y avait pas songé plus tôt. Quand on a la passion de lire comme il l'avait, comment ne pas avoir en même temps la passion d'écrire ? Et cette passion ne se satisfait pas secrètement, comme une passion honteuse, inavouable. Non, il faut qu'elle se développe en plein jour, qu'on en fasse part à des milliers d'individus, et par le journal et par le livre.

Il assista, indifférent, aux propos échangés par l'oncle Batèche et la tante sur leurs visiteurs; son esprit était déjà loin. Comme un jeune marié impatient d'emporter dans ses bras la rougissante vierge vers la couche nuptiale, pour goûter l'enchantement des troublantes découvertes, il aurait pu s'écrier, dans la satisfaction d'un désir longtemps contenu, en pénétrant dans sa chambre, sous le toit: «Enfin seuls!» Seuls, lui et sa pensée qui se livrait complaisante, dans sa nudité radieuse et juvénile, à toutes les entreprises hardies que son imagination enflammée lui suggérait. Cette nuit-là, le sommeil fut long à venir.

II

Un début dans le journalisme

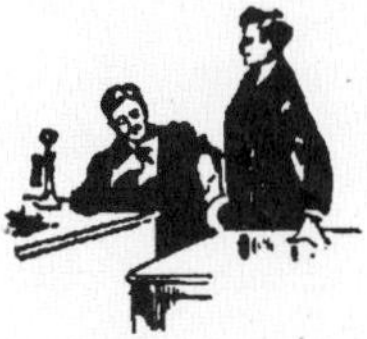

Ce matin-là, Marcel Lebon n'était pas content, et quand il était de mauvaise humeur il ne faisait pas bon d'aller frapper à la porte de son cabinet de travail. Non pas que ce fût un méchant homme que le directeur du *Populiste*, au contraire, on le savait obligeant et aimable à ses heures pour ses subordonnés. Mais les tracasseries du métier le mettaient souvent hors de lui-même, et dans ces moments de crise il fallait le laisser tranquille. La veille au soir, au Club Canadien, le ministre Troussebelle, revenant de Québec, l'avait blâmé, devant ses amis, à propos de son article sur les amendements à la loi électorale. Il connaissait pourtant, de longue date, la tyrannie des hommes politiques influents, puisque par sa soumission aux chefs de son parti, par sa plume mise au service du gouvernement au pouvoir, qu'il défendait, du reste, avec beaucoup de talent, il en était arrivé, après des années d'obscur labeur et de misère, à occuper une situation en évidence dans le journalisme montréalais, avec des appointements qui lui permettaient de jouir enfin de la vie élégante et mondaine. Mais, plus il se sentait utile et bien en vue, plus il devenait sensible à la critique. C'est pourquoi il lui eût été agréable de traiter l'honorable Troussebelle de vieux fumiste, au lieu d'avaler, en dissimulant une grimace, la pilule amère qu'il lui avait apportée du conseil des ministres provinciaux. S'il résista à la tentation, c'est qu'il redoutait une disgrâce qui l'eût rejeté dans l'ombre d'où il avait eu tant de mal à sortir. Il savait, par expérience, qu'il existe en ce pays deux puissances redoutables contre lesquelles il est bien difficile de regimber, étant donné la fausse éducation du peuple en matière de justice et de liberté : le fanatisme politique et le préjugé religieux. Cette pilule, il l'avait sur le cœur, avec tant d'autres, et pour se soulager, il s'était enfermé dans son cabinet où il marchait à grands pas, envoyant la politique et les politiciens à tous les diables.

On frappa à sa porte d'un poing vigoureux. C'était le prote qui venait lui demander de la copie. Marcel Lebon le reçut à rebrousse-poil, et après lui avoir remis une liasse de feuillets griffonnés au crayon, il le congédia d'un *Fichez-moi la paix !* qui ne laissait aucun doute sur son état d'esprit. En sortant, le chef d'atelier se trouva face à face avec un jeune homme à l'air timide, qui lui demanda si c'était bien là le cabinet de travail de monsieur le directeur du *Populiste*. Il arrivait au moment opportun, ce jeune homme ; s'il avait un article à faire passer, on lui apprendrait, et de bonne façon, à écrire des sottises. Le prote, voulant se payer cet amusant spectacle, lui répondit :

— Parfaitement. Entrez donc ; ne vous gênez pas.

Le brave homme en resta pour ses frais de politesse, car le jeune homme ne fut pas dévoré par monsieur le directeur qui, devant cette figure sympathique et intelligente, se montra plus aimable. Il prit place dans son fauteuil, invita le visiteur matinal à s'asseoir et à lui exposer le motif de sa visite.

Pour toute réponse, le jeune homme lui remit une lettre à son adresse.

À mesure qu'il lisait cette lettre, Marcel Lebon reprenait tout son empire sur lui-même et sa physionomie s'éclairait de bienveillance. Il se rappelait que naguère, il avait passé par où passait en ce moment son jeune solliciteur. Quand il eut fini cette lecture, ce fut d'un ton tout à fait amical qu'il lui dit :

— Je vous reconnais maintenant. Vous êtes Paul Mirot, l'ami de Jacques Vaillant. Je vous ai rencontré aux *sucres* à Mamelmont, il y a un mois à peine ?

— C'est bien cela, monsieur. Je croyais retrouver ici mon ami Vaillant ; mais on m'a dit qu'il était absent.

— Il est parti, ce matin, par le premier train, pour Sainte-Marie Immaculée, une nouvelle paroisse dans le nord, où l'on inaugure une chapelle. Il va nous revenir sanctifié, abruti et plein de puces. Car il y a, paraît-il, beaucoup de sable dans ce pays-là ; et, vous savez, sans doute, que là où il y a du sable, il y a des puces. Ces petits voyages de désagrément, ce n'est pas ce qu'il y a de pis pour un journaliste avide de se renseigner sur les mœurs canadiennes… mais, parlons de vous. Vous voulez absolument faire du journalisme ?

— C'est mon plus grand désir, monsieur.

— Eh bien ! vous avez tort.

— C'est si beau, renseigner le public !

— Le public, on l'exploite au profit des autres, de ceux qui ont intérêt à le tromper.

— Cependant, monsieur le député Vaillant…

— Oui, je sais. Monsieur le député Vaillant peut être de bonne foi, il n'a jamais fait de journalisme, lui, il ne connaît pas les dessous de notre métier. Il est mandataire du peuple, par conséquent esclave de l'opinion, mais son esclavage vaut encore mieux que le nôtre. Dans sa lettre, il me parle de vous, de votre oncle Batèche, un de ses fidèles partisans de la paroisse de Mamelmont, la paroisse la plus libérale du comté de Bellemarie. Vous avez du talent, c'est tout naturel qu'il vous pousse dans les journaux, votre reconnaissance pourra lui être utile un jour ou l'autre. Moi, je vous parle en homme d'expérience et avec le plus parfait désintéressement. Vous arrivez de la campagne, vous ne savez pas ce que c'est que la vie fiévreuse et ingrate qui vous attend ici. Quand je suis entré à ce journal, j'étais jeune comme vous, le cœur débordant d'enthousiasme, comme vous, je me voyais déjà sacré grand homme, dominant l'univers, en livrant ma pensée à la vénération des foules. Il y a vingt ans que je suis dans le journalisme et il ne m'a pas encore été permis de dire ce que je pense. J'écris pour Troussebelle, j'écris pour Vaillant, j'écris pour Boissec, qui me paie de plantureux dîners au Club Canadien, ou ailleurs, et s'imagine, l'imbécile, que cela fait mon bonheur ; j'écris même pour de petites dames qui ont leurs influences et en profitent pour venir me montrer leur… état d'âme. J'avoue que c'est quelquefois le côté le plus intéressant du métier. Pour moi-même, je n'ai jamais rien écrit ; mes convictions, je les cache précieusement ; la Vérité, je l'entortille n'importe comment avec ce qu'on me donne ; je blanchis les noirs et je noircis les blancs, sur commande.

— Pas possible !

— Ça vous étonne, jeune homme, et pourtant vous ne connaissez encore rien des petites misères du métier. Je vous réserve le plaisir d'en faire vous-même la découverte, si vous persévérez dans votre résolution. J'ajouterai seulement, pour refroidir tant soit peu votre bel enthousiasme, que nos grands journaux ne sont pas faits pour instruire le peuple par la libre discussion des questions politiques, scientifiques, sociales ou autres, en un mot de tout ce qui peut éclairer les masses ignorantes et crédules. Qu'est-ce que ça peut faire aux actionnaires du *Populiste* et à ceux dont ils ont l'appui intéressé, que le public s'instruise, que la société s'améliore par la science et la raison ? Ce sont leurs intérêts qu'ils ont sans cesse en vue. Le journal ne critique que ce qui peut être nuisible au parti qu'il défend ou aux recettes qu'il encaisse. Quant à la louange, elle se vend à tant la ligne pour les obscurs, pour les annonceurs ; tandis que les puissants du jour paient en faveurs et protections, les pouvoirs tyranniques, en intimidations et menaces. Et du directeur jusqu'au dernier des reporters, le rouage fonctionne sous la même impulsion. Moi, je suis la grande roue et rien de plus. Mon talent, j'en fais un bel usage : je couvre de fleurs de rhétorique le premier idiot à qui il est utile de faire la cour ; je défends, avec une égale souplesse, les bonnes et les mauvaises causes. Je suis dans la forme, le fond m'est étranger.

— Alors, vous me conseillez de faire autre chose ?

— Autre chose ! n'importe quoi ! Choisissez une profession libérale. Avocat, si le droit vous embête, vous pourrez vous lancer dans la politique. Médecin, si la clientèle se fait trop attendre, vous inventerez une nouvelle drogue, ouvrirez un dispensaire sous le patronage d'une société de charité et le succès viendra, avec le temps. Si vous avez le compas dans l'œil, faites-vous architecte ou ingénieur. Et à défaut de tout cela, il y a encore le commerce qui offre beaucoup de chances de succès. La carrière commerciale est la plus avantageuse dans un jeune pays comme le nôtre. On y fait fortune très vite. Ceux que le hasard favorise quelque peu ont bientôt chevaux, voitures de luxe et maison princière rue Sherbrooke. Les journalistes n'ont rien de tout cela. Ils vont même à pied quand il y a des barbiers et des garçons de buvette qui se prélassent en automobile. Et je me demande parfois si cela n'est pas juste, s'il n'y a pas moins de mal à abrutir les gens avec des alcools, s'il n'est pas moins inhumain de leur écorcher la figure avec un rasoir, que de leur imposer la lecture de journaux destinés à les tromper et à fausser leur jugement.

— Tout ce que vous dites là me paraît si étrange que je ne sais vraiment que faire.

— Prenez le premier train et retournez à la campagne. Vous pourrez réfléchir tout à votre aise en respirant l'air vivifiant et pur passant sur les prairies parfumées de trèfle que le soleil printanier baigne de sa lumière blonde. Peut-être que le charme de la nature renaissante et féconde vous donnera l'idée de vous faire agriculteur. C'est ce que je regrette, moi, de n'avoir pu vivre loin de la ville, d'une existence faite de calme et de joie saine, les pieds dans la verdure, le front levé vers le ciel bleu. Les odeurs qui montent de la terre que le soleil caresse valent mieux que la poussière des salles de rédaction. Ici, c'est l'esclavage ; là-bas, c'est la liberté. À vous de choisir.

— Vous avez sans doute raison ; peut-être retournerai-je à Mamelmont, ce soir. Mais, si je restais, quand même ?

— Dans ce cas, revenez demain matin, à neuf heures, je tâcherai de vous employer à quelque chose.

Après avoir remercié le directeur du *Populiste* de l'intérêt qu'il avait bien voulu lui témoigner, Paul Mirot s'en alla au hasard, par les rues de la ville, ne sachant que penser de ce qu'il venait d'entendre, songeant à l'avenir qui lui apparaissait maintenant rempli de mystères et de dangers. Rue Saint-Laurent, des marchands juifs, à la porte de leurs boutiques, l'invitèrent à entrer: *Vant a suit gentleman?... Big sale here, to-day!... The cheapest day, the last day of the big sale!* Des femmes passaient, le frôlant, les unes laides, les autres jolies; des hommes affairés allaient et venaient, d'autres marchaient plus lentement, en flâneurs, le cigare aux lèvres, la canne sous le bras. Le jeune homme, d'abord étourdi par ce va-et-vient continuel, accompagné du bruit agaçant des tramways, mêlé au toc-toc régulier du trot des chevaux sur l'asphalte, reprit bientôt son sang-froid et s'amusa de ce spectacle nouveau pour lui. Midi venait de sonner aux églises de la métropole. Une petite ouvrière aux lèvres rouges, au regard prometteur, sortant d'un atelier de modiste, se trouva face à face avec lui et il se rangea poliment pour la laisser passer. La belle enfant lui sourit. Plus loin, une grande brune, déhanchée, le toisa de la tête aux pieds et lui murmura en passant: *Come Deary, I love you!* Ces femmes de la ville, assurément, ne ressemblaient pas à celles de Mamelmont: elles paraissaient aimables et hospitalières. Mais Paul Mirot évita de répondre à cette trop chaleureuse invitation et pressa le pas. Il se rappela avoir entendu parler de *vilaines créatures*, perfides et malsaines, qui perdent les hommes et surtout les jeunes gens. À quels signes pouvait-on les reconnaître, celles-là? Voilà ce qu'on avait négligé de lui apprendre au collège de

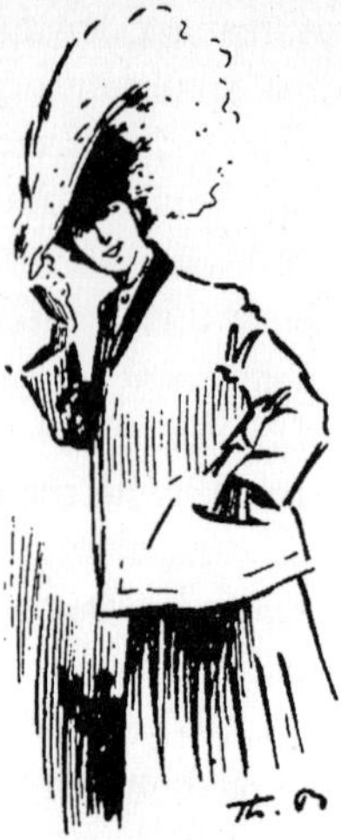

Saint-Innocent. La petite ouvrière, tout en sourire, ne paraissait pas méchante ; l'autre non plus, la grande brune, malgré son air effronté et sa démarche provocante. Du reste, ce n'était pas le moment pour lui de chercher une âme sympathique et féminine, dans cette multitude de figures inconnues. Son ami Jacques lui expliquerait, le conseillerait.

Un besoin impérieux réclama toute son attention : il avait faim.

Dans un petit restaurant à quinze sous, il s'attabla devant un potage d'origine douteuse, suivi d'un plat de viande dont il n'aurait pu dire le nom, et s'emplit tant bien que mal l'estomac, en attendant mieux. Retournerait-il à la campagne le jour même ? Marcel Lebon le lui avait conseillé, mais il ignorait la monotonie de son existence, là-bas, entre la tante Zoé, à la piété ignorante, et l'oncle Batèche, revenant toujours à son idée de la culture de la betterave qui enrichirait toute la paroisse, si le conseil municipal voulait s'en mêler. Et puis, c'était lâche de se rendre avant d'avoir combattu, pour un soldat de la pensée, peut-être encore plus que pour celui que l'on pousse en avant, sous les balles et la mitraille, quand il ne sait pas au juste pour qui ou pour quoi il va se battre et se faire tuer. Et que penserait de lui son ami Jacques, et le député Vaillant qui l'avait si chaleureusement recommandé ? C'était là le problème difficile s'imposant à son esprit depuis son entrevue avec le directeur du *Populiste*. Il en était à l'affreux *pudding* au raisin et n'avait encore rien décidé.

Le hasard vint à son secours.

Un grand jeune homme, vêtu d'un pantalon de flanelle et d'un veston noir, un faux panama à la main, vint s'asseoir, sans cérémonie, au bout de la table où Paul Mirot achevait son triste repas. On était en mai et la température, plutôt fraîche, n'autorisait pas encore une semblable tenue. Ça devait être un fameux original que cet individu ! À peine assis, son panama posé sur le coin de la table, il sortit un mouchoir de sa poche et s'épongea le front en s'exclamant : « Sapristi, qu'il fait chaud ! » Il répéta la petite phrase deux ou trois fois, avec le même geste. Voyant que son voisin n'avait pas l'air disposé à engager la conversation, il lui demanda :

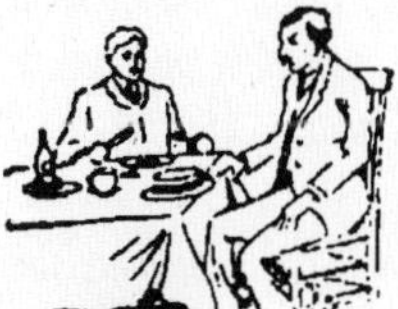

— Ne trouvez-vous pas, mon jeune ami, qu'il fait chaud ?

— Mais, non, monsieur, je suis très bien.

— Oh ! c'est que, moi, je cours comme un fou depuis le matin. J'ai cette affaire Poirot sur les bras. La femme vient d'être arrêtée ; le mari est mourant à l'hôpital Notre-Dame. J'ai pour le moins trois colonnes de copie à donner à l'imprimerie avant trois heures... Sapristi, qu'il fait chaud !

— Vous êtes dans les journaux, monsieur ?

— Comment, vous ne me connaissez pas ? C'est singulier ! Tout le monde me connaît. Solyme Lafarce, c'est le nom dont mon père m'a fait présent. Un joli nom, n'est-ce pas ? Il a, du reste, oublié de me donner autre chose. Mais je ne suis pas en peine pour me tirer d'affaire. Vous l'avez deviné, je suis reporter à *L'Éteignoir*, le plus grand journal du pays, le mieux renseigné, grâce à moi surtout qui, moyennant un salaire considérable, depuis dix ans, lui fournis des *primeurs* dans tous les crimes qui se commettent à Montréal et à deux cents milles à la ronde.

— Ça doit être bien intéressant, ce métier ?

— Je vous crois ! On se trouve en relations avec un tas de gens épatants. Et toujours de l'argent plein ses poches.

Si Paul Mirot avait pris la peine de réfléchir, il eût, sans doute, trouvé étrange qu'un homme qui a de l'argent plein ses poches puisse se contenter d'un menu de restaurant à quinze sous, et porter un costume aussi peu confortable pour la saison ; mais il pensait à autre chose. Il était avide de se renseigner sur la vie du journaliste. Il demanda au reporter de *L'Éteignoir* :

— Ainsi, vous êtes satisfait de votre état ?

— Enchanté ! C'est le mot.

— Tous vos confrères ne pensent pas comme vous.

— Vous voulez parler de ceux qui posent aux savants, qui se préoccupent des questions sociales ou qui font de la littérature. Ce sont des imbéciles. De la littérature, il n'en faut pas dans le journalisme, pas de science non plus, mais de la politique quand ça paye, des *histoires à sensation*, surtout. Avec mon compte rendu de l'affaire Poirot, par exemple, dont je suis le seul à posséder tous les détails, *L'Éteignoir* va encore augmenter son tirage, ce qui veut dire en même temps augmentation de la valeur de sa publicité. Plus un journal a de circulation, plus élevé est le prix de l'annonce qui est la véritable source de revenus. Et ce n'est pas avec de beaux articles que la populace ne lit guère qu'on arrive à ce résultat. Ce que les milliers d'abrutis qui s'abonnent aux journaux aiment, c'est qu'on leur apprenne les scandales, les crimes, les accidents du jour. Les faits divers les plus stupides ne sont pas à dédaigner. Ce qui prend aussi, ce sont les portraits de curés, de policemen, de pompiers, de vénérables jubilaires, de marguilliers, de conseillers municipaux, enfin de *l'homme qui a vu l'homme qui a vu l'ours*. Le journaliste assez malin pour tirer parti de tout cela se rend indispensable, on se dispute ses services et il en profite pour se faire payer un fort salaire. Je suis sûr que le *Populiste* va de nouveau essayer de m'attacher à sa rédaction après le succès de mon compte rendu de ce soir sur le crime dont je vous ai parlé, et que pour me garder *L'Éteignoir* va m'augmenter de cinq ou six dollars par semaine. On va s'arracher le journal. Lisez l'affaire Poirot, c'est tapé, je ne vous dis que ça.

— C'est donc bien intéressant, cette affaire Poirot ?

— Tout le monde en parle. Et j'ai découvert des choses qui feront sensation.

— Vraiment !

— C'est une femme de la meilleure société à qui Poirot donnait rendez-vous, tous les mardis, dans une maison hospitalière de la rue Victoria.

— Ah !

— Je la connais très bien.

— Vous connaissez tant de monde.

— Je connais aussi madame Poirot. C'est une femme d'une énergie de fer et pas commode, d'une laideur qu'aucun charme particulier n'atténue. Quand elle a découvert le pot aux roses, ça n'a pas traîné longtemps : un coup de rasoir et ça y était.

Solyme Lafarce illustra l'aventure abominable d'un geste qui ne laissa aucun doute à son interlocuteur sur la nature de l'attentat criminel. Le fameux reporter, tout en dévorant un plat de hachis qu'on venait de lui apporter, ajouta :

— Vous comprenez, on ne peut donner crûment tous les détails de cette affaire scabreuse dans un journal qui pénètre partout, qu'on reçoit dans les meilleures familles. Mais comme j'excelle dans l'art de dire les choses à mots couverts, on les trouve quand même dans mon compte rendu sous une forme décente. Et je parle de l'immoralité qui nous envahit de plus en plus, grâce aux mauvaises lectures, aux mauvais théâtres ; j'insiste sur le danger de la diminution de la foi remplacée par les idées nouvelles qui, si on n'y met un frein, feront disparaître bientôt jusqu'au dernier vestige de nos mœurs patriarcales. Quant à la malheureuse qu'on a arrêtée après son crime, que bien des gens trouveront excusable, j'ai recueilli les témoignages les plus touchants en sa faveur. Elle communie tous les premiers vendredis du mois, elle est d'une vertu inattaquable, et l'on prétend que c'est surtout à cause de la rigidité de ses principes qu'elle a pris ce moyen radical pour mettre fin aux infidélités de son mari.

Paul Mirot s'était levé, mais Solyme Lafarce le retint encore un instant en lui posant, d'un geste sympathique, la main sur le bras :

— Ce que je vous plains, petits commis mal payés, enfouis du matin au soir dans vos ballots de cotonnade, faisant l'article, la bouche en cœur, aux clientes qui daignent à peine vous regarder...

— Mais...

— Oh ! ne protestez pas. J'ai un cousin dans le métier, il crève de dépit quand je l'entretiens de mes succès dans le monde. Comment avez-vous pu, joli garçon comme vous êtes, songer à faire du commerce ?

— Mais, vous vous trompez, je ne suis pas commis de magasin. Je n'ai même rien commis du tout.

— Bravo ! Vous avez presque autant d'esprit que moi. J'aurais grand plaisir à vous appeler confrère.

— Eh bien ! ne vous gênez pas, j'entre demain au *Populiste*.

Le sort en était jeté, il avait dit le mot qui le liait dans son esprit. Il en éprouva un grand soulagement. Dans sa joie de se sentir allégé du fardeau de l'indécision, il offrit un petit verre de *quelque chose* au confrère ; ce dernier accepta après s'être fait un peu tirer l'oreille, comme si ça n'avait pas été dans ses habitudes d'escamoter ainsi des consommations en affichant son titre de reporter à *L'Éteignoir*.

On se sépara les meilleurs amis du monde.

Le lendemain, Paul Mirot, qui avait élu domicile dans une maison meublée de la rue Dorchester, commençait son apprentissage de journaliste avec un salaire des plus modestes.

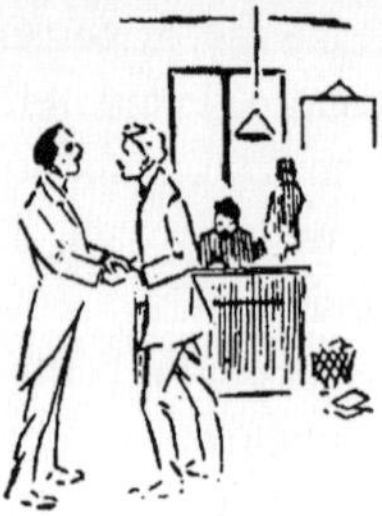

Quand il arriva au *Populiste*, son ami Jacques, revenu le matin même de Sainte-Marie Immaculée, penché sur son pupitre, dans un coin, au fond de la salle de rédaction, se hâtait de terminer son compte rendu de la bénédiction d'une chapelle, qui avait eu lieu la veille dans un village de colons du Nord. Conformément aux instructions qu'il avait reçues, dans un style approprié à la circonstance, il délayait au crayon, sur d'innombrables feuillets de copie, les épithètes ronflantes, les mots à mille pattes, composant des phrases filandreuses, pleines d'onction et d'encens. Parfois, il s'arrêtait d'écrire pour se gratter la jambe. Marcel Lebon ne s'était pas trompé, les puces de cette région à demi sauvage avaient fait à « l'envoyé spécial du *Populiste* » l'honneur de l'accompagner jusque dans la métropole. Paul Mirot l'aperçut, aussitôt, et s'empressa d'aller le surprendre à son travail. Il reçut de Vaillant l'accueil le plus chaleureux :

— Comment, c'est toi !... Te voilà enfin !... Ça, c'est une bonne idée... Tu vas voir comme tout ira bien. Seulement, je ne te souhaite pas le voyage à Sainte-Marie Immaculée. Quel pays, mon cher ! Rien à manger, rien à boire, mais des puces et des indulgences tant qu'on en veut. Les hommes sont ignorants et sales, les femmes tristes et farouches, et des enfants à la douzaine, tout barbouillés, en guenilles, se culbutant au milieu des volailles et des cochons.

— Ainsi, tu m'approuves quand même d'être venu ?

— Je t'applaudis à deux mains.

— Je t'avoue que j'ai été sur le point de retourner là-bas, à Mamclmont. Ce que m'a dit ton directeur m'avait tellement découragé...

— Bah ! des bêtises, sans doute. C'est un homme qui n'est jamais content.

— À propos, connais-tu un reporter de *L'Éteignoir*, du nom de Solyme Lafarce ?

— Comment, est-ce qu'il t'aurait déjà induit à lui *payer la traite* ?

Et lorsque Paul Mirot lui eut raconté sa conversation de la veille avec le fameux reporter, il s'amusa beaucoup de sa naïveté. Il s'était fait rouler par ce parasite, vivant d'expédients, exploitant tous les naïfs qu'il rencontrait. Ce brigand du journalisme avait fait tous les journaux, où on l'employait à des besognes ingrates. Quand il crevait de faim, dans les bureaux de rédaction on passait le chapeau pour lui venir en aide. Quelques maisons de commerce lui donnaient de temps à autre de la traduction à faire, des pamphlets-réclame* à rédiger ; ou bien il devenait, durant quelques semaines, agent pour une troupe de saltimbanques en tournée, pour un cirque de troisième ordre, et il avait d'autres moyens d'existence plus louches encore. À son début dans le journalisme, Solyme Lafarce avait fait preuve d'un réel talent. Malheureusement, il était tombé bientôt dans l'ivrognerie et la plus crapuleuse débauche, ce qui lui avait fait perdre du même coup

---

* Le mot *pamphlets* est un anglicisme. Il faut lire : *dépliants*. *(N.d.É.)*

l'estime de ses camarades et la confiance de ses chefs. Et comme son ami paraissait attristé de tout ce qu'il venait d'entendre sur le compte d'un individu qui lui en avait tout de même imposé un instant, Jacques Vaillant ajouta, en lui frappant amicalement sur l'épaule :

— Il ne faut pas te croire un imbécile parce que ce fumiste de Lafarce t'a monté le coup. Des plus malins que toi se sont laissés prendre à ses discours trompeurs, et dans des circonstances autrement comiques. Dans une grande ville, vois-tu, il faut se méfier de tous les gens qu'on ne connaît pas et surtout des personnes qui se montrent par trop accueillantes. De même que l'on doit fuir la première Vénus du trottoir qui s'offre aux convoitises masculines, il est bon de se garer des malandrins de la rue, des bars et des cafés louches.

Leur conversation fut interrompue par l'arrivée de Marcel Lebon qui présenta le nouveau venu au secrétaire de la rédaction, à qui incombait la tâche d'initier le jeune homme au travail de bureau avant de le mettre à la disposition du chef des reporters, commandant à une quinzaine de chasseurs de nouvelles, fort malmenés lorsqu'ils revenaient bredouilles. L'omnipotent personnage, qui répondait au nom gracieux de Blaise Pistache, n'était pas un aigle, mais sa nullité n'avait d'égale que sa prétention. L'un de ses frères était marchand de vins et d'alcools, il payait au journal, bon an mal an, des milliers de dollars pour ses annonces de champagne *extra dry*, de *Scotch Whisky*, de *gin* et de toutes sortes d'enivrants poisons ; l'autre était jésuite, d'une telle réputation de sainteté et d'éloquence que les foules accouraient pour l'entendre fulminer contre l'ivrognerie, la débauche, les idées nouvelles et toutes les turpitudes du siècle ; on reproduisait ses sermons en entier dans le *Populiste*. C'était à cette double influence du marchand de vins et du jésuite que Blaise Pistache devait son importante et lucrative situation. Il se montra fort aimable avec Paul Mirot et lui confia la correction des correspondances venant de la campagne. Du reste, ce gros homme, culottant des pipes tout le long du jour, était d'une bienveillance extrême pour ceux qui savaient admirer ses *coups de plume*, et cherchait sans cesse à augmenter, dans le personnel de la rédaction, sa petite cour d'admirateurs intéressés. Il indiqua au jeune homme la façon la plus pratique d'expédier rapidement et convenablement sa besogne : il s'agissait de saisir tout de suite le fait intéressant, de le dépouiller de la phraséologie incohérente, tout en ménageant la susceptibilité du correspondant par trop prolixe dans la narration d'événements ordinaires et sans importance. L'essentiel, c'était de n'omettre aucun nom, afin de toujours exploiter la sotte vanité des gens qui aiment à faire parler d'eux dans les *gazettes*, ne serait-ce que pour apprendre au public que monsieur Baptiste a rendu visite à son voisin, ou que madame Baptiste a fait *un gros bébé*.

On empila devant Paul Mirot toute la correspondance arrivée du matin. Il prit résolument la première enveloppe qui lui tomba sous la main et l'ouvrit. C'était une jeune fille, à la fine écriture, se plaignant des assiduités compromettantes d'un soupirant un peu mûr. Et elle n'y allait pas par quatre chemins, la petite : elle menaçait cet amoureux persévérant, insensible à toutes les rebuffades, de lui mettre le pied à la bonne place, si le *moineau* ne se hâtait d'aller chercher fortune ailleurs. Le jeune homme resta perplexe. Publiait-on des choses semblables dans le journal ? Il faudrait soumettre le cas à son chef, quand il aurait terminé le dépouillement de la correspondance. Dans la seconde lettre on faisait l'éloge de mademoiselle X, l'organiste du village qui, lors d'une petite fête religieuse, avait fait entendre *ses sons les plus harmonieux*. Le journaliste en herbe se demanda de quels sons le correspondant voulait parler. Un troisième s'étendait sur le récit de la célébration d'un anniversaire de naissance, une fête mémorable en l'honneur d'une jeune fille, où, après un souper de *première classe*, l'ami de la *jubilaire* lui avait lu une touchante adresse, accompagnée de cadeaux, tandis que les autres amis présents *lui montraient tout ce qu'ils éprouvaient envers elle*. Suivait le compte rendu d'une réunion intime, non moins mémorable, autour d'un jeune couple récemment uni par les liens du mariage, auquel on souhaitait, entre autres choses, une nombreuse postérité, et, pour assurer la réalisation de ce souhait, on demandait à Dieu de venir en aide aux tendres époux. Puis, c'était une martyre qui racontait son histoire au journal, en y joignant sa photographie : la martyre de Saint-Origène. D'après le portrait, cette femme paraissait toute jeune et d'assez jolie figure ; elle était grande et mince, avec des yeux troublants d'hystérique. Son mari, la soupçonnant d'infidélité, l'enfermait dans la cave quand il s'absentait de sa maison, une cave humide, remplie de rats. Et elle donnait des détails à faire dresser les cheveux.

Découragé, le jeune homme renonça à en apprendre davantage, et il se levait pour aller porter le paquet de correspondances au secrétaire de la rédaction, lorsque son ami Jacques, qui avait un moment de libre, vint à son secours :

— Eh bien ! ça va les correspondances ?

— Ça ne va pas du tout. Je vais remettre ces papiers à monsieur Pistache et de lui demander de m'employer à autre chose.

— Ah ! non, ne fais pas cette bêtise. Débrouille-toi n'importe comment, mais débrouille-toi... Voyons, qu'est-ce qu'il y a qui t'embarrasse ?

— Tout. Toutes ces correspondances que je viens de parcourir : la martyre de Saint-Origène ; ce jeune couple qui ne peut pas faire ses petites affaires tout seul ; cette jubilaire à laquelle on montra je ne sais quoi ; l'organiste qui fait entendre ses sons ; et la jeune fille se plaignant d'un certain moineau.

— Attends un peu, je vais t'apprendre...

Et Jacques Vaillant, après avoir lu ces correspondances, expliqua :

— Mais, mon cher, rien de plus simple. Jette-moi d'abord le moineau et la martyre de Saint-Origène au panier, ils s'entendront très bien ensemble ; couvre d'un trait de plume l'attitude équivoque des amis de la jubilaire ; laisse le jeune couple travailler à sa postérité, puisque le ciel bénit les familles nombreuses ; quant à l'organiste, enlève-lui sa sonorité personnelle et incongrue, pour faire courir ses doigts agiles sur le clavier d'ivoire produisant les sons les plus harmonieux.

Il dépouilla ensuite le reste des correspondances et indiqua à son ami les retouches à faire, entre autres l'annonce du mariage prochain d'un vieux garçon qui voulait *se produire* avec une veuve pas farouche ; la nouvelle édifiante d'une paroisse où tout le monde avait pris la tempérance à la suite d'une retraite ; la communication importante du maire de La Rédemption, annonçant au pays que les habitants de *par cheux eux* avaient fini *d'sumer leux pétaques*.

Quand l'heure du midi sonna, Paul Mirot avait tant bien que mal accompli sa tâche de la matinée et il alla luncher de bon appétit, étant presque satisfait de lui-même...

À son retour, Blaise Pistache lui dit:

— Maintenant, je vais vous mettre à la traduction des dépêches: un bon journaliste doit savoir tout faire.

Pour traduire convenablement une langue étrangère, il faut surtout de la pratique. Les traducteurs inexpérimentés s'attachent aux mots plutôt qu'au sens de la phrase, et il en résulte qu'ils embrouillent tout et n'y comprennent rien. Paul Mirot ne devait pas faire exception à la règle. Le premier feuillet de dépêche de l'*Associated Press* qui lui tomba sous la main le soumit à une dure épreuve. Il s'agissait de suffragettes arrêtées à Londres *charged with conduct likely to create a breach of peace*. Il traduisit: *chargées avec une conduite...* et s'arrêta, terrifié de ce qu'il allait écrire, puis recommença la traduction.

C'est alors qu'il comprit que les professeurs du collège de Saint-Innocent auraient mieux fait de lui enseigner un peu moins de grec et de latin et plus d'anglais. Mais là, comme dans d'autres maisons d'éducation canadiennes-françaises, on se souciait peu d'enseigner la langue de Shakespeare, indispensable pourtant à tout homme qui veut faire son chemin dans une colonie britannique dont la grande majorité de la population est anglaise. Savoir l'anglais, pour certains esprits étroits et fanatiques, n'est-ce pas pactiser déjà avec l'ennemi? Savoir l'anglais, n'est-ce pas devenir un peu protestant, même franc-maçon? D'une heure à trois, il donna une demi-colonne de copie, ayant dépensé autant de forces cérébrales qu'il en fallait au secrétaire de la rédaction pour rédiger ses *coups de plume*, l'espace d'une année entière.

Le journal sous presse, tout le monde respira. Les pipes furent allumées et on se réunit par petits groupes pour causer en attendant que le garçon de l'imprimerie eût apporté le numéro du jour dans lequel chacun était anxieux* de relire sa prose.

Jacques Vaillant, après avoir présenté le nouveau confrère à tous ses camarades, prit deux exemplaires du journal, encore tout humide, qu'on venait de distribuer et entraîna rapidement son ami en lui disant à mi-voix:

— Filons tout de suite avant que ce chameau de *city editor* ne remonte de l'imprimerie.

Quand ils furent dans la rue, Paul Mirot lui demanda la raison de cette fuite précipitée et Jacques, tout joyeux de pouvoir disposer de son temps et jouir de sa liberté jusqu'au lendemain, lui répondit:

— C'est vrai, tu ne sais pas ce que cet animal de *city editor* est embêtant. Chaque jour, après le journal, il distribue les corvées du soir aux reporters. On dirait qu'il n'est satisfait que lorsqu'il y en a pour tout le monde, je crois qu'il en inventerait au besoin. Ce sont des assemblées de conseils municipaux de banlieue, des réunions de clubs politiques, des séances de commissions de toutes sortes siégeant le soir, des associations de bouchers, d'épiciers se réunissant pour parler cochon ou fromage, des concerts de charité, où le journal doit être représenté sous peine d'encourir la disgrâce d'un tas d'abrutis rasant quelquefois jusqu'à minuit le pauvre reporter obligé, le lendemain, de faire l'éloge de celui-ci et de celui-là, qui n'ont rien dit de nouveau ni d'intéressant. Le plus souvent possible, je me trotte avant la distribution, excepté le lundi, jour où on nous gratifie de billets de théâtre. Je sais que le nommé Jean-Baptiste Latrimouille m'en garde une

---

* Anglicisme. Il faut lire: *chacun avait hâte de relire... (N.d.É)*

sourde rancune, qu'il essaiera d'épancher à la première occasion. Mais je m'en moque.

— Un drôle de nom, tout de même, que celui de Latrimouille.

— Si le nom est drôle, le personnage ne l'est pas. Pour le moment, tu n'as rien à faire avec lui. Et il fredonna :

Ton sort est le plus beau,
Le plus digne d'envie.

— Au fait, tu n'es pas une Enfant de Marie, mais cet air de cantique me revient à chaque printemps, avec l'obsession du parfum des lilas que nous respirions en rôdant autour du couvent de Saint-Innocent, si près du collège où nous avons fait nos humanités.

— Quel homme est-ce, au fond, que ce Jean-Baptiste Latrimouille ?

— Ce n'est pas un homme, c'est une machine. Car, ce que j'appelle un homme, moi, c'est un être qui pense, qui raisonne, qui est susceptible de prendre une résolution tout seul, qui ne marche pas seulement quand on lui dit de marcher. Or, notre charmant *city editor* est tout le contraire de cela. Il est, du reste, *the right man in the right place*, pour employer l'expression d'une plantureuse Écossaise très éprise de la vigueur athlétique de son amoureux, l'un des vainqueurs du championnat de baseball de la dernière saison. L'administration du journal lui indique la ligne de conduite à suivre, s'en fait son exécuteur des hautes œuvres quand il s'agit de faire tomber des têtes parmi le personnel de la rédaction, et dégage sa responsabilité de toutes les erreurs et sottises qui s'impriment dans *Le Populiste*, en les mettant sur le compte de cet instrument docile, incapable de regimber. On lui ordonne de faire une chose, il la fait, et si ça tourne mal, on l'accuse d'abus de confiance, d'imbécillité, et, au besoin, de tous les crimes d'Israël. Il accepte tout, courbe la tête; il s'accuserait lui-même, si cela était nécessaire. Ses maîtres auraient honte de traiter de braves garçons instruits, intelligents, comme il les traite; mais Latrimouille n'a aucun respect pour l'intelligence et l'instruction, en étant dépourvu lui-même, et ne s'en portant pas plus mal. La supériorité pour lui, c'est le droit de commander: il se croit supérieur à toi, à moi, à tous les autres qui, sur son ordre, courent à droite et à gauche, vont à la recherche de la *sensation* du jour, dans la crainte d'être *scoupés*. C'est un esclave-né, commandant à d'autres esclaves que la nécessité fait plier sous le joug. Bref, je le crois irresponsable de ses actes et je n'éprouve pour lui aucun sentiment de rancune, pas plus que j'en éprouverais pour une machine automatique qui m'aurait pincé les doigts.

— C'est donc pour me réduire à ce pénible esclavage que tu m'as conseillé de faire du journalisme?

— Mais non! mais non! Tu n'y entends rien encore. Avec de la souplesse et un peu de philosophie on s'arrange assez bien dans cette galère. J'admets que l'apprentissage du métier comporte une infinité de petites misères. Mais nous sommes jeunes, nous avancerons. Quand le moment sera venu, nous quitterons *Le Populiste*, et avec l'aide de mon père, qui deviendra ministre un de ces jours, nous fonderons un journal où il nous sera loisible d'écrire ce qu'il nous plaira, un journal sérieux, indépendant, qui ne sera pas une feuille de chou comme celui auquel nous avons l'honneur de collaborer. Je ne voulais pas te faire part de ce projet maintenant, mais puisque tu m'accuses de t'avoir entraîné dans un guet-apens, il faut bien que je te le dise: je ne t'ai fait venir à

Montréal que pour cela, afin de t'associer, quand tu auras acquis l'expérience nécessaire, à mon entreprise, dont le succès est assuré d'avance.

— Et si tu te trompais, si tu te faisais illusion ?

— Impossible ! Le public instruit, éclairé, commence à en avoir assez de ces journaux qui ne sont en réalité que des feuilles de réclame et d'annonces, des recueils d'histoires à dormir debout et d'opinions qui, à de rares exceptions près, ne sont pas celles du journal. Il ne s'agit que de saisir l'occasion opportune pour tirer parti de la situation déplorable dans laquelle se trouve placée la presse canadienne, au point de vue de l'avancement de nos compatriotes.

Tout en causant, les deux amis étaient arrivés à la maison meublée de la rue Dorchester, où Paul Mirot avait élu domicile. Jacques Vaillant voulut voir l'installation de son nouveau confrère et monta chez lui. Ce n'était pas riche, pas joli, mais en attendant mieux il fallait se contenter de cette chambre assez mal éclairée par son unique fenêtre donnant sur la cour, avec un tapis usé et des fauteuils éreintés, portant l'empreinte de postérieurs gros et petits, masculins et féminins, qui s'y étaient frottés aux heures de lassitude et d'abandon, depuis dix ans, vingt ans peut-être qu'ils étaient sortis flambant neufs de chez le marchand de meubles.

L'inspection de la chambre terminée, Jacques Vaillant fit à Paul Mirot le portrait de leurs camarades, de leurs égaux du personnel de la rédaction. C'étaient tous de bons garçons, dont quelques-uns un peu maniaques, abrutis par de nombreuses années d'un travail en quelque sorte mécanique et peu rémunérateur. Un seul ne lui plaisait guère, avec son allure de moine défroqué, ses manières de bigote sur le retour, sa façon de se voiler la face ou de se retirer à l'écart quand on racontait, après le journal, des histoires un peu lestes, ou que quelqu'un émettait une opinion pas tout à fait orthodoxe. Il était, en outre, peu soigneux de sa personne, ne se lavait jamais les dents et portait une chevelure que le peigne n'avait pu déflorer. Il ne fumait pas, ne buvait que de l'eau claire et baissait pudiquement les yeux si une femme se trouvait sur son passage. De mémoire de journaliste, on ne l'avait jamais entendu rire ni plaisanter, il n'ouvrait la bouche que pour flétrir l'impiété et les mœurs déplorables de son époque. C'était à lui qu'on avait confié la rédaction des nouvelles édifiantes, et il s'acquittait de cette tâche en homme convaincu que sa véritable patrie n'est pas de ce monde. Il s'appelait Pierre Ledoux, mais les reporters du *Populiste* l'avaient surnommé *La Pucelle*, et entre camarades, on ne le désignait jamais autrement. Il était, du reste, souverainement détesté; car on le soupçonnait de dénoncer, en secret, aussitôt qu'il en avait l'occasion, ceux de ses confrères dont la conduite portait ombrage à sa vertu ou qui, par leurs propos, affichaient des principes dangereux, parce que progressistes et contraires au maintien des vieilles traditions.

Luc Daunais, le reporter chargé du service de la police, lui, était un maniaque des plus amusants. Pour avoir, trop longtemps, vu le défilé des prisonniers, enchaînés les uns aux autres, que l'on amène comparaître chaque jour devant les magistrats ayant à punir les délits dont se rendent coupables les rôdeurs nocturnes, les ivrognes et les prostituées, il enchaînait tout sur lui. Il portait neuf chaînes accrochées à son gilet et à son pantalon. À part sa chaîne de montre et la chaîne de son lorgnon, il avait une chaîne à son cure-dents, une chaîne à son porte-cigare, une chaîne à sa boîte d'allumettes, une chaîne à son canif, une chaîne à ses clefs, une chaîne à son porte-monnaie et une chaîne à son étui à chapelet. Cette idée lui était venue tout à coup, comme une inspiration, et il s'en glorifiait hautement. D'abord, par ce moyen, impossible de perdre quelque chose ; ensuite, ces chaînes, quand il ouvrait son veston en public, donnaient à ceux qui ne le connaissaient pas une haute idée de sa personne : on le prenait pour un caissier de banque ou un parfait notaire ayant la garde de nombreux trésors. Celui-là ne savait faire autre chose que la chronique des tribunaux de police. Tous les *policemen* le connaissaient, les tourne-clefs de la geôle étaient devenus ses amis, il était le confident des plus fameux détectives. Au besoin, il savait leur être utile en leur fournissant des renseignements. Il accompagnait même, à ses heures de loisirs, les braves agents à la poursuite d'un dangereux malfaiteur, ou allant tout simplement opérer une rafle chez Maud, Rosa ou Mary, tenancières de maisons d'amour. C'était le mieux payé de tous les reporters, à cause de sa précieuse expérience des bas-fonds de la société.

Le traducteur attitré des dépêches, Louis Burelle, avait une autre manie : celle d'emprunter vingt-cinq sous à tout le monde qu'il rencontrait. Il était toujours *cassé*, c'est-à-dire que du lundi au samedi, jour de la paie, il n'avait jamais d'argent. Le samedi et le dimanche, il faisait la noce, payait volontiers des dîners et des *traites* à ses camarades, mais ne remboursait jamais les vingt-cinq sous qu'on lui avait prêtés. Et il y avait encore le reporter de l'hôtel de ville, un résigné, un modeste qui, soit par timidité ou malchance, était toujours resté dans la médiocre situation qu'il occupait au journal, depuis quinze ans. Il se nommait Modeste Leblanc, et ce nom de Modeste convenait bien à sa modestie. Cependant, il n'avait pas été aussi modeste avec son épouse, car il supportait péniblement le poids d'une famille de treize enfants. Ce brave garçon était un érudit, un penseur, il avait des idées, une plume alerte pour les exprimer. Au début, il écrivit quelques articles sous sa signature, des articles fort intéressants. La direction du journal s'alarma, il devenait un homme dangereux en sortant de son rôle de machine. On lui fit des observations injustes, des reproches immérités. Il aurait pu prendre son chapeau et s'en aller; mais il songea à sa femme, à ses petits qui pourraient souffrir de sa révolte orgueilleuse, et dans l'incertitude où il était de pouvoir trouver un emploi immédiat ailleurs, il s'oublia, s'effaça dans l'impersonnalité de la rédaction du *Populiste*. Quant au reporter du sport, André Pichette, c'était un bon diable, très serviable, d'une force peu commune. Pour se mettre bien avec lui, on n'avait qu'à admirer le développement prodigieux de sa poitrine, à double ossature, comme il le prétendait, semblable à une coque de navire blindé; ou bien avoir l'air de redouter la puissance de son poing mortel, capable d'assommer un bœuf d'un seul coup. Il jouissait de la plus grande liberté au journal, où il n'apparaissait que le matin quand il était en ville, passant le reste de son temps aux courses de Blue Bonnets ou du parc Delorimier, au terrain des Shamrocks ou des Montréal, aux régates organisées par les associations de canotage, l'hiver, suivant les *matchs* de *hockey*, les clubs de *raquettes*. D'Antoine Débouté, le reporter du Palais, il y avait peu de chose à dire: c'était un esprit juridique dans un corps sujet à la dysenterie, quand on voulait lui imposer un surcroît de travail. Les quelques autres jeunes reporters qui complétaient le personnel de la rédaction ne faisaient souvent qu'y passer; c'étaient presque toujours des étudiants que l'on rétribuait à peine. Les uns dispa-

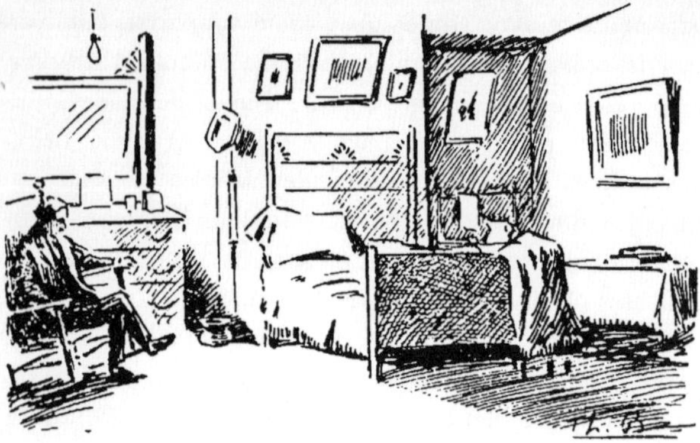

raissaient d'eux-mêmes, ayant découvert quelque moyen plus avantageux de se procurer de la monnaie de poche, les autres étaient congédiés au bout d'une semaine ou deux, pour être arrivés trop tard le matin, pour un oui, pour un non, et remplacés au petit bonheur par le premier qui se présentait.

Jacques Vaillant, après avoir passé en revue tous ses camarades du *Populiste*, eut une pensée d'indulgente philosophie, qu'il exprima en ces termes :

— Que veux-tu, mon pauvre vieux, il paraît qu'il faut toutes sortes d'individus pour faire un monde, et dans tous les milieux on rencontre des types dégoûtants et des braves cœurs.

Son ami parti, seul dans sa chambre, envahie peu à peu par l'ombre qui descendait sur la ville, sa chambre sans luxe, au tapis usé, aux fauteuils éreintés, Paul Mirot sentit une immense tristesse lui étreindre le cœur et le cerveau. Il n'y avait rien dans cette pièce, horriblement banale, pour mettre un peu de gaieté dans son esprit, rien pour le consoler dans sa solitude, personne non plus à qui parler. Il éprouvait la lassitude amère d'un jour de labeur stérile, et il se demandait avec angoisse s'il en serait ainsi le lendemain et les jours suivants. À cette heure, il regrettait sincèrement sa chambrette chez l'oncle Batèche, et il se disait qu'il aurait peut-être mieux fait de retourner vivre à Mamelmont, comme le lui avait conseillé Marcel Lebon.

Les bruits de la rue, auxquels il n'était pas habitué, prolongèrent les heures de veille solitaire, et ce n'est que tard dans la nuit qu'il s'endormit, accablé de fatigue.

III

Les amusements de la métropole

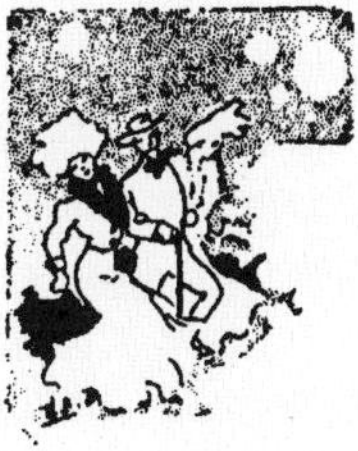

Il y avait quatre mois que Paul Mirot habitait la ville. On était en septembre et il faisait bon, dans l'air tiède encore, de se promener vers les cinq heures, après le journal, par les rues toutes resplendissantes des feux du soleil couchant. Au Canada, septembre est un des plus beaux mois de l'année. Ce n'est plus l'été avec sa chaleur accablante, ses orages redoutables, et ce n'est pas encore l'automne au ciel gris, au feuillage jaunissant. À la campagne surtout, on éprouve une sensation indéfinissable de réconfort et de vague attendrissement à la vue des arbres chargés de fruits arrivés à maturité, des grains moissonnés dont on remplit les granges, sous le ciel serein, dans le calme de la nature que le soleil caresse de ses rayons moins ardents, comme s'il jetait avec douceur de l'or sur les choses.

C'est à ce spectacle qu'il avait tant de fois contemplé, dans le rayonnement des matins et dans la splendeur des soirs, que le jeune homme songeait en descendant vers l'est de la rue Sainte-Catherine, à la fin de ce beau jour septembral, en compagnie de son fidèle compagnon et ami, Jacques Vaillant.

Au *Populiste*, Paul Mirot commençait à se sentir plus à l'aise. Il se familiarisait peu à peu avec le métier et s'en tirait maintenant assez bien. Il avait conquis tous ses camarades par ses manières engageantes, son obligeance et sa franchise, à l'exception de Pierre Ledoux, dit *La Pucelle*, dont il avait plus d'une fois offensé la pudeur par ses honnêtes et immodestes propos. Il n'avait pas encore fait de reportage, on le laissait à la traduction des dépêches ; il faisait aussi, de temps à autre, la correction des correspondances venant de la campagne, et presque tous les jours, à la dernière heure, on l'envoyait donner un coup de main aux correcteurs d'épreuves. C'est ainsi qu'il échappait, pour quelque temps, aux corvées que Jean-Baptiste Latrimouille, le *city editor*, imposait à ses subordonnés. Le secrétaire de la rédaction, qui était son chef direct, le traitait assez bien ; cependant, il le regardait parfois d'un mauvais œil. On lui avait conseillé d'aller, au moins deux ou trois fois la semaine, féliciter Pistache sur ses *coups de plume*, mais, comme il trouvait la prose de cette *gloire du journalisme canadien* plutôt insipide, il s'était toujours abstenu d'une démarche qui lui eût semblé dégradante. Ses camarades avaient beau lui répéter que ce manque de diplomatie pourrait être non seulement préjudiciable à son avancement, mais lui valoir un congé si jamais on le prenait en faute, il ne voulait rien entendre. Il se disait qu'il avancerait peut-être moins vite en s'aliénant les sympathies d'un homme extrêmement sensible aux admirations hypocrites, mais qu'il arriverait tout de même par le travail et la double protection de Marcel Lebon, qui lui témoignait une réelle sympathie, et du député Vaillant, dont le fils était son meilleur ami. Le député de Bellemarie, quand il venait au journal, lui disait en passant un mot d'encouragement. Tout allait donc assez bien et le jeune homme, l'esprit plus libre, le cœur plus léger, commençait à prendre goût aux amusements de la métropole.

Ce jour-là, cependant, il avait la nostalgie de là-bas. Il s'absorba dans une vision intime du paysage pittoresque de Mamelmont, des troupeaux de vaches laitières broutant au pied des collines du haut desquelles, étant gamin, il avait tant de fois dégringolé, du robuste et paisible cultivateur revenant du champ sur sa *charretée* d'avoine, de sa compagne un bâton à la main, courant à droite et à gauche, rassemblant poules, oies et dindons à l'approche du soir. Jacques Vaillant, qui respectait son silence depuis un quart d'heure, ce qu'il jugea suffisamment respectueux, crut devoir ramener cet esprit vagabond à la réalité de l'heure présente. L'occasion, du reste, était propice : deux petites filles en robes courtes, aux jambes énormes, qui venaient en sens inverse, souriaient aux deux amis, de façon très significative. Il poussa Paul Mirot du coude :

— Regarde donc un peu ces petites effrontées qui ont mis au moins dix livres de coton dans leurs bas. Oh ! avec de pareilles jambes, elles vont *matcher* quelques bons types.

— Matcher ?

— Pardon ! J'oubliais que tu ne connais pas encore le langage de ces demoiselles. *Matcher*, ça veut dire faire une conquête de rue, qu'on termine... ailleurs. Et je parie que tu ne sais pas sous quel nom on désigne ces petites filles, de quatorze à seize ans, qui font voir de si prodigieux mollets ?

— Je l'ignore, en effet.

— Eh bien ! je vais te l'apprendre, mon cher. Ces petites bêtes de joie... ou de proie, cela s'appelle des *piano-legs*, parce que leurs jambes ressemblent beaucoup aux pieds de ces meubles harmonieux que l'on tapote dans toutes les maisons qui se respectent au grand ennui, sinon au désespoir des visiteurs. Seulement, je te ferai remarquer que la comparaison ne s'applique pas au piano droit, à la mode depuis quelques années, mais au piano à queue.

— L'épithète est vraiment originale, et assez juste... Et d'où viennent-elles, ces petites filles ?

— D'un peu partout, mais un grand nombre d'entre elles descendent de la tribu des *Pieds-Noirs*.

— Il y a donc des *Pieds-Noirs* à Montréal ?

— S'il y en a ? On n'aurait qu'à déchausser tous les gens qui passent pour en découvrir une quantité innombrable. Les pieds blancs, de même que les gens qui pourraient montrer patte blanche, sont beaucoup plus rares.

— Sans plaisanterie, sont-ce des sauvages que ces *Pieds-Noirs* ?

— À peu près. Ils vivent dans les faubourgs, mais, contrairement aux autres sauvages qui vendent les petits enfants aux familles honorables et bien pensantes, et battent les femmes pour leur faire garder le lit, ceux-là obtiennent de leurs femmes petits garçons et petites filles à la douzaine sans être obligés de les acheter. Ils sont ignorants, exploités, et vivent misérablement. Ils n'ont pas les moyens de faire instruire toute cette marmaille, et il arrive ce qui doit fatalement arriver à des enfants élevés dans la rue : les garçons font des rustres, comme leurs pères, ou des mauvais sujets, les filles, de pauvres ouvrières que les patrons sans âme exploitent ou... des *piano-legs*.

La nuit tombait. La rue s'éclairait peu à peu de pâles reflets électriques, et aux devantures des magasins les vitrines brillaient de mille feux donnant un attrait fascinateur aux objets étalés pour exciter la convoitise des passants. D'une ruelle sombre un homme à moitié ivre, ayant une femme à chaque bras, apparut en pleine lumière, en face des deux amis. Le trio les croisa et Paul Mirot crut reconnaître l'une des femmes, une grande brune déhanchée. C'était, assurément, la même qu'il avait rencontrée rue Saint-Laurent, le jour de son arrivée. Jacques Vaillant remarqua la persistance avec laquelle il suivait cette femme du regard, et lui demanda:

— Est-ce que, par hasard, tu connaîtrais cette *seineuse*?

— Cette seineuse?

— Les *seineuses* sont les concurrentes des *piano-legs*. On les nomme *seineuses* parce que, si elles n'ont pas l'avantage des mollets découverts et l'attrait qu'inspire aux esprits déréglés le mystère des petites filles, elles sont, en revanche, plus expertes en l'art de tendre leur croupe et de jeter leurs filets pour attraper le poisson. Cette grande brune est, si je ne me trompe pas, la bonne amie de Solyme Lafarce, qui, en plus de son métier de reporter, exerce celui de pourvoyeur de clients dans la maison où cette drôlesse exploite ses jolis talents. Mais tu n'as pas encore répondu à ma question, connais-tu cette femme?

— Oui et non. C'est-à-dire qu'il me semble que c'est la voix, la démarche et le sourire provocant de celle que je rencontrai un jour et qui me dit: *Come, dear, I love you*. Mais, ne lui ayant pas même répondu, j'ignore son nom et le reste ; donc, je ne la connais pas, tout en croyant la reconnaître.

— Tu raisonnes comme notre professeur de philosophie au collège de Saint-Innocent, c'est admirable à ton âge. Mais trêve de plaisanteries, écoute bien ce que je vais te dire. Tu es d'un tempérament passionné, par conséquent capable de tous les emballements, il faut que je te mette en garde contre ton inexpérience. Ces femmes, qu'elles portent robe courte ou robe longue, qu'elles affichent un vice précoce ou des charmes plus mûrs, appartiennent à la basse prostitution, elles constituent un danger public. Et on ne fait rien pour protéger la jeunesse contre ce danger, sous prétexte qu'il ne faut pas donner de sanction au vice. Parler de réglementation à nos hypocrites, autant vaudrait s'adresser à des eunuques. Tant pis pour les naïfs qui s'y laissent prendre. Quant à toi, tu es averti : ni *piano-legs*, ni *seineuses*.

— Oh ! sois tranquille, j'ai une plus haute conception de l'amour. Du reste, ce n'est pas pour moi le temps d'aimer. J'ai autre chose à faire, pour le moment.

— Ce temps-là viendra peut-être plus tôt que tu ne crois.

— À propos de ce dont nous parlions, il me semble que l'autorité civile ne devrait pas hésiter à adopter une loi pour assurer, autant que possible, la sécurité au citoyen que ces femmes peuvent entraîner.

— L'autorité civile, elle s'incline toujours sous les menaces des faux défenseurs de notre vertu nationale, cette vertu qui change souvent de nom quand on ose porter la main sur elle pour lui arracher son masque. Il y a en ce pays, comme ailleurs, des femmes trompant leurs maris. Chez nos jeunes filles, la candeur n'est pas toujours réelle, et il y en a beaucoup qui sont parfaitement renseignées, et pour cause, sur l'admirable symbolisme de l'histoire de la pomme au Paradis Terrestre, pomme qui joua un si grand rôle dans le monde depuis l'aventure d'Adam et Ève. Et combien d'hommes affectant des mœurs austères ne sont que des trousseurs de cotillons ? D'autres, chez lesquels la passion de l'argent domine, deviennent de véritables brigands en affaires, n'ont ni parole, ni scrupules quand il s'agit de s'accaparer le bien d'autrui. Et cela n'empêche qu'on les salue chapeau bas s'ils patronnent hypocritement des œuvres de bienfaisance, s'ils vont à la messe tous les dimanches et se laissent élire marguilliers. Nous avons eu le spectacle d'hommes politiques posant à toutes les vertus quand ils avaient tous les vices, invoquant le ciel à tout propos quand ils n'y croyaient plus, léchant les crosses épiscopales qui menaçaient de leur casser les reins, par opportunisme et lâcheté, abandonnant ceux qui les avaient aidés à arriver aux honneurs pour favoriser, ensuite, leurs pires ennemis. Nous en sommes rendus à ce degré d'abrutissement et de fanatisme qu'un honnête homme exprimant franchement son opinion, si cette opinion n'est pas conforme aux enseignements reçus et acceptés, risque de compromettre gravement son avenir, heureux encore si on ne lui enlève pas le pain de sa famille, si on ne l'accuse pas des pires infamies. Tu te rappelles qu'au collège de Saint-Innocent on nous représentait les Anglais et les Yankees comme des espèces de barbares s'enrichissant par le vol, n'ayant ni conscience ni moralité. Eh bien ! on nous trompait comme on trompe ce bon peuple depuis si longtemps pour le mieux exploiter. Nos compatriotes anglais, et particulièrement nos voisins des États-Unis, doivent leur richesse à leur esprit d'entreprise : ils sont plus avancés que nous parce qu'ils reçoivent une éducation progressiste, parce qu'ils ne repoussent et n'ignorent aucun progrès, parce qu'ils ne dédaignent aucun moyen d'améliorer leur état social. Mon père est dans ces idées-là, il aime le progrès, tôt ou tard ça lui jouera quelque mauvais tour.

Jacques Vaillant fit une pause et s'apercevant que son ami ne l'écoutait plus, croyant peut-être, dans sa hantise de là-bas, entendre le chant de quelque rustique amoureux revenant à la maison, la journée faite, et les chiens aboyer dans la campagne, reprit, avec sa verve blagueuse :

— Bah ! nous aurons bien le temps de nous occuper de réformes sociales un autre jour. Nous sommes jeunes, libres ce soir, profitons de l'heure qui passe. J'ai de l'argent plein mes poches, ça me gêne beaucoup, faute d'habitude. Il me faut dépenser au moins cinquante sous tout de suite. Je t'offre à dîner au restaurant. Après, nous irons passer la soirée à l'*Extravaganza*, un théâtre où l'on voit des choses fort intéressantes.

— Est-ce un théâtre de genre ?

— De jambes...

— Alors, on ne s'y embête pas trop ?

— C'est du burlesque américain. Il y a des numéros que tu n'apprécieras guère, ou plutôt, que tu apprécieras trop à leur juste valeur. Mais les expositions de beautés plastiques t'en dédommageront. Et précisément, ce soir, on nous annonce un numéro spécial épatant, une danseuse, une vraie Trouhanowa, exécutant une de ces danses voluptueuses égyptiennes qui ranimaient les sens blasés des Pharaons. Ça nous fera faire, à peu de frais, un petit voyage des plus agréables en Orient.

Les deux amis dînèrent au *Restaurant Ravide*, rue Sainte-Catherine, où, pour la modique somme de vingt-cinq sous, l'on mangeait des tripes à la mode de Caen, des saucisses aux choux et d'excellent pain français dont la maison avait la spécialité. Jacques Vaillant fit des largesses, il se fendit d'un dollar en commandant, en plus du repas de table d'hôte, une bouteille de vin.

À huit heures et quart, joyeux et dispos, Vaillant et Mirot s'installèrent à l'orchestre de l'*Extravaganza*, qui commençait à se remplir. En attendant la représentation, Paul Mirot examina curieusement la salle. Autour d'eux, il n'y avait que des hommes, jeunes pour la plupart et, par-ci par-là, quelques têtes blanches et des crânes chauves. Dans la première galerie dominait l'élément féminin: *femmes entretenues* pour la plupart, lui expliqua son compagnon. Tout en haut, dans le poulailler, qu'on nomme le *pit*, quand on veut faire son petit Shakespeare, le menu fretin s'entassait pêle-mêle. Les loges plus discrètes ne laissaient entrevoir que des gestes vagues de formes humaines imprécises. Dans l'une d'elles, cependant, une femme montra sa petite main gantée en tirant le rideau, de façon à mieux voir la scène.

La salle était maintenant bondée de monde. La montre que tira nerveusement de sa poche le citadin tout neuf qu'était Paul Mirot, impatient de jouir du spectacle attendu, marquait huit heures et demie. L'orchestre attaqua le morceau d'ouverture et le rideau se leva sur un décor représentant un *Roof Garden* de New York, première partie d'une comédie musicale intitulée *American Beauties*. Des femmes en maillot chantaient en levant la jambe, cambrant le torse, avançant la poitrine ou faisant saillir les rondeurs opposées, selon qu'elles jouaient à pile ou face. Quelques unes de ces belles avaient des noms qui faisaient venir l'eau à la bouche: *Miss Tutti Frutti*, *Miss Pussy Cafe*, *Miss Bennie Dictine*, *Miss Creme Dementhe*. Sur une dernière mesure exécutée par l'orchestre, toutes ces beautés blondes et brunes disparurent dans la coulisse pour faire place à l'inévitable Pat, le bouillant Irlandais, jouant des tours pendables au Juif Cohen, déguisé en Turc, sous le regard flegmatique du Yankee, toujours prêt à tirer parti de la situation. Paul Mirot ne prêtait qu'une attention distraite à cette farce internationale et ne s'intéressait véritablement au spectacle que lorsque les femmes, après chaque changement de costumes, revenaient sur la scène. L'une surtout, svelte et gracieuse, imitant une fillette précoce, jouant avec son *Teddy Bear*, l'amusa beaucoup. Il l'applaudit de tout cœur lorsque, pirouettant une dernière fois, elle lança des baisers à l'auditoire avant de disparaître dans la coulisse.

Jacques Vaillant lui demanda, sur le ton de la plaisanterie:

— Est-ce que, par hasard, tu aurais la passion sénile du vieux Troussebelle pour les mineures?

— Troussebelle?

— Le ministre, que je crois avoir reconnu dans la personne de l'occupant de la loge voisine de celle de la dame mystérieuse dont nous n'avons vu que la main... gantée. Tantôt, il s'est penché en avant, dévorant des yeux les jambes rondes de la petite et le retroussé de la jupe sur le mystérieux fouillis de dentelles. Si ses électeurs de la division Saint-Jean-Baptiste pouvaient l'apercevoir en ce moment, ils en seraient fort édifiés.

— C'est peut-être quelqu'un qui lui ressemble.

— Je ne me trompe pas, c'est bien lui. À l'entendre pontifier on ne le croirait pas capable de la plus petite polissonnerie. Mais, dans l'intimité, c'est, paraît-il, un vieux *terrible*. Autant l'homme public est vertueux, autant Troussebelle dépouillé de son caractère officiel est corrompu.

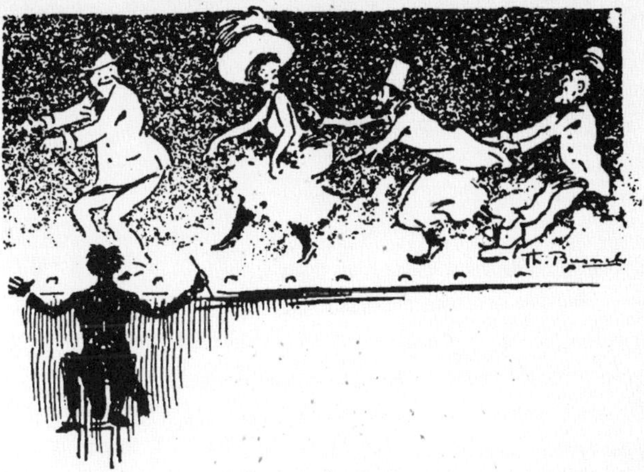

Un dernier tourbillon de bacchantes demi-nues passa sur la scène et ce fut l'intermède durant lequel on épuisa la série des numéros *extra*, à l'intention de ceux qui préféraient rester dans la salle plutôt que d'aller fumer une cigarette ou absorber une consommation à la buvette du coin.

Ces numéros comprenaient des chansons illustrées, *The greatest success of the season*, des bouffonneries nègres, des exercices sur bicyclette, et enfin, un couple d'équilibristes, homme et femme, beaux comme des dieux païens, d'une habileté extraordinaire sur le trapèze volant.

Jacques applaudit bruyamment ces deux types de beauté, de force et d'adresse ; puis, éprouvant le besoin d'expliquer à son ami ce brusque élan d'enthousiasme, il lui en détailla les raisons :

— Voilà des gens qui font plaisir à voir. Ce sont de magnifiques spécimens de l'espèce humaine. On dirait qu'ils ont été bâtis par les Romains, avec ce ciment dont on a perdu la formule, ce ciment avec lequel on construisait les monuments antiques qui ont résisté à l'épreuve du temps.

Paul Mirot lui fit observer amicalement :

— Mon cher, tu divagues : ce n'est pas avec du ciment qu'on fait les hommes.

— Oh ! je parle au figuré. Les anciens apportaient les mêmes soins à élever de beaux enfants qu'à construire ces temples destinés à perpétuer, dans les siècles futurs, la gloire de leurs grands hommes et la splendeur de leur génie. Je ne parle pas de la décadence des empires s'effondrant dans le crime, pour faire place à l'ère chrétienne relevant les faibles et les opprimés, selon les admirables enseignements du Christ. Mais, hélas ! ces promesses de paix, de miséricorde et de justice, faites par les premiers apôtres, furent vite oubliées. D'autres tyrans remplacèrent ceux qu'on avait détrônés, et, à l'ombre de la croix dominant le Golgotha, fustigèrent et asservirent le pauvre, le faible régénéré dans l'eau du baptême. Alors, les peuples traversèrent des temps aussi durs, souffrirent des maux aussi cruels, et n'eurent plus le spectacle de la beauté triomphante pour consoler leur infortune. Car on leur enseigna que l'amour humain était un crime, la splendeur de la forme charnelle, une chose honteuse. On insulta le Créateur, tout en osant prétendre travailler à sa gloire, en inspirant aux ignorants le mépris de la plus parfaite de ses œuvres. Après des siècles de ténèbres, remplis de tristesse et d'épouvante, nous revenons au culte de la Beauté, grâce aux progrès de la science qui infiltre peu à peu dans les cerveaux obscurcis sa lumière bienfaisante. Et ce culte, il me semble, en considérant ce couple harmonieux et beau, assister à sa victoire définitive sur celui de la Laideur.

Paul Mirot hasarda :

— Tu as, évidemment, l'âme athénienne, une âme semblable à celle de ces juges devant lesquels Phryné trouva grâce en leur révélant la splendeur de son corps dévoilé.

— Cela vaut mieux que de ressembler à *La Pucelle* qui ne va plus à la campagne de crainte d'apercevoir des bêtes ne se gênant pas pour lui. Si jamais il se marie, il prendra une femme plate, anémique, par esprit de pénitence.

— Ça fera un joli couple ; ils auront de beaux enfants.

— Avoir de beaux enfants, c'est-à-dire des enfants robustes et sains, bien peu songent à cela. L'on voit tous les jours se faire de tristes mariages, et des couples qui font vraiment pitié dans cette bonne et pieuse province de Québec.

— À Mamelmont, je connais une famille dont tous les membres sont idiots. Les parents se sont mariés il y a vingt ans, l'homme était complètement détraqué, la femme ce que l'on nomme communément une *simple d'esprit*, ils eurent douze enfants dont pas un seul n'a échappé à la tare héréditaire.

— L'éducation de nos jeunes filles est surtout déplorable. Si elles étaient élevées en vue de devenir des mères robustes, en même temps que de séduisantes épouses, il y aurait plus de ménages heureux et moins de misérables à la charge de la société. On devrait faire entrer, dans le programme de nos pensionnats de jeunes filles, plus d'exercices propres à renforcir les muscles et à donner au corps la souplesse et la beauté dont il a besoin pour remplir normalement toutes ses fonctions.

Les deux amis se turent.

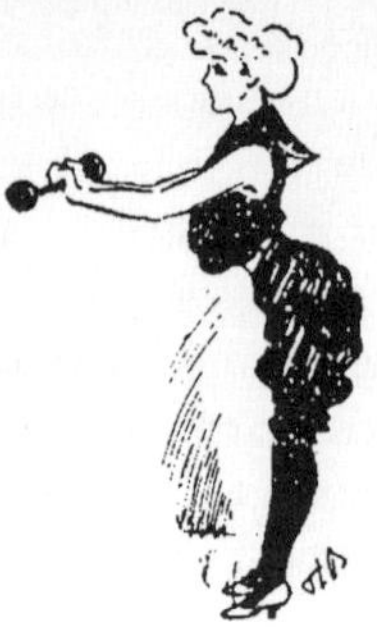

Le rideau se levait sur un décor oriental représentant l'intérieur d'un harem. La seconde partie de ce *Burlesque Show* avait pour titre *The Sultan's Wives*. Les *American Beauties* de tantôt s'étaient toutes transformées en odalisques, à l'exception d'une vieille prude et de sa jeune fille, accompagnant des touristes américains à Constantinople. Il était inutile de chercher comment ces sujets de la patrie d'Uncle Sam avaient pu s'introduire dans le palais du Sultan. Celui-ci commença par donner des ordres pour faire jeter tous ces intrus dans le Bosphore, mais en contemplant la beauté de la jeune fille américaine, il se ravisa. Pat, l'Irlandais, qui était du *party*, contribua aussi, pour sa part, à intéresser le potentat, en dansant des gigues extravagantes qu'il accompagnait de reparties plutôt vertes. Bref, en l'honneur de ses hôtes d'occasion, le Sultan fit venir ses danseuses qui se trémoussèrent avec beaucoup de bonne volonté cependant que la vieille dame se voilait pudiquement la figure et, finalement, s'affaissait dans les bras de Pat qui essaya de la convaincre qu'elle avait tort en lui disant: *I don't see any harm in it.* Le Yankee, flegmatique, détaillait froidement les grâces de ces belles au petit bonheur des attitudes tandis que le Juif Cohen semblait en proie à une crise de torticolis. Quant à la jeune fille américaine, elle ne semblait chercher dans ce spectacle que de nouveaux modèles de *Physical Culture*. La danse achevée, le Sultan fit retirer ses femmes, pour converser avec les étrangers. La jeune fille l'intéressait surtout. Pat lui affirma malicieusement qu'il aurait beaucoup plus de chance de plaire à cette beauté occidentale dans un complet à la mode de New York, d'une coupe parfaite comme le sien, qu'il lui offrit en échange de sa veste galonnée et de son pantalon bouffant. Le grand Turc, après s'être fait quelque peu tirer l'oreille, y consentit et échangea sa défroque contre celle de l'Irlandais. Et voilà Pat improvisé Sultan, donnant des ordres aux eunuques et s'apprêtant à pénétrer dans le gynécée où s'étaient retirées les femmes. Le véritable Sultan fut empoigné par ses propres serviteurs, puis reconnu et relâché, l'Irlandais démasqué et condamné à avoir la tête tranchée, sur l'ordre du maître. La plus grande confusion régnait dans le palais, entre les *musical numbers*. donnant lieu à de successives exhibitions de femmes, sous différents costumes. Et tout se termina sans effusion de sang. Pat fut pardonné, grâce à la prière de la jeune fille américaine, qui avait fait une si profonde impression sur le Sultan de Turquie que ce despote voulait absolument abandonner ses richesses et ses favorites pour la suivre en Amérique et se faire naturaliser sujet américain.

Il ne restait plus que le numéro sensationnel, pour terminer le spectacle.

La scène s'obscurcit soudainement, et les spectateurs attendirent, avec impatience, ce numéro. Après quelques minutes de silence, l'orchestre, où dominaient maintenant les instruments à cordes et les flûtes, attaqua en sourdine les premières mesures d'une musique langoureuse. En même temps, la scène s'éclaira peu à peu jusqu'au trône d'un Pharaon pensif, las de trop faciles jouissances et rêvant à des voluptés nouvelles. De chaque côté du trône, ses favorites, bien séduisantes pourtant, se penchaient anxieuses vers le maître, qui semblait avoir oublié leur présence.

Mais voilà qu'un officier du palais s'avance, tirant par le bras une nouvelle captive destinée au plaisir royal. Il la traîne jusqu'aux pieds du souverain morose et, s'inclinant très bas, se retire. Que cette future favorite est belle, sa beauté est voilée d'une gaze si légère que l'œil caresse le satin de la peau, ne rencontrant d'obstacles qu'aux pendeloques de la ceinture, remplaçant la classique feuille de vigne. Cependant, le Pharaon blasé semble furieux de ce qu'on ait osé le distraire de sa rêverie. Il

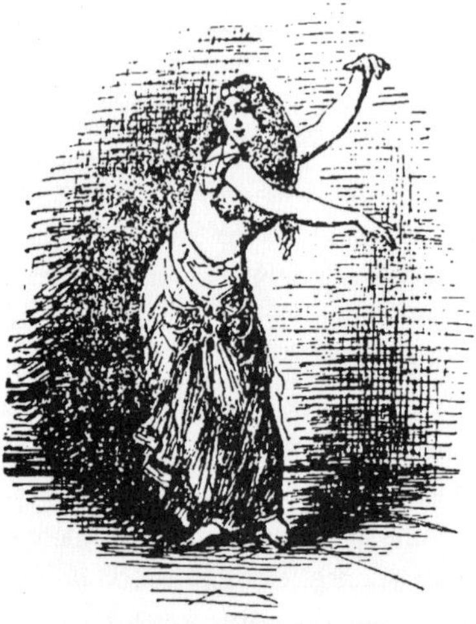

regarde à peine celle qui se prosterne à ses genoux, et fait un geste pour la congédier. Mais la belle esclave n'entend pas être dédaignée ainsi, sans au moins tenter de vaincre l'indifférence de son nouveau seigneur. À demi courbée, elle s'éloigne de quelques pas, puis se redressant, cambrant la poitrine, la tête rejetée en arrière, les bras tendus comme pour saisir et étreindre une forme absente, elle danse. D'abord, elle tourne en cercle, accélérant le pas et par ses mouvements saccadés faisant bruire ses pendeloques telles le harnachement d'une cavale fougueuse. Puis sa course se ralentit, elle se balance lentement en se déhanchant, la croupe mouvante; maintenant tout son être tressaille, ses jambes fléchissent, et après un dernier soubresaut son corps s'immobilise et la danseuse tombe à la renverse, évanouie, dans les bras des favorites encadrant le trône du roi d'Égypte.

L'orchestre, après avoir rythmé le crescendo voluptueux de la femme amoureuse, maintenant, traduit la suprême extase dans la plainte des flûtes dominant les accords mourants des violons et des guitares, traversés de coups de tambour de plus en plus espacés, comme voilés de langueur.

Et le Pharaon, à demi conquis, se penche vers la belle inconnue.

Le numéro sensationnel annoncé fut plus sensationnel qu'on ne l'avait prévu.

Tout à coup la danseuse se redresse, échappe aux bras des favorites, s'élance comme pour fuir la caresse du maître, puis, revenant peu à peu vers lui, comme prise d'un invincible désir, mime la possession avec une telle ardeur que, dans la salle, les spectateurs affolés trépignent et se hissent sur leurs fauteuils. Mais voilà que les pendeloques, trop consciencieusement secouées, entraînent la ceinture qui se détache. Ce fut une vision rapide, car, aussitôt les lumières, brusquement, s'éteignirent. Quelqu'un cria: *Police!* Sauve qui peut général; tout le monde se rua vers la sortie. Jacques et son compagnon, s'appuyant l'un sur l'autre, tentèrent de se frayer un passage, mais ils furent bousculés et repoussés vers la loge où ils avaient admiré, avant le spectacle, une main de femme, finement gantée. À ce moment, le théâtre s'éclaira de nouveau et une voix exquisement féminine, une voix tremblante d'émotion, fit retourner l'ami de Mirot:

— Oh! Jacques, je vous en prie, ne m'abandonnez pas, venez à mon secours!

À cet appel, le jeune homme, montant sur un fauteuil pour sauter dans la loge, dit à son compagnon:

— Ne m'attends pas. À demain!

Le calme était maintenant rétabli. La salle achevait de se vider. Paul Mirot sortit le dernier. Sur le trottoir, il aperçut son ami accompagnant une dame voilée, enveloppée dans un long manteau sombre. Ils se perdirent dans la foule et Paul se dirigea vers la rue Dorchester, pour regagner son domicile, se demandant qui pouvait bien être cette dame s'aventurant seule dans un endroit aussi compromettant.

Le lendemain, au journal, *La Pucelle* fulmina contre le scandale de la veille. Jacques Vaillant se moqua de lui et mit le comble à la vertueuse indignation du rédacteur des nouvelles édifiantes en lui déclarant qu'il éprouvait la plus grande admiration pour ces Égyptiens élevant la volupté à la hauteur d'un culte qui en valait bien un autre. Le *city editor* coupa court à la discussion en déléguant Jacques à une séance de la Chambre de Commerce. Ce ne fut que le soir, chez lui, que Paul Mirot put interroger

Vaillant sur son aventure avec la dame voilée. Il prit un long détour pour ne pas avoir l'air de solliciter une confidence indiscrète. Jacques, voyant où il voulait en venir, l'interrompit et lui dit avec une gravité comique:

— Noble jeune homme, au verbe incomparablement classique et dépourvu de sens commun, je crois comprendre par ce discours que tu brûles de savoir ce qui se passa entre ton humble serviteur et la mystérieuse personne qu'il accompagna, hier soir, à la sortie de l'*Extravaganza* ?

— Oh ! je voulais, tout simplement, te demander...

— Et moi, je me fais un plaisir de te répondre, sans remonter au déluge, qu'il ne s'est rien passé du tout. C'est une personne très respectable qui est, de plus, ma cousine du côté de ma défunte mère. Elle est veuve depuis trois ans, et parce qu'elle fut très malheureuse avec son mari, elle a le mariage en horreur. On a maintes fois tenté de s'accaparer sa modeste fortune en même temps que sa beauté, sous le fallacieux prétexte qu'à son âge ce n'était pas convenable de vivre seule, presque en garçon. Mais, plus fine que le corbeau de la fable, elle n'a pas laissé tomber son fromage dans les pattes du renard. Oh ! si tu la voyais, mon cher, tu en deviendrais tout de suite amoureux, avec le tempérament d'artiste, de sentimental que je te connais : brune, des yeux très profonds et très doux, une bouche mignonne, prometteuse de félicités incomparables, un cou blanc, des épaules rondes, un tas de choses rondes, des petites mains, des petits pieds... et avec cela, une rare intelligence.

— Mais elle est à croquer !

— Impossible ! elle a peur des loups.

— Alors, comment se fait-il qu'elle soit venue seule à ce théâtre ?

— Elle adore les escapades de ce genre. Puis ce n'est pas une jeune fille.

— Après tout, cela ne me regarde pas.

Cependant, la conversation languit, car, sans le vouloir, Paul Mirot pensait à cette femme, et les observations de Jacques, qui avait saisi l'à-propos, sur la jeune fille moderne, sur son éducation plus ou moins négligée, sur ce qu'elle savait et sur ce qu'elle ne savait pas, ne l'intéressaient guère en ce moment.

Quelques jours plus tard, Paul Mirot se procura des billets pour le *Théâtre Populaire* et rendit la politesse à son ami. Ce théâtre était d'un genre tout différent de celui où les femmes honnêtes et les hommes vertueux n'allaient

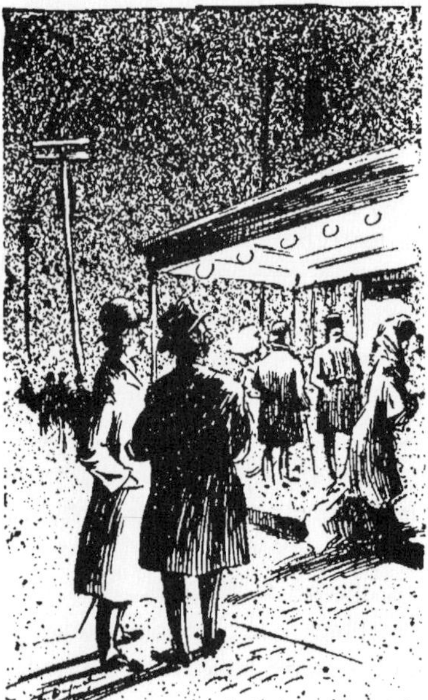

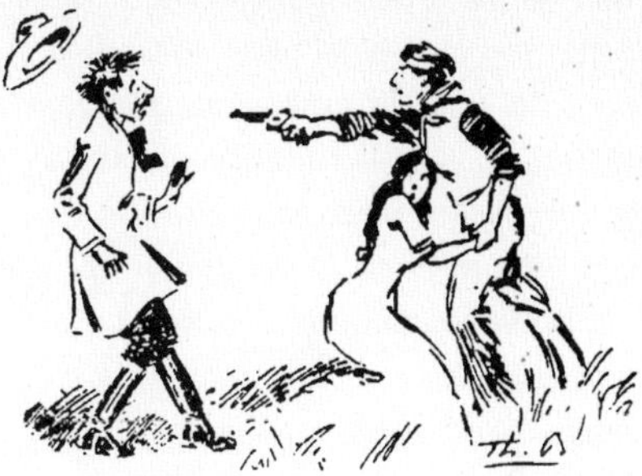

qu'incognito. Là, les parvenus éblouissaient de leur luxe la famille ouvrière, avide de drames sensationnels et liseuse de romans-feuilletons. Dans les pièces à grand spectacle qu'on y donnait, il y avait toujours un jeune homme pauvre adorant une jeune fille pure. Ces chers enfants juraient de s'épouser, mais ça n'allait pas tout seul. Les parents de la jeune fille voulaient la marier à un misérable qui s'était enrichi par toutes sortes de crimes, sans que personne s'en fût jamais douté. Pour se débarrasser de son rival, le vilain attirait l'intéressant jeune homme pauvre dans un guet-apens et l'accusait d'un meurtre que lui-même avait commis. L'innocent était arrêté, traduit devant la justice et, naturellement, condamné. Mais, au moment où il allait subir sa peine, moment pathétique entre tous, par un hasard providentiel, le vrai coupable était découvert. La jeune fille pure, qui n'avait jamais douté de l'innocence de son amoureux, en était bien récompensée: elle l'épousait avant la chute du rideau, au dernier acte. La mise en scène et l'intrigue variaient chaque semaine, mais au fond, c'était toujours la même histoire.

Ce soir-là, on jouait *L'orpheline*, célèbre mélodrame en cinq actes et huit tableaux, qui fit répandre des torrents de larmes aux personnes sensibles. Il s'agissait d'une jeune fille que des méchants tenaient séquestrée pour s'emparer de son héritage: mais cette jeune fille avait un amoureux qui jura, au pied d'un Calvaire, de la délivrer de sa prison et de la venger. L'entreprise n'était pas facile, ce brave jeune homme n'ayant que son courage pour lutter contre des ennemis puissants et capables de tous les crimes. Peu importe, il comptait sur la justice divine qui, dans les bons livres et dans les pièces recommandables, punit toujours les méchants et n'oublie jamais de récompenser ceux qui furent malheureux et persécutés, malgré que dans la vie les choses s'arrangent quelquefois tout autrement. Ce brave jeune homme n'en fut pas moins assassiné deux ou trois fois, sans compter les plaies et bosses dont les geôliers vigilants de l'orpheline le gratifièrent. À la fin, il se fâcha — il était bien temps — et prit ses dispositions pour en finir, une bonne fois, avec ces misérables qui lui ravissaient son bonheur. Il serait trop long ou plutôt impossible d'expliquer toutes les péripéties de la lutte suprême, qui fut palpitante d'intérêt. Les femmes en avaient presque des syncopes, et dans les galeries, on entendait des hommes crier: *Manque-le pas, le maudit!... Baptême! qu'il est tough!* Bref, l'amoureux de la jeune fille séquestrée, à coups de poings, à coups d'épée, à coups de pistolet, en assomma, éventra, cribla de balles un si grand nombre qu'à la fin, il ne restait plus personne pour s'opposer à son entrée triomphale — quoique solitaire — dans la cave du château où sa bien-aimée gémissait, couchée sur un lit de paille humide. Enfin réunis: quelle joie! quelle ivresse! Et, cependant, tous les spectateurs pleuraient. Jacques Vaillant fit mine de considérer son compagnon avec étonnement:

— Comment, tu ne pleures pas ?

— Ma foi, non, c'est trop bête !

— C'est pourtant une pièce extraordinaire, puisque les morts reviennent afin qu'on les *retue*.

En sortant du théâtre, les deux reporters furent arrêtés par un gros homme qui, donnant un amical coup de poing dans le ventre de Jacques, s'exclama :

— Y a un siècle que j'vous ai vu. Toujours au *Populiste* ?

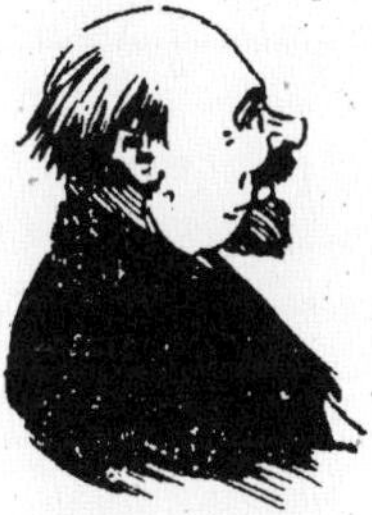

— Toujours. Mais si j'avais votre fortune, je n'y resterais pas longtemps. Heureux homme. Tous les succès : l'argent, les honneurs de la députation, et avec cela, don Juan irrésistible.

— Vous me flattez !

— Pas le moins du monde. Je parie que mon ami Mirot, que j'ai le plaisir de vous présenter, habitant Montréal depuis quelques mois à peine, a déjà entendu parler de vos succès, mon cher monsieur Poirier.

— Oh ! c'est possible, tout le monde en parle... Enchanté, jeune homme, de faire votre connaissance.

Il tendit la main à Paul qui, ne sachant trop à quel personnage il avait affaire, se contenta d'accomplir le geste banal de cordialité, en honneur chez les peuples dits civilisés.

Ce fut Jacques qui soutint la conversation.

— Vous venez souvent au *Théâtre Populaire*?

— Tous les samedis.

— Pour y rencontrer vos électeurs, sans doute?

— Mes électeurs, j'vas les voir qu'à la veille des élections. C'est pour mon plaisir que j'viens. C'est si beau, ces amoureux qui finissent toujours par s'marier, à force de courage. J'aime les gens courageux, moé. Y a des gaillards dans ces pièces-là qui f'raient d'bons députés. Parlez-moé pas des pièces comme on en donne au *Monument National*, par exemple; pas d'assassins, pas d'coups d'pistolets, pas d'coups de poings. Moé, voyez-vous, j'aime qu'on s'casse un peu la *gueule*!

— Et le *Théâtre Moderne*, qu'en pensez-vous?

— *Parlez-moé-z'en pas. Yuinque des simagrées* dans les salons; des *pincées* en robes de soie qui trompent leurs maris et font des *magnières*; des hommes qui font des grands discours, comme à la Chambre.

— Ainsi, on n'aura pas le plaisir de vous voir à l'ouverture de la saison de ce théâtre, lundi prochain?

— P'tête ben!

— On annonce une nouvelle troupe française, épatante!

— Moé, vous savez, j'aime pas beaucoup les Français; y sont trop *cochons* et pas assez catholiques. Si j'me décide, ça s'ra pour faire plaisir à madame Laperle, qui m'a dit hier soir, chez mon ami Boissec, qu'elle y s'rait. A m'déplaît pas, *la pétite veuve*.

Quelqu'un l'ayant interpellé au passage, le député Poirier quitta les deux reporters, sans plus de cérémonie. Quand il se fut éloigné, Paul Mirot fit cette réflexion:

— Quel drôle d'individu !

Son ami jugea opportun de le renseigner sur la beauté morale de cet homme important :

— Écoute, je vais te le présenter mieux que tout à l'heure : Prudent Poirier, député de la division de Sainte-Cunégonde à la législature provinciale, riche industriel dans les conserves alimentaires qu'il falsifie abominablement, ignorant, crétin, et populaire, courant toutes les femmes dont il peut acheter les faveurs et traitant les Français de *cochons* ; brave homme, ne manquant jamais de faire ses Pâques et volant tout le monde, faisant travailler ses ouvriers comme des bêtes de somme et leur payant des salaires de misère.

— Alors, la *pétite* veuve n'a qu'à se bien tenir.

— C'est une vantardise de l'*honorable député*. Madame Laperle n'en voudrait même pas pour délacer ses bottines, encore moins son corset.

— Qu'est-ce donc que cette madame Laperle ?

— La femme voilée de l'*Extravaganza*, qui t'intrigua si fort et dont je t'ai dit tant de bien.

— Tant de bien que je désire la connaître.

— Si ce n'est pas dans le sens biblique, ton désir sera satisfait. Tu la connaîtras lundi soir, au Théâtre Moderne, où tu seras mon invité. Quand tu auras vu ce théâtre et madame Laperle, il ne te restera plus rien à désirer, puisque le Parc Dominion, le Parc Sohmer, que nous avons fréquentés l'été dernier, plus récemment l'*Extravaganza*, puis le *Théâtre Populaire*, d'où nous sortons, t'ont livré leurs secrets.

Les deux amis, remontant vers l'ouest de la rue Sainte-Catherine, étaient arrivés devant le café Picon, et Jacques Vaillant proposa à son compagnon d'entrer prendre un verre de bière. Ils pénétrèrent dans l'établissement, fréquenté à cette heure par les actrices des théâtres avoisinants, soupant en cabinet particulier. À l'étage au-dessus, on entendait le rire énervé des femmes. Les deux journalistes, n'ayant pas l'intention de souper, s'approchèrent du bar et se firent servir deux verres de *pale ale*. Pendant qu'ils absorbaient, à petites gorgées, la bière blonde, une voix enrouée d'ivrogne prononça derrière eux :

— Ça va bien, les confrères ?

Ils se retournèrent et aperçurent titubant, tout débraillé, le chapeau par terre, Solyme Lafarce. Il leur raconta une histoire lamentable : un enfant était tombé sous un tramway qui l'avait mis en hachis. C'était horrible à voir ! Et pour se remettre de l'impression pénible éprouvée à la vue de ces chairs sanguinolentes, il avait dû épuiser sa bourse à se payer un nombre considérable de

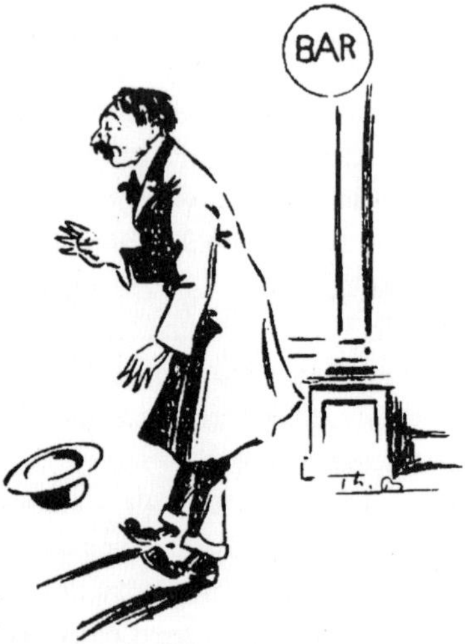

petits verres de *whisky-citron.* Un de plus ne lui ferait pas de tort.

Vaillant lui fit servir un *whisky-citron.* Puis il dit à Mirot :

— Maintenant, filons.

Mais Solyme Lafarce, au moment où le jeune homme allait suivre son compagnon, s'accrocha à lui et le tirant à l'écart :

— Vous n'auriez pas dix sous à me prêter ? J'ai une faim de *canayen* et un plat de *pork and beans* ferait bien mon affaire.

— Les voici.

— Vous êtes *blood* et je vais vous montrer que je sais reconnaître les amis.

En même temps, il sortait de sa poche une photographie qu'il lui mit sous les yeux :

— C'est le portrait de May, ma bonne amie. Elle demeure rue Lagauchetière. Vous n'aurez qu'à dire que c'est moi qui vous envoie et vous serez reçu à bras ouverts.

Sur la photographie, May s'exhibait dans un costume et dans une attitude qui racontaient toute son histoire.

Lorsqu'il eut rejoint son compagnon, dans la rue, pendant que Lafarce buvait les dix sous qu'il lui avait donnés, Paul Mirot s'écria, indigné :

— Est-il possible qu'un individu dont on utilise les services dans un journal comme *L'Éteignoir* soit aussi dégoûtant ?

Jacques Vaillant éclata de rire :

— Je parie qu'il veut te faire connaître, cette fois au sens biblique, la plantureuse May, la grande fille brune dont tu te souviens... rue Sainte-Catherine ? C'est cette hospitalière personne qui le recueille, aux jours de misère, en échange de petits services dont tu connais maintenant la nature. Quant à *L'Éteignoir*, ses directeurs en ont vu bien d'autres. Ils trouvent en ce malheureux un esclave rampant, prêt à faire toutes les besognes, au rabais. Que peuvent-ils exiger de plus ?

— À ce compte-là, rien, en effet.

Jusqu'au lundi, Paul Mirot rêva de cette femme qu'on lui avait faite si séduisante, de cette femme qu'il verrait enfin à figure découverte et à qui il dirait au moins : *Bonsoir, madame.* Il n'était pas bien exigeant, pourvu qu'elle ait la gentillesse de deviner son émotion, rien qu'à la façon dont il prononcerait ces mots, il serait heureux. Mais, si elle était malade ce soir-là ? Elle ne viendrait certainement pas au théâtre. Cela arrive aux plus jolies femmes d'être malades. Ou bien, elle ne serait pas seule, ou il se produirait un accident, une catastrophe ?... Deux jours durant, il vécut dans l'anxiété, l'espoir, le doute, dans un état d'âme à la fois pénible et délicieux, que tous ceux qui furent jeunes et enthousiastes comprendront.

La présentation se fit de la façon la plus simple du monde. À peine étaient-ils arrivés au *Théâtre Moderne* que Jacques Vaillant dit à son ami :

— Dans quelques minutes, tu la verras.

— Où ?

— Là, dans la première loge à droite. C'est une abonnée du lundi, qui a droit à deux places. J'ai retenu les quatre autres places, nous y serons plus à l'aise. Ose prétendre, maintenant, que je ne suis pas un bon camarade ?

— Tu es l'unique, le meilleur ami que je connaisse.

— Cela n'empêche que Prudent Poirier ne me pardonnera jamais de lui avoir joué ce qu'on appelle, dans le monde distingué, un *sale tour.*

Les deux amis avaient à peine pris place dans la loge qu'une jeune femme brune, très élégante et très belle, arriva. Elle échangea un sourire complice avec l'aimable cousin, qui s'empressa de l'aider à enlever son manteau. Après avoir remercié son chevalier servant, elle lui reprocha d'oublier trop souvent d'aller lui raconter les potins du jour, les nouvelles politiques dont on est au courant dans les salles de rédaction et dont, pour une raison ou pour une autre, on ne fait pas mention dans les journaux. Il lui répondit galamment :

— C'est que, madame, les veuves me causent une frayeur insurmontable, surtout quand elles sont gentilles comme vous l'êtes.

— Flatteur !

— Mais soyez tranquille, belle cousine, de loin je pense à vous, je veille sur vous, et comme un chien fidèle, je suis toujours là au moment du danger.

— Est-ce que, par hasard, un danger me menacerait ?

— Un très grave danger. Un représentant du peuple, dit souverain, dans un pays soi-disant constitutionnel, comme le nôtre, madame, médite de vous enlever.

— Pas possible ! Et quel est ce Jupiter tonnant ?

— *Tannant*, vous voulez dire… Prudent Poirier, dont l'élégance n'a d'égale que l'esprit qui lui fait totalement défaut... Regardez, le voilà.

Le député de la division Sainte-Cunégonde, l'air maussade, n'ayant pu obtenir que le troisième fauteuil de la quatrième rangée de l'orchestre, bousculait la dame et la jeune fille qui occupaient les deux fauteuils plus rapprochés de l'allée centrale. Madame Laperle, après avoir observé la scène, dit à Jacques :

— Vous êtes donc mon ange gardien, que je vous trouve partout où j'ai besoin de protection ?

— Vous plaisantez. J'aurais mauvaise grâce, par exemple, de venir vers vous en archange Gabriel.

— Toujours le même. Vous ne serez donc jamais sérieux ?

— Peut-être, quand je serai mort, et pour longtemps... Mais j'oubliais de vous dire qu'à cause de la gravité de la situation, j'ai cru devoir prendre un allié, intéresser un ami à votre sort. Permettez que je vous le présente.

— Mais avec plaisir. J'ai bien le droit de connaître mes défenseurs.

Et c'est ainsi que Paul Mirot connut madame Laperle.

On jouait, pour la première fois à Montréal, *Suffragette*, comédie satirique ayant obtenu un immense succès en Europe. Seulement, la troupe française qui avait commencé les répétitions durant la traversée, en arrivant à Montréal, fut désagréablement surprise d'apprendre que la pièce, soumise d'avance aux censeurs imposés à la direction du *Théâtre Moderne*, était si défigurée, la mise en scène tellement bouleversée qu'on n'y comprenait plus rien. Il fallait se soumettre, quand même, mais les artistes se donnaient la réplique sans enthousiasme, l'œuvre trop grossièrement mutilée manquait d'ensemble, de reparties piquantes, spirituelles, qu'on avait toutes supprimées, et cette première représentation laissa le public mécontent, désappointé. Jacques Vaillant, s'étant procuré la pièce en brochure, chez son libraire, n'en revenait pas. Il manifesta son indignation en signalant à la jolie veuve les coupures qu'on avait faites :

— N'est-ce pas idiot, voyons ? Ici on remplace *maîtresse* par *amie*, là, *enceinte* par *va devenir maman*, plus loin *ventre* par *ceinture*. On fait parler des hommes comme de vieilles dévotes, des femmes du monde comme des séminaristes. Et la mise en scène du deuxième acte, par exemple, qui doit représenter une chambre à coucher où une femme se déshabille, au retour d'un *meeting*, et fait une scène à son époux qui ronflait dans les draps en l'attendant, on l'a remplacée par un salon où le mari se trouve étendu dans un fauteuil, en pyjama et coiffé d'un bonnet de nuit, à trois heures du matin. Et la comédienne jouant le rôle de la suffragette attardée ne sait que faire de ses dix doigts dans ce salon. Elle en est réduite à casser des jardinières, à saccager les bibelots, puis à s'asseoir dans un coin, en attendant qu'on veuille bien baisser le rideau afin de lui permettre, sans courir le risque d'être arrêtée pour outrage aux mœurs, d'ôter ses gants. Et vous allez voir qu'on ne saura pas comment ça finit ; car on a dû couper la dernière scène, qui n'est pas assez convenable pour mériter l'indulgence de pieux censeurs.

— D'où vient donc qu'on laisse toute liberté aux théâtres anglais, tandis que le seul théâtre français où l'on puisse goûter le véritable esprit gaulois, applaudir les œuvres des maîtres de l'art dramatique, est soumis à toutes sortes de vexations et sans cesse menacé d'interdit ?

— C'est que, madame, lorsqu'une femme montre ses jambes en anglais, elle expose ses *legs*, vous comprenez bien que ce n'est pas la même chose et que la morale ne saurait en être offensée. Même, si cette femme découvre d'autres appas, pourvu que ce soit toujours en anglais, qui oserait prétendre que sa pudeur en a été *troublée* ?

— Que vous êtes amusant !

— Et la langue de Shakespeare est toujours chaste pour ceux qui ne la comprennent pas.

— Et pour ceux qui la comprennent ?

— Ils n'ont qu'à avoir l'air de ne pas comprendre...

Maintenant, si vous voulez que je vous parle plus sérieusement, je vous dirai que l'on redoute l'influence du théâtre français, non à cause de sa prétendue immoralité — ce qui n'est qu'un prétexte —, mais parce que dans les œuvres modernes, on étudie les différents problèmes sociaux dont la solution préoccupe les esprits humanitaires, parce qu'on y discute, même librement, des questions scientifiques. Ce sont des pièces trop savantes pour être orthodoxes, trop inspirées par l'esprit de justice et de liberté pour ne pas être dangereuses. Si on laissait le *Théâtre Moderne* faire à sa guise, empoisonner l'âme de ces bons Canadiens en les habituant, peu à peu, à penser, à raisonner quand on veut leur faire entendre que deux et deux font cinq, mais ce serait une véritable révolution dans toute la province de Québec. Et le mouton ne voulant plus se laisser tondre, que deviendrait le berger ?... Non, il vaut mieux, pour ceux qui s'engraissent de l'état de choses actuel, encourager les cirques, les danseurs nègres, les mélodrames stupides, en un mot tout ce qui abrutit le peuple, le maintient dans cet état de béate ignorance indispensable à l'asservissement complet du troupeau malheureux, mais résigné.

— Taisez-vous ! si on vous entendait, je serais à jamais compromise.

— Pourquoi donc ?

— Parce qu'on dirait que je fais cause commune avec les *sans foi*, les renégats de notre race, et que sais-je encore ? Il est vrai que cela m'est bien indifférent.

— Que vous êtes brave et charmante. Parole d'honneur ! je vous adore.

— Si vous continuez vos flatteries, je vais me fâcher.

— J'en serais désolé.

— Voici l'entracte. Je vous punis, je vous chasse cinq minutes... et je garde votre ami, pour le récompenser d'avoir été bien sage.

— Je m'incline, madame, devant votre arrêt, sévère mais juste. Afin de rentrer le plus tôt possible dans vos bonnes grâces, je vais aller voir un peu où se trouve en ce moment ce cher député. Je l'ai vu sortir tantôt, et il n'est pas revenu. Cela m'inquiète. Si par hasard cet homme gras vient vous importuner en mon absence, Mirot le réduira en atomes sur un signe de votre gracieuse majesté.

Après le départ de Jacques, la jolie veuve et le jeune reporter au *Populiste* restèrent un moment silencieux. Paul Mirot avait trop de joie dans le cœur, il ne savait que dire. Ce fut elle qui parla la première:

— Vous êtes journaliste, monsieur?

— Oui, madame.

— Au *Populiste*?

— Oui, madame.

— Et vous aimez votre métier?

— Oh! ce n'est pas ce que j'avais rêvé... Quand j'ai quitté Mamelmont, il y a quelques mois, pour venir à Montréal, j'étais comme tous ceux que les luttes de la vie n'ont pas encore formés: je croyais la tâche facile, le succès immédiat... Et j'étais libre, là-bas, tandis qu'ici... Cependant, je dois vous dire, madame, que la plupart de mes camarades sont très gentils pour moi, surtout ce bon Jacques, qui était mon confrère de classe au collège de Saint-Innocent.

— Et, à part vos camarades, vous êtes sans relations, sans parents, sans amis, dans cette grande ville?

— En effet, madame.

— Vous allez peut-être trouver étrange que je m'intéresse à vous tout de suite? Mais je vous connais plus que vous ne pensez. Quelqu'un, que je n'ai pas besoin de vous nommer, m'a dit beaucoup de choses de vous, et, par lui, je savais que j'aurais l'occasion de me rendre compte un peu, ce soir, de la justesse de certaines remarques qu'il a bien voulu me faire à votre sujet. Vous voyez que je suis franche avec les gens qui m'inspirent de la confiance. Je crois qu'il ne m'a pas trompée. C'est pourquoi je voudrais pouvoir vous diriger un peu dans ce monde que vous ignorez, vous aider de mes conseils, vous empêcher de faire des bêtises. Je crois qu'il m'est permis d'assumer ce rôle sans inconvénient, puisque vous êtes un tout jeune homme et que je suis déjà une vieille femme.

— Oh ! Je…

— Ne protestez pas. J'aurai trente ans quand refleuriront les lilas... Vous viendrez me voir, de temps à autre, me raconter vos petites misères.

— Vous me comblez, madame. Je dois vous prévenir que je suis encore un peu sauvage.

— Tant mieux !… Nous conviendrons du jour, de l'heure, car je suis toujours *on the go*.

Une sonnerie annonçait le lever du rideau pour le dernier acte. Jacques Vaillant reparut et apprit à madame Laperle qu'il avait trouvé le député de la division Sainte-Cunégonde au bar du coin, en train de se griser de *gin*, comme un simple mortel. Le fabricant de conserves alimentaires lui avait même glissé dans l'oreille que puisque la petite veuve se compromettait avec des freluquets sans-le-sou, il ne voulait plus en entendre parler.

La jolie femme dit, en souriant à Mirot :

— Cela m'évitera le désagrément de le mettre à la porte ; car, chez les Boissec, l'autre soir, il me prévint que j'aurais, un de ces jours, sa visite ; et, comme je sais ce que le mot visite signifie, dans la bouche d'un tel individu, je m'étais préparée en conséquence.

Ainsi que l'avait prévu Jacques Vaillant, à cause des coupures faites, on eût dit à coups de hache, personne ne comprit au juste le dénouement de *Suffragette*.

Les deux amis accompagnèrent madame Laperle jusqu'à son logement de la rue Saint-Hubert, puis revinrent à pied tout en fumant une cigarette, vers la rue Saint-Laurent. En arrivant près de cette rue, ils virent le gros Poirier, peu solide sur ses jambes, s'élancer à la rencontre d'une petite fille en robe courte, aux mollets énormes, qui, tout en continuant sa mimique canaille, s'arrêta pour l'attendre.

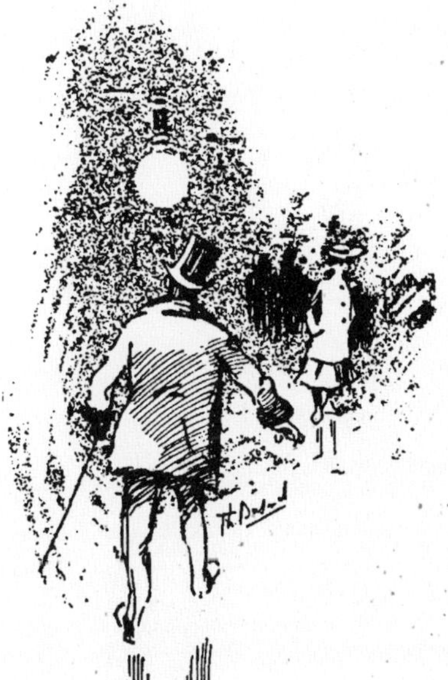

Jacques Vaillant poussa son ami du coude :

— Regarde ce vertueux représentant du peuple, qui va *matcher* une *piano-legs.*

IV

L'amour qui fait homme

Elle s'était assise au piano, et lui, assis sur un divan, dans un coin du salon, regardait ses blanches mains, petites et potelées, parcourir le clavier d'ivoire. Elle jouait la valse qu'il aimait. C'était l'hiver, il neigeait dans la rue, le soir tombait. Depuis des mois, Paul Mirot avait vécu ainsi de ces heures exquises dont on garde un impérissable souvenir qui, plus tard, après le grand naufrage des illusions, quand les années ont flétri le corps et endeuillé l'âme, est l'unique bien qui reste pour combler le vide d'une existence à son déclin.

Madame Laperle, Simone, comme elle l'avait depuis quelques jours autorisé à la nommer, était une excellente musicienne: elle savait mettre du sentiment, beaucoup de son charme personnel, dans l'interprétation d'une œuvre musicale. D'ailleurs, tout était harmonie, tout était musique en elle depuis l'éclosion tardive de l'amour en son cœur. Au couvent, on avait voulu détourner le penchant de sa nature exubérante pour les joies terrestres, en lui imposant des règles sévères et la pratique d'une dévotion outrée. Puis, sans doute afin de la récompenser de ses années de prières et de mortifications, on l'avait mariée à dix-huit ans, à un homme d'âge mûr qu'elle n'aimait pas, qu'elle connaissait à peine, et ç'avait été encore pis que le couvent. L'homme à qui on l'avait livrée, comme une vierge tremblante achetée sur un marché d'esclaves, avait fait toute sa fortune dans les mines de la Colombie anglaise, et rapporté de cette région minière à demi sauvage des mœurs grossières, un mépris jaloux de la femme, puisé dans les lupanars de Rossland. Huit années durant, elle dut subir ses brutalités, se résigner à une surveillance blessante de la part de cet époux soupçonneux et morose. Il n'y avait que lorsqu'il faisait la fête avec quelques mineurs revenus de là-bas, rentrant toutes les nuits ivre-mort, pendant huit ou quinze jours, qu'elle avait joui d'un peu de liberté. Frappé d'un coup de sang, à la suite de l'une de ces orgies d'alcool, il était mort subitement et ç'avait été la délivrance. Il y avait près de quatre ans de cela, et résolue de conserver une liberté si chèrement acquise, elle s'était toujours gardée de tous ceux qui lui avaient fait la cour, pour le bon ou le mauvais motif. C'est que, jusqu'à l'époque où elle avait rencontré Paul Mirot, elle avait ignoré l'ivresse, à la fois douce et poignante, qui s'empare de l'être sincèrement épris.

Et maintenant, elle l'adorait, ce jeune homme à moustache blonde, dont la cervelle était remplie de rêves tendres. Ce grand enfant, aux prises avec la vie, lui avait tout de suite inspiré de l'intérêt. Il était venu la voir en ami, comme elle l'y avait engagé à leur première rencontre. Elle se fit d'abord maternelle, lui donna des conseils, puis, un jour, sans savoir pourquoi ni comment, comme dans la chanson, elle changea de rôle. Ce fut elle qui, un soir, provoqua les premiers aveux du journaliste, en lui laissant pressentir son émotion alors que silencieusement, respectueusement, il appuyait ses lèvres sur la main qu'elle lui avait abandonnée.

Dans la demi-obscurité couvrant d'ombre les meubles et les bibelots du petit salon, c'est à ce soir-là qu'il pensait, en contemplant la taille élégante de Simone qu'une dernière lueur de jour, en se jouant dans la dentelle des rideaux, éclairait par derrière. Ils étaient assis tous deux sur ce divan. Il y avait dans son maintien plus d'abandon que de coutume et il s'était hasardé à lui prendre la main pour y mettre un baiser. Sous la caresse de sa moustache, il sentit cette main frémir, en même temps qu'une voix attendrie essayait, mais en vain, de parler d'autre chose. Alors, sans abandonner cette main qu'il avait conquise, il se rapprocha davantage et, ingénument, lui avoua son grand amour.

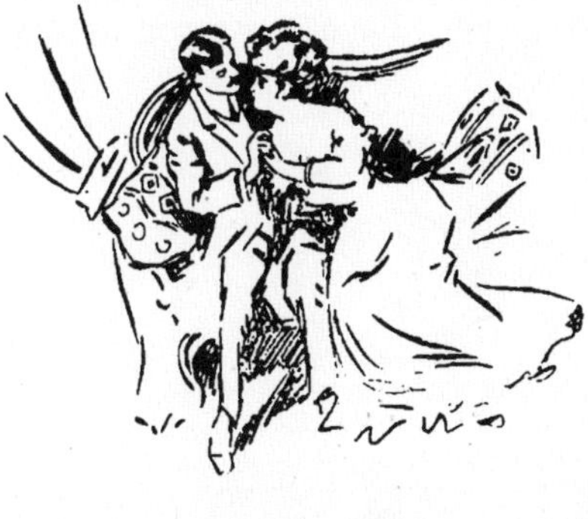

Pour toute réponse, elle se jeta dans ses bras, lui offrant sa bouche. Au contact de ces lèvres s'entrouvrant comme un calice rouge de volupté, il perdit la tête. Cette petite bouche charnue, aux contours tentateurs, il la désirait depuis si longtemps, sans espoir de jamais obtenir la faveur d'abreuver sa tendresse. Un geste instinctif du jeune homme avertit Simone du péril de la situation. Elle se dégagea doucement et lui dit : « Tu vois comme je suis faible ! Je t'aime trop. Il faut me promettre de ne jamais abuser de ma faiblesse. » Et il le lui avait juré. Serment bien téméraire, s'il n'avait pas été inutile puisque, à cause de son inexpérience des femmes, il eût été fort embarrassé d'aller plus loin, sans qu'on y mît un peu de complaisance. Cependant, il était jeune, vigoureux, ardent, et parfois il souffrait de cette réserve.

Il se rappelait qu'un jour, revenue très lasse d'une longue course dans les magasins, Simone avait eu la fantaisie de se reposer près, tout près de lui. Ils trouvèrent le divan propice à l'accomplissement de ce dessein. De son bras droit, il fit un oreiller pour la tête de sa bien-aimée, dont les épaules charnues s'appuyaient avec confiance sur lui : « Que je suis bien », dit-elle en fermant les yeux. Il la regarda dormir près d'une heure, contemplant ses traits

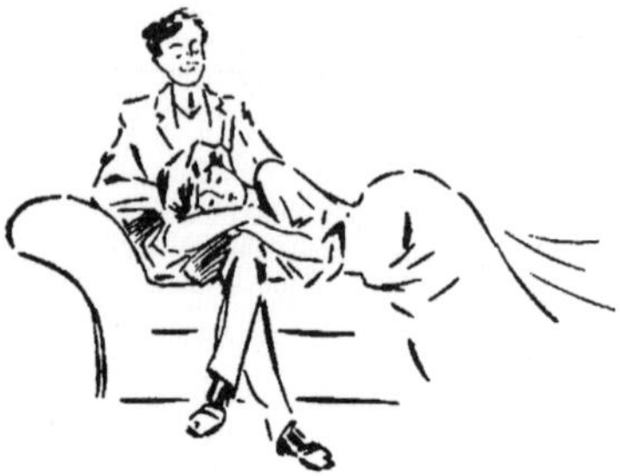

que la pureté des lignes faisait ressembler aux profils des déesses antiques, suivant les mouvements onduleux de sa poitrine aux rondeurs provocantes ; puis, son regard s'égara à l'ampleur des hanches pour s'extasier ensuite jusqu'à la finesse du pied. Saint Antoine dans le désert, en ermite prévoyant, avait le soin de toujours placer sous ses yeux une tête de mort pour résister aux visions troublantes qui venaient le tenter, tandis que le jeune reporter au *Populiste* n'avait que la pensée de son grand amour, qu'il voulait chevaleresque, pour le faire tenir sage. Quand elle s'éveilla, elle le vit tout pâle et comprit que l'épreuve avait été trop forte. Les jours qui suivirent, elle se montra plus réservée et il en souffrit encore, se croyant moins aimé.

La musicienne avait abandonné le piano sans qu'il s'en fût aperçu et, lentement, sans faire le moindre bruit, s'était approchée de son amoureux. Elle l'enlaça de ses bras et lui appliqua un baiser sur le front, telle une muse visitant un poète. Puis, passant les mains dans ses cheveux, elle lui dit tendrement :

— Jure-moi que tu ne la souilleras jamais, ta belle tête d'artiste, que je caresse en ce moment.

Il glissa à ses pieds et s'écria, dans une pose d'adoration :

— Tu es mon Dieu !

Elle se jeta à son cou, émue jusqu'aux larmes, et ne trouva que ces paroles pour exprimer l'intensité de son émotion :

— Quel beau blasphème !

Elle se fût abandonnée sans la moindre résistance si, à ce moment, il avait voulu la prendre. Mais il se contenta de se blottir contre sa poitrine, comme un gros bébé, et de se laisser dorloter jusqu'à l'heure où elle le congédia.

Tous les jours, après le journal, elle l'attendait maintenant chez elle, rue Saint-Hubert, et le gardait jusqu'à six heures. Parfois, leur tête-à-tête se prolongeait plus tard, sans que ni l'un ni l'autre ne s'en doutât, et, heureux de s'être ainsi oubliés, ils avaient vite fait d'en prendre leur parti. Elle l'envoyait chercher quelque chose à manger, du beurre, du pain frais, pendant qu'elle préparait le café, et ils dévoraient ensemble ce menu improvisé, sur la petite table du salon. Jacques Vaillant n'ignorait pas que Paul Mirot faisait de fréquentes visites à madame Laperle, mais il se montrait d'une discrétion parfaite. Les deux amis avaient perdu l'habitude des longues promenades en revenant du *Populiste*. Paul quittait Jacques au coin de la rue Dorchester, sous prétexte qu'il avait à travailler, et, sans s'arrêter chez lui, courait où il se savait attendu avec impatience.

Un jour, Vaillant le retint de force :

— J'ai besoin de toi.

— Ah !

— J'espère que tu ne te déroberas pas, quand je t'aurai dit que la démarche que nous allons faire t'intéresse autant que moi. Pour une fois, elle peut bien attendre.

— Qui, elle ?

— Si tu veux que je te la nomme ?... À propos, je l'ai rencontrée hier au St. Lawrence Hall, où, comme tu le sais, les amis de mon père avaient organisé une grande réception, suivie d'un banquet, pour célébrer l'entrée du député de Bellemarie dans le cabinet provincial, comme ministre des Terres de la Couronne, en remplacement de l'honorable Troussebelle, qui a accepté un fauteuil au Conseil Législatif.

— Je savais qu'elle devait y aller.

— Je n'en doute pas. Mais, ce que tu ignores, c'est qu'elle a eu un immense succès auprès des jolis specimens *high tone* qui font l'ornement de nos cercles mondains.

— Oh ! des faiseurs de coq-à-l'âne.

— Oui, mais qui sont aussi des coqs à poules.

— Cela m'est bien indifférent.

— Puisqu'il en est ainsi, je n'hésite plus à t'apprendre qu'elle fut surtout l'objet d'attentions particulières de la part du fameux Troussebelle qui, depuis qu'il s'est fort compromis avec une petite actrice de l'*Extravaganza* — tu te rappelles celle en bébé, qui était si gentille ? —, donne maintenant la chasse au gros gibier. On prétend qu'il emploie des moyens infaillibles pour séduire les femmes.

Paul Mirot avait pâli, son camarade se hâta de le rassurer :

— Ce que je te dis là, ce n'est pas sérieux. Je voulais savoir si tu l'aimais au point d'en souffrir à l'idée qu'on pourrait te l'enlever.

Il espérait une confidence, son ami ne dit mot. Après une pause, il changea de sujet :

— Maintenant, parlons de choses sérieuses. Examinons un peu ce qui s'est passé au *Populiste* depuis quelque temps. Ça va mal pour nous deux, il n'y a pas à se le dissimuler. Toi, d'abord, tu n'as pas eu de chance. Voilà qu'on te met au reportage, sous la direction imbécile de Jean-Baptiste Latrimouille, tu rates quelques *primeurs*, ce qui te vaut toutes sortes de désagréments. Puis, on t'envoie *faire* un cas de misère lamentable, dans un taudis habité par je ne sais combien de familles italiennes, où hommes, femmes et enfants vivent dans la plus repoussante promiscuité, et tu trouves le moyen de décrire, d'une façon par trop réaliste, le sans-gêne avec lequel te reçurent ces dames. Faute de temps pour réviser ta copie, ces horreurs ont paru dans le journal. Sans l'intervention de Marcel Lebon, qui trouve que tu as réellement du talent, ça y était, on te flanquait à la porte. Quant à moi, c'est autre chose. Il faut bien qu'on me tolère, surtout maintenant, parce que je suis le fils d'un ministre, ayant des faveurs à distribuer ; mais on ne me donne pas le plus petit avancement, on me paie toujours le même salaire, et l'onctueux Pierre Ledoux organise contre moi une campagne honteuse. Il insinue, à droite et à gauche, que je suis le pire des mauvais sujets : un jeune homme sans *principes* ni mœurs. En voilà un que je traiterais avec plaisir à coups de pieds dans le derrière, et tout le monde au journal serait content, y compris Marcel Lebon ; mais on ne peut l'atteindre, sa personne est sacrée ! Les administrateurs du *Populiste* ont été forcés de l'accepter, en le payant grassement, pour se faire espionner.

— Alors, charbonnier n'est plus maître chez soi.

— Ce bon vieux proverbe n'a pas été fait pour les Canadiens... Et je puis t'assurer que *La Pucelle* accomplit scrupuleusement sa mission. Je vais t'en citer un exemple, entre mille. Quelques mois avant ton entrée au journal, une importante maison de commerce de la rue Notre-Dame loua une demi-page du *Populiste* pour annoncer une nouveauté épatante : la *combinaison pour dame*. L'annonce était illustrée d'une vignette représentant une femme moulée dans la *combinaison*. Pierre Ledoux rougit pudiquement en voyant cette chose immodeste reproduite en blanc et en noir, ses yeux s'agrandirent démesurément, ne pouvant plus se détacher de la gravure. Le lendemain, l'annonce ne parut pas, la maison de commerce qui lançait cette marchandise nouvelle réclama, menaça le journal d'un procès, et on dut la dédommager. Quant au reporter des nouvelles édifiantes, il ne dissimulait même pas sa joie d'avoir dénoncé la cupidité honteuse d'administrateurs qui acceptaient de telles annonces pour lui procurer le pain quotidien.

— C'est abominable !

— C'est comme cela... Aussi, j'en ai plein le dos et je veux savoir si on va bien longtemps continuer à nous traiter de la sorte. Les autres, nos camarades : Modeste Leblanc, André Pichette, Luc Daunais, Louis Burelle, Antoine Débouté, sans parler des nouveaux venus, qui ne font que passer à la rédaction, il n'y a rien à faire avec eux, ce sont des esclaves résignés, mais nous ne sommes pas de ce calibre-là.

— Que comptes-tu faire ?

— Je n'en sais rien encore. Mais mon père m'a dit de me rendre à son bureau avec toi, cet après-midi. Nous allons le mettre au courant de la situation et lui demander conseil.

Ils se rendirent chez le ministre des Terres, aux bureaux du gouvernement, et après avoir fait antichambre pendant une demi-heure, à cause du député de la division Sainte-Cunégonde, Prudent Poirier, le plus acharné solliciteur auprès des ministres, qui avait été reçu en audience, ils furent admis dans le cabinet de travail de l'homme du jour.

L'honorable Vaillant les reçut avec beaucoup d'amabilité et les engagea à lui exposer leurs griefs. Après les avoir écoutés attentivement, il fit remarquer à Jacques et à son jeune ami que ce n'était pas de sa faute s'ils avaient voulu se fourrer dans cette galère. Mais, puisqu'ils y étaient maintenant, ils devaient patienter, attendre l'occasion favorable pour se faire connaître, se créer une situation meilleure. Les temps changent, les hommes disparaissent, d'autres les remplacent, il faut se tenir prêt à profiter de l'heure propice, qui se présente... et passe pour bien des gens, sans qu'ils aient eu même le soupçon que durant cette heure ils étaient les maîtres de leur destinée. Tout de même, il verrait Marcel Lebon, les *gros bonnets* du *Populiste* et userait de toute son influence auprès d'eux, en leur faveur. Au moment où les deux amis allaient prendre congé du ministre des Terres, après l'avoir remercié de l'intérêt qu'il avait bien voulu leur témoigner, l'honorable Vaillant les retint encore un instant et leur dit:

— Mes jeunes amis, si j'étais à votre place, je me lancerais dans la politique. Vous avez de l'énergie, de l'enthousiasme, la plume et la parole faciles, en un mot tout ce qu'il faut pour vous élever au-dessus des médiocrités rampantes qui répètent partout et toujours la louange banale du parti au pouvoir ou colportent le dernier scandale découvert par ces messieurs de l'opposition. La politique a ses beautés, de même que ses laideurs, et vous y trouverez des moyens d'action que vous chercheriez en vain dans la littérature, par exemple. Car il faut bien se rendre à l'évidence des faits démontrant que nous sommes encore à l'enfance de l'art en ce pays, que les soucis matériels d'une part, l'ignorance et les préjugés des esprits étroits — et ils sont légion — d'autre part, entravent le développement artistique et l'effort intellectuel au point de condamner à la misère, souvent au mépris public, des écrivains, des artistes d'un talent incontestable qui, dans des milieux plus éclairés, auraient créé des œuvres magnifiques, tout en conquérant à la fois la gloire et la fortune... Je vous vois sourire, je sais que vous pensez à me répondre que ça *marche*, que vous allez opérer une révolution dans les esprits, si on vous laisse la liberté d'écrire ce qu'il vous plaira dans le *Populiste*. En effet, ça marche, mais si lentement que les années vont beaucoup plus vite et qu'elles emporteront votre jeunesse, détruiront vos illusions bien avant que nous ayons une véritable lit-

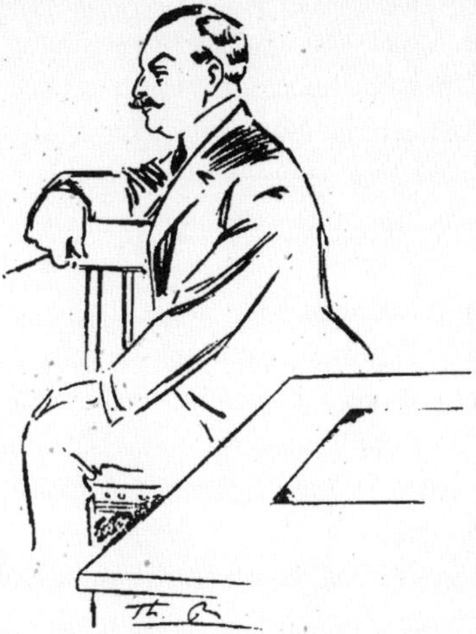

térature canadienne, qu'on ait osé écrire la véridique histoire du Canada français, que nous puissions admirer des tableaux et des statues ayant rapporté au peintre et au sculpteur canadiens de quoi s'assurer une existence convenable, sinon luxueuse. Moi, qui vous parle, j'ai fait de jolis vers autrefois, j'ai même écrit un roman pour mon plaisir, pour moi tout seul, que je léguerai vierge à la postérité après ma mort. J'ai fait, dans les journaux, quelques essais littéraires que personne n'a compris et qui me valent encore les sarcasmes de mes adversaires durant les luttes électorales et même sur le parquet de la Chambre. Pour me consoler d'avoir renoncé forcément à la carrière des lettres, me conduisant tout droit à la famine, je me suis appliqué à devenir un tribun populaire et j'y ai trouvé de réelles compensations. Ce qu'on ne lirait pas, si je l'écrivais dans un journal, je le fais pénétrer dans les esprits par le geste, qui dompte les masses, la parole, qui s'empare de l'attention de la foule, la captive peu à peu, lui communique son enthousiasme, pour la convaincre ensuite. Un beau succès oratoire, c'est quelque chose. L'éloquence est une force susceptible de lancer dans la voie du progrès et des réformes nécessaires ceux qui, par manque d'instruction et de logique, ne sont que des êtres impulsifs.

Le ministre prit sur son secrétaire une petite feuille que lui avait apportée le dernier courrier de Québec, contenant, en première page, un article marqué au crayon rouge, et leur expliqua qu'il s'agissait d'une attaque très violente contre le gouvernement, à cause de son entrée dans le ministère. C'était *L'intégral*, qui prétendait que l'honorable Vaillant faisait partie du groupe avancé, rêvant de démolir nos saintes maisons d'éducation où régnait le Christ, nos collèges donnant une instruction supérieure à celle donnée dans les pays les plus éclairés d'Europe, pour les remplacer par des écoles laïques. L'auteur de cet article citait en même temps un passage de l'un des plus beaux discours du député de Bellemarie, dans lequel il réclamait pour le peuple plus d'instruction, plus de justice et plus de liberté. Un homme qui avait eu l'audace d'employer son talent, incontestable, à répandre de pareilles erreurs, méritait la réprobation publique, au lieu d'être élevé au poste d'aviseur de Sa Majesté. En de telles mains les intérêts de l'Église se trouvaient menacés en même temps que l'autorité civile, soutenue par la puissance d'une aristocratie bourgeoise monopolisant la science à son profit et exploitant toutes les forces vives de la nation. Et l'article concluait en démontrant, contre toute évidence, que l'injustice était la justice, quand il s'agissait de maintenir les saines traditions du passé, basées sur le système monarchique et l'autorité religieuse:

— Vous voyez, mes jeunes amis, que c'est une véritable déclaration de guerre. Il va falloir engager la lutte sans retard, et si le cœur vous en dit, c'est le moment favorable pour vous jeter dans la bataille. Si nous sommes vaincus, il faudra bien en accepter les conséquences ; mais je compte sur le gros bon sens du peuple, pour lequel je me suis toujours dévoué, ce gros bon sens qui lui fera reconnaître ses véritables amis, malgré la campagne de mensonges et de fanatisme qu'on entreprend contre le gouvernement. Peut-être qu'avant longtemps, j'aurai besoin de vous. En attendant, faites-vous admettre dans un club politique, le Club National, par exemple, renseignez-vous, habituez-vous à parler en public.

Après leur avoir donné ce dernier conseil, l'honorable Vaillant les congédia.

Il faisait nuit quand les deux reporters sortirent des bureaux du gouvernement. Jacques Vaillant dit à son compagnon :

— Je crois que mon père a raison. Nous devons suivre son avis et nous attacher à sa fortune. Qu'en penses-tu ?

— Je pense comme toi.

— Alors, c'est entendu, nous ferons le plus tôt possible notre entrée au Club National... Maintenant, va où le cœur t'appelle. Moi, je vais regarder la lune, qui se lève derrière la montagne.

Il était plus de six heures. Paul Mirot ne se le fit pas répéter deux fois. Il sauta dans le premier tramway qui passa et, vingt minutes plus tard, il arrivait chez madame Laperle.

Au lieu de lui faire joyeux accueil, comme d'habitude, Simone lui dit d'un ton plutôt froid :

— Je ne vous attendais plus.

Ils allèrent s'asseoir à la place accoutumée. La froideur de cette réception avait empêché le jeune homme d'expliquer tout de suite la cause de son retard. Lorsqu'il voulut parler, elle ne lui en donna pas le temps. Elle l'entretint de banalités : de sa couturière qui devait lui apporter une robe, de la température qui semblait s'adoucir, de la lune dans son plein, du carême qui approchait. Il en était navré, mais par un sentiment d'orgueil enfantin, il s'efforça de dissimuler sa peine. Ayant épuisé tous les sujets de conversation, qui permettent de parler sans rien dire, Simone se tut et un silence menaçant suivit.

Le pauvre garçon ne savait plus quelle contenance prendre. Il n'osait parler, de crainte qu'un mot maladroit ne vînt aggraver la situation ; il n'osait s'approcher d'elle, non plus, pour ne pas s'exposer à une rebuffade. Si c'était leur dernière entrevue ? Alors, tout le bonheur à venir, qu'il avait escompté d'avance, s'évanouirait à la minute précise où il sentirait de nouveau le froid de la rue le souffleter au visage. Elle fit un mouvement pour se lever, en disant :

— Maintenant, mon cher, je suis obligée de vous prier de vous en aller. L'heure avance et j'attends quelqu'un.

D'un élan bien de son âge, il la retint, et comme s'il avait épuisé toutes ses forces dans cet effort, il desserra aussitôt son étreinte et, la tête dans ses mains, un sanglot remonta de sa poitrine oppressée. Elle en resta muette de surprise et ne sut que l'enlacer amoureusement de ses bras. La crise passée, il lui dit, en essayant de se dégager de son étreinte :

— C'est bête, un homme qui pleure !

Elle le serra plus fort contre sa poitrine, et but sur le visage de l'aimé les larmes qu'elle avait fait verser, répétant, entre chaque baiser: «Pardon, mon chéri, pardon!»

Alors, il lui confia tout ce qu'il avait sur le cœur. Il lui apprit qu'au journal, le chef des nouvelles lui causait toutes sortes d'ennuis, que le métier de rédacteur de faits divers à sensation ne lui allait pas du tout. Son ami, Jacques Vaillant, en avait assez, lui aussi, de ce métier de chien, et c'est pour cela qu'ils étaient allés, tous deux, après le journal, voir le ministre Vaillant, pour lui demander conseil et protection…

Elle l'interrompit:

— J'ai été méchante, pardonne-moi. Je me suis imaginé, dans l'anxiété de l'attente, des choses que j'ai honte de te dire maintenant… Voilà, j'ai cru que tu t'étais laissé entraîner dans quelque mauvais lieu par des camarades, malgré ta promesse. Car, tu t'en souviens, tu m'as promis de ne jamais souiller ce front intelligent, cette bouche que j'ai si souvent baisée. Je ne veux pas que des lèvres indignes s'en approchent.

— Tu n'as donc plus confiance en moi?

— Je ne sais plus; j'étais folle! Mais, aussi, pourquoi m'avoir caché tout cela? Je me doutais bien un peu que tu devais avoir des ennuis à ton journal, tous les hommes de talent qui y ont passé en ont eu. Hier soir, à la réception du ministre, j'ai bien songé à intriguer en ta faveur; mais la peur de me trahir m'a retenue. L'occasion était des plus favorables, cependant, le vieux Troussebelle paraissait en humeur de ne rien pouvoir me refuser. Je crois qu'il m'a fait un peu la cour.... Tu n'es pas jaloux?

— Affreusement jaloux! J'en deviens cannibale.

Et il l'embrassa à pleines lèvres, goulûment.

Elle se laissa dévorer ainsi pendant quelques instants, puis redevint sérieuse.

— Maintenant, parlons de ton avenir. Que comptes-tu faire ?

Il répondit :

— J'avais rêvé d'écrire de beaux livres, de faire au moins une œuvre dans laquelle je mettrais, à la fois, tous les enthousiasmes et toutes les désillusions qui font déborder ou languir mon âme, toutes les souffrances et toutes les joies qui ont fait battre mon cœur, depuis que je le sens s'émouvoir dans ma poitrine. La nature m'a fait vibrant comme l'airain d'une cloche : longtemps et profondément en moi résonne le coup qui me frappe, pour l'allégresse ou pour la douleur. À l'école, j'ai connu les brutalités de mes compagnons de jeu ; au collège, j'ai vu l'injustice s'afficher sous des dehors respectables, l'hypocrisie cultivée avec un art consommé par les petits hommes qui se préparaient à devenir la classe dirigeante. Tout cela m'a fait mal. Le goût du travail, la volonté de m'instruire, afin d'être bien armé pour les luttes de la vie, que, d'instinct, je sentais traîtresses et dures, m'ont fait accepter bien des choses. Je voulais être utile à mes compatriotes, je croyais que le journalisme m'en fournirait les moyens. Dans les journaux, hélas ! c'est encore pis qu'au collège. Je croyais naïvement que le journal était fait pour répandre la vérité, pour éclairer le lecteur ; je m'aperçois qu'on y exploite la sottise, qu'on y flatte les préjugés, bref, qu'on s'ingénie à faire en sorte de maintenir le peuple dans l'ignorance et la sottise. Je vois que pour réussir, il me faudra faire comme les autres, dissimuler ma pensée, emprisonner ma franchise, faire ma cour aux nullités et aux petits potentats, en un mot, ménager la chèvre et le chou, jusqu'au jour — et ce jour viendra-t-il jamais ? — où je me serai créé une situation indépendante, qui me permettra de me livrer à quelque travail utile. En attendant, on me conseille la politique, comme moyen d'action; je crois que c'est ce que j'ai de mieux à faire, pour le moment.

— Mon pauvre ami!

C'était la première fois qu'il se livrait ainsi tout entier, qu'il lui montrait son âme à nu, elle en éprouva une joie intense. C'était un homme nouveau que ses yeux contemplaient avec extase, un homme qu'elle ne connaissait que depuis cinq minutes. Une grande résolution, un généreux vouloir germa, soudain, dans son esprit: pour que ce jeune homme enthousiaste puisse réaliser son rêve, il lui fallait le dévouement d'une femme, et elle était prête à se consacrer tout entière à la tâche de le soutenir, de le rendre heureux, et, partant, victorieux. Elle lui dit, de cette voix grave que l'on prend pour prononcer des mots définitifs:

— Veux-tu m'associer à ta grande entreprise?

— Si je veux!

— Je te consolerai aux heures de défaillance morale; je mettrai à ton service toutes les ressources de mon intelligence féminine; tu puiseras sans réserve, dans mon amour, la force nécessaire pour arriver au succès. En retour, je ne te demanderai que de m'aimer quelques années encore, car, bientôt *tu t'en iras de moi, jeunesse*, comme dit, avec un si touchant regret, un poète féminin. Alors, je mettrai tout mon bonheur à me rappeler que tes succès sont aussi un peu les miens.

— Mais…

— Oh! ne proteste pas. Je sais ce que tu vas me dire. Le rêve de toute femme intelligente et bonne, vois-tu, c'est d'être pour celui qu'elle aime cette fée des contes qui protège le beau chevalier, de sa puissance magique, et le fait triompher de tous les obstacles. Si je te donne ce qui me reste de jeunesse pour réaliser ce rêve, ce n'est pas moi qui serai volée.

Un coup de sonnette l'interrompit. Elle leva les yeux sur la pendule de la cheminée : il était plus de huit heures :

— C'est ma couturière, qui m'apporte une robe à essayer. Je n'y pensais plus.

— Bien, je m'en vais.

— Impossible ! Tu ne peux sortir sans que cette femme te voie, et c'est une bien mauvaise langue. Puis je désire que nous soupions ensemble, ce soir.

— Je ne demande pas mieux. Mais que faut-il faire ?

— Viens, je vais te cacher dans ma chambre.

Cette chambre donnait sur le petit salon. Une tenture sombre en dissimulait l'entrée. Elle le fit pénétrer dans ce sanctuaire parfumé, lui recommanda d'être bien sage, de ne pas faire de bruit, puis elle s'en alla recevoir sa couturière.

D'abord, le jeune homme ne distingua rien du tout dans la pièce, mais, peu à peu, ses yeux s'habituèrent à l'obscurité. Il s'aperçut qu'une fenêtre, au fond, projetait sur le tapis une vague lueur provenant de la rue voisine où brillait une grosse lampe électrique. Cette mystérieuse clarté lui fit entrevoir le lit où Simone devait dormir en rêvant de lui. Il s'en approcha avec respect, frôla la courtepointe. Sa main tremblait, un peu de fièvre égarait sa pensée, il voulut échapper à cette hantise et se retourna. Près d'une commode, sur un fauteuil, un fouillis de dentelles lui jeta à la figure un parfum intime et grisant. Cela lui donna de l'audace. On riait dans le salon, il voulut voir. Il essaya de regarder par le trou de la serrure, mais ne vit rien. Alors, lentement, pour ne pas donner l'éveil,

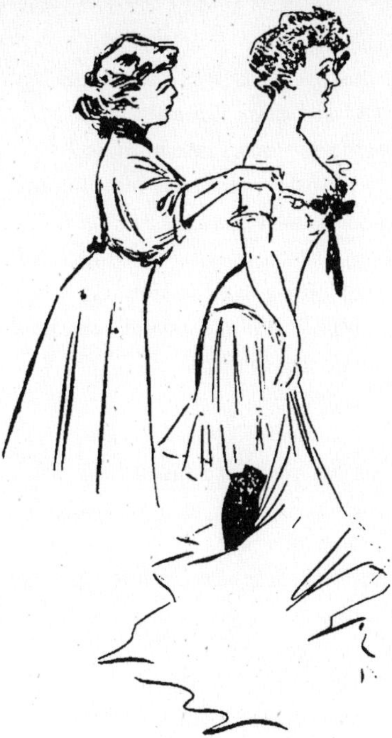

il entrebâilla la porte et se glissa derrière la tenture. Le cœur lui battait fort. Si on allait le découvrir ? Il ne savait pas que lorsqu'une femme s'occupe de robes ou de chiffons, rien ne peut l'en distraire. Quand il fut un peu remis de son émotion, avec des précautions infinies, il écarta légèrement la draperie et vit la jolie femme, aux mains de sa couturière. Le spectacle dont il fut témoin porta son ivresse amoureuse au paroxysme.

La couturière, qui était une vraie pie, tout en ajustant le corsage, la jupe, en drapant ou mettant à nu les bras potelés et les épaules blanches de Simone, vantait la beauté de sa cliente:

— Oh! que vos bras sont beaux, madame, et quelles épaules! Ah! si j'étais homme!

— Eh bien! si vous étiez homme?

— En ce moment, je serais bien heureux.

— Et si je vous repoussais?

— En supposant que vous m'aimeriez?

— On peut aimer sans se donner.

— C'est mal, madame, quand on est belle, de ne faire le bonheur de personne.

— Vous croyez?

— J'en suis sûre.

— Vous avez peut-être raison.

— Moi, à votre place, je me marierais.

— C'est une idée, cela.

— À votre âge, gentille comme vous êtes, vous ne pouvez rester longtemps seule sans vous exposer à perdre la tête, un de ces jours.

— Je n'ai qu'à fuir le danger.

— Le danger vient sans qu'on le voie.

— Où avez-vous pris toutes ces belles maximes?

— Dans notre métier, on apprend bien des choses. J'en sais des histoires sur certaines dames, madame Montretout, entre autres, à qui on donnerait le bon Dieu sans confession.

— Et vous, votre vertu n'a jamais été en péril?

— Jamais. J'ai assez de mon mari. Mais si j'avais le malheur de le perdre, mon gros Dieudonné Moquin, je me hâterais d'en prendre un autre, gras ou maigre. Je ne pourrais pas supporter le veuvage.

— J'admire autant votre prudence que votre franchise.

— Je suis amoureuse, moi, mais pas coquette. Je n'avais que seize ans lorsque mon cousin, Baptiste Poitras, se noya dans la rivière Sainte-Rose, par amour pour une jeune fille qui lui en avait fait *accraire*, comme on dit à la campagne. Ce malheur m'a fait réfléchir et j'ai compris que celle qui allume l'incendie doit l'éteindre ensuite. C'est pour cela que je ne me laisse jamais faire la cour. Je ne pourrais, sans faiblir, voir la souffrance d'un pauvre amoureux que j'aurais encouragé.

L'essayage était terminé.

La couturière partie, Paul Mirot quitta sa cachette et s'élança vers Simone, qui, dans le désordre de sa toilette, pour cacher sa confusion, se jeta dans ses bras, implorante :

— Va-t'en ! Va-t'en !

— Si tu me chasses, je vais me noyer, comme Baptiste !

— Oh ! mon chéri, je ne veux pas que tu meures.

— Quand on allume l'incendie, il faut l'éteindre.

— Mais tu as entendu, tu sais donc tout ?

— Hélas ! non. J'ignore l'amour qui fait homme.

— Bien vrai ? Ah ! que je suis contente ! que je suis heureuse !

Cet aveu mettait le comble au ravissement de cette femme. Il lui semblait que son aimé était plus à elle, tout à elle, comme cela. Et dans un élan de tendresse débordante et de passion longtemps contenue, Simone fut l'initiatrice.

Le lendemain, quand le jeune homme s'éveilla, il faisait grand jour, et il fut tout surpris de ne pas reconnaître sa chambre solitaire de la rue Dorchester. Il ne fut pas long, du reste, à se souvenir, et près de lui, il avait la preuve vivante qu'il n'avait pas dormi dans la solitude.

Il était l'heure, maintenant, de se rendre au *Populiste*, et il se présentait une difficulté que les amoureux n'avaient pas prévue la veille: comment sortir de cette maison dans la matinée sans s'exposer à quelque rencontre importune? Dehors, il faisait une tempête effroyable. Le vent du nord soulevait des tourbillons de neige, qui empêchaient de voir à dix pas devant soi. Paul s'approcha de la fenêtre et aperçut un énorme banc de neige s'élevant à la hauteur du premier étage. Cette vue lui suggéra un plan dont il fit part aussitôt à Simone:

— J'ai trouvé le moyen! Je vais passer par le carreau mobile du double châssis, sauter sur le banc de neige et m'enfuir par la ruelle. Personne ne me verra.

— Tu ne te feras pas de mal en tombant?

— Pas le moindre mal.

— C'est que j'ai peur!

— Ne crains rien, tu vas voir.

Il s'habilla à la hâte, revêtit son paletot, qu'il boutonna soigneusement, s'enfonça son bonnet de fourrure sur les yeux, et, quand ils eurent échangé un dernier baiser, il se glissa à plat ventre dans le carreau, les pieds devant. Tout allait bien lorsque, rendu aux épaules, son paletot étant un peu remonté, il se trouva suspendu dans le vide. Simone, alarmée, lui dit, suppliante:

— Je t'en prie, remonte. Je t'aime, je suis libre, ce n'est pas la peine de nous cacher. Il faudra bien qu'on le sache, un jour ou l'autre. Que m'importe l'opinion, si je te garde!

Il ne put répondre. D'un effort vigoureux, il avait dégagé ses épaules et était disparu dans la neige. Inquiète, Simone passa la tête dans la fenêtre et le vit bientôt reparaître tout blanc, comme un Pierrot. Et pendant qu'il se sauvait par la ruelle, elle battit des mains, comme une gamine.

V

Le Flambeau

La session de la législature provinciale, après l'élévation du député de Bellemarie au poste de ministre des Terres de la Couronne, fut longue et orageuse. Le gouvernement, qui avait eu jusque-là le tort de faire trop de concessions à ses ennemis, dans l'espoir de se concilier leurs bonnes grâces, voulant accomplir les réformes inscrites à son programme, se vit attaqué de toutes parts. Le parti avancé sur lequel s'appuyait le ministère, soutenu par les organisations ouvrières réclamant des lois plus équitables et plus d'instruction, se refusait à tout compromis avec les exploiteurs de préjugés séculaires, sustentés par les gros financiers et les pêcheurs en eau trouble, gens fort respectés, s'enrichissant de la sueur du peuple. Pendant que les uns reprochaient au gouvernement d'agir avec trop de prudence et de lenteur, les autres accusaient la députation ministérielle de faire le jeu des ennemis de l'Église, travaillant à démolir nos admirables institutions nationales, agitaient même devant le public pusillanime et crédule l'épouvantail du socialisme et de l'anarchie.

Dans une réunion de cabinet, on décida d'abord d'engager franchement la bataille contre l'opposition, qui prêchait la guerre sainte. Le ministre Vaillant fut chargé de diriger les premières escarmouches. Aussitôt, il se jeta dans la mêlée avec l'impétuosité d'un homme énergique et sincère dans ses convictions. Sa logique inattaquable et son éloquence entraînante eurent bientôt raison des arguments de ses adversaires. Il profita de son triomphe pour affirmer les droits de l'État en matière d'éducation et préconiser, en même temps, une législation garantissant plus de liberté et plus de justice à tous les citoyens qui, riches ou pauvres, grands ou petits, catholiques, protestants ou libres penseurs devaient être tous égaux devant la loi. Les feuilles dévotes firent grand bruit autour du débat fameux, tandis que les organes ministériels, redoutant de se compromettre, n'osaient trop rien dire. Au Club National, où Paul Mirot et Jacques Vaillant défendirent courageusement l'attitude du ministre, on commençait à trembler. Quelques manifestations, habilement organisées à droite et à gauche, et dont on exagéra l'importance, suffirent pour effrayer le troupeau sans convictions, ceux qui ne considéraient que les avantages du pouvoir.

Il y eut une seconde réunion du cabinet, et, malgré l'avis de Vaillant, qui soutenait que la victoire était gagnée si le ministère se montrait ferme et résolu, ses collègues se rallièrent à l'opinion de l'honorable Troussebelle, pontifiant sans cesse depuis qu'il avait été nommé conseiller législatif et ne cessant de poser au diplomate en prêchant la conciliation de tous les intérêts et de tous les partis. Les élections allaient avoir lieu l'année suivante, il fallait ménager tout le monde, ne froisser aucune susceptibilité, pour s'assurer une majorité considérable. Le ministre des Terres, qu'on avait poussé de l'avant, eut beau prétendre qu'il n'était plus temps de reculer, que le gouvernement serait battu aux prochaines élections, s'il mécontentait ses vrais partisans, n'ayant rien à espérer des autres, désormais, on ne voulut pas l'entendre. Ne pouvant répudier les déclarations qu'il avait faites devant la Chambre, il comprit qu'on le sacrifiait. Aussi s'empressa-t-il de remettre son portefeuille à son chef, pour aller reprendre son siège de simple député.

Les journaux ministériels firent tomber sur le ministre déchu la responsabilité de l'agitation qui avait failli provoquer une crise politique. Au *Populiste*, Pierre Ledoux, le reporter des nouvelles édifiantes, jubilait; il paraissait plus sale de contentement et ricanait maintenant, lui qui ne riait jamais, quand Jacques Vaillant, contre lequel il nourrissait une haine sournoise, se permettait quelque plaisanterie à son égard. Ce n'était plus le fils d'un ministre, et il espérait qu'on le jetterait bientôt à la porte, en même temps que son acolyte Mirot, tous deux étant trop pénétrés du déplorable esprit du siècle pour ne pas compromettre le journal.

Des signes certains annonçaient, du reste, que les deux amis ne moisiraient pas dans les bureaux du *Populiste*. Le gros Blaise Pistache n'avait jamais pardonné à Paul Mirot le peu de cas qu'il faisait de ses *coups de plume* et se plaignait sans cesse de lui à l'administration, appuyé par Jean-Baptiste Latrimouille, accusant ce jeune reporter d'indiscipline et d'imbécillité, parce qu'il osait répondre à ses injustes réprimandes, au lieu de courber humblement le front. Quant à Jacques Vaillant, c'était beaucoup plus grave, on insinuait dans les coins, à tous ceux qui voulaient bien prêter l'oreille, qu'il appartenait à des sociétés secrètes, et tout le monde commençait à le regarder de travers. L'événement se produisit encore plus tôt que ne l'avait prévu *La Pucelle*, qui, pour en avoir été la cause, n'en ressentit pas moins l'effet immédiat.

C'était le lendemain de la conférence de l'abbé Martinet, au Cercle Saint-Ignace, sur le modernisme, dont Ledoux avait été chargé de faire le compte rendu. Le rédacteur des nouvelles édifiantes avait eu le soin de glisser dans son élucubration des allusions blessantes à l'adresse de l'ancien ministre des Terres, au moyen de citations de Louis Veuillot, ce sophiste vénéré des esprits rétrogrades, parce qu'il fut un redoutable ennemi du progrès. La méchanceté onctueuse de ces allusions blêmit la figure de Jacques Vaillant, quand il eut sous les yeux la feuille fraîchement imprimée du numéro du jour. D'un bond, il fut auprès de l'auteur de cette goujaterie et, le saisissant à l'épaule, il lui demanda, en cherchant à fixer son regard fuyant :

— C'est toi, petit Louis Vieillot, qui as écrit cette saleté ?

Pierre Ledoux se recula en grimaçant et répondit :

— C'est moi.

Il n'eut pas le temps d'éviter la gifle formidable qui le fit se sauver en appelant au secours. Tout le monde accourut, le gros Pistache et Jean-Baptiste Latrimouille les premiers, qui trouvèrent que c'était *intolérable*, qu'il fallait en finir avec de pareils scandales. Paul Mirot approuva hautement le geste de son ami et tous deux, prévenant un renvoi certain, demandèrent leur congé. Un étudiant qui avait raté tous ses examens et un jeune avocat sans causes s'étant présentés pour demander de l'emploi au journal, on les remplaça sur l'heure. Ce qui fit dire au gérant de l'administration, un homme de chiffres, et pas autre chose : *Des journalistes, y en a plein les rues !*

Deux mois plus tard, vers les onze heures du matin, par une fin de semaine ensoleillée, *Le Flambeau*, journal du samedi, à huit pages, faisait son apparition dans la

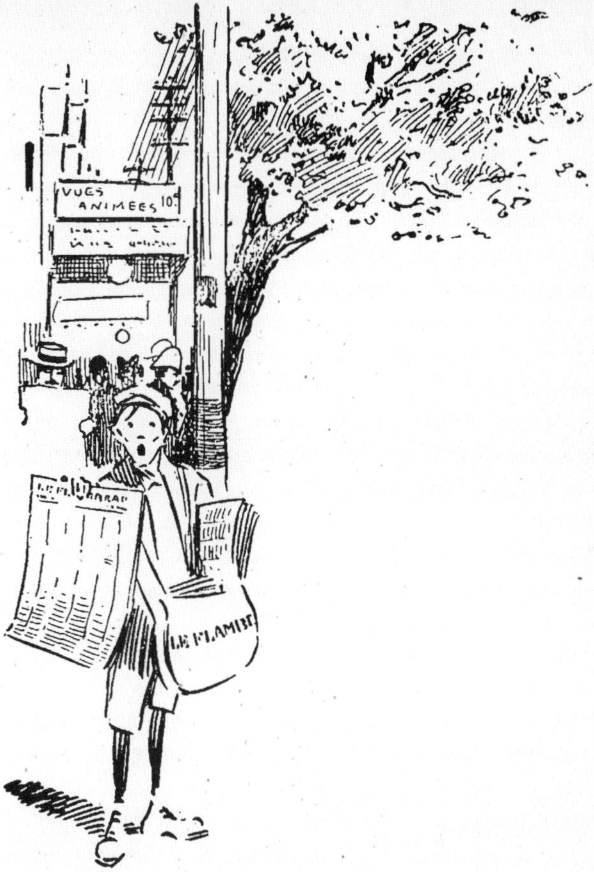

métropole. Au coin des rues, les petits vendeurs de journaux criaient :

«*Le Flambeau* ! *Le Flambeau* ! Achetez *Le Flambeau*, journal indépendant, littéraire et scientifique, interdit aux imbéciles.»

Tout le monde achetait *Le Flambeau*. Prudent Poirier, le député de la division Sainte-Cunégonde, se laissa même distancer par une beauté provocante qu'il suivait, pour s'en procurer un exemplaire.

Le directeur-propriétaire du *Flambeau* était le député de Bellemarie qui, après la prorogation de la session provinciale, avait résolu de fonder, avec ses propres ressources et l'appui financier de quelques amis, un journal qui instruirait le peuple, tout en défendant sa personnalité et ses convictions contre les attaques perfides de ses ennemis. Il avait eu l'avantage d'acheter à moitié prix, rue Saint-Pierre, une petite imprimerie vendue par autorité de justice, et, en quelques semaines, le journal fut organisé. Il s'était adjoint son fils Jacques, et Mirot, pour diriger l'entreprise. L'ancien ministre des Terres écrivait les articles politiques et ses deux rédacteurs faisaient tout le reste de la besogne, à part la partie réservée aux collaborateurs, qui étaient le peintre canadien Lajoie, le docteur Dubreuil, jeune savant très estimé, le mutualiste Charbonneau, chef de la Fédération Ouvrière, et le poète Beauparlant, chantant très bien les beaux yeux des Canadiennes. Une page était aussi consacrée à la chronique féminine, confiée à mademoiselle Louise Franjeu, que l'Université McGill avait fait venir de France pour donner des cours de littérature française.

Le premier mois, pour mettre *Le Flambeau* sur un pied convenable, les deux journalistes, obligés de voir à une infinité de détails à la fois, travaillèrent pour ainsi dire jour et nuit. Il fallut, d'abord, compléter le matériel de l'atelier, voir à établir un bureau d'administration avec comptable, agent d'annonces et solliciteur d'abonnements, organiser un service de correspondants, puis donner au journal sa forme définitive en classant la matière qui devait entrer dans chaque page. Il y avait quarante colonnes à remplir par numéro, à part les seize colonnes réservées aux annonces. La première page fut consacrée aux articles politiques et aux échos et commentaires, la seconde aux études littéraires, la troisième aux arts et aux sciences, la quatrième aux questions intéressant particulièrement les femmes et les jeunes filles, la cinquième aux dépêches étrangères, la sixième à l'agriculture, la septième à la chronique ouvrière et aux nouvelles concernant les conditions du travail dans tous les pays du monde, la huitième aux faits divers de la ville et de tous les endroits du pays. Et lorsque tout fut réglé, que le rouage fonctionna régulièrement, la tâche quotidienne, divisée méthodiquement, du lundi au samedi, resta encore assez lourde. Cependant, ni Jacques ni Paul ne songèrent à se plaindre de leurs fatigues, heureux d'être libérés de cette servitude les obligeant, au *Populiste*, à n'être que des machines et non des hommes.

Madame Laperle qui, depuis le mois de mai, avait abandonné son appartement de la rue Saint-Hubert pour aller demeurer dans le quartier anglais, rue Peel, où elle était libre de recevoir Paul Mirot aux heures qui lui plaisaient, éprouva une grande joie à l'apparition du nouveau journal, voyant dans cet heureux événement le présage d'un brillant avenir pour celui qu'elle avait soutenu de toute sa tendresse féminine et dorloté comme un enfant, aux jours angoissants d'incertitude du lendemain qu'il venait de traverser.

Jacques Vaillant ne devait pas tarder à éprouver, à son tour, la félicité à la fois douce et réconfortante que procure, aux êtres les mieux trempés pour les luttes de la vie, la hantise de la femme aimée présidant à tous vos travaux, vous accompagnant pas à pas dans le va-et-vient

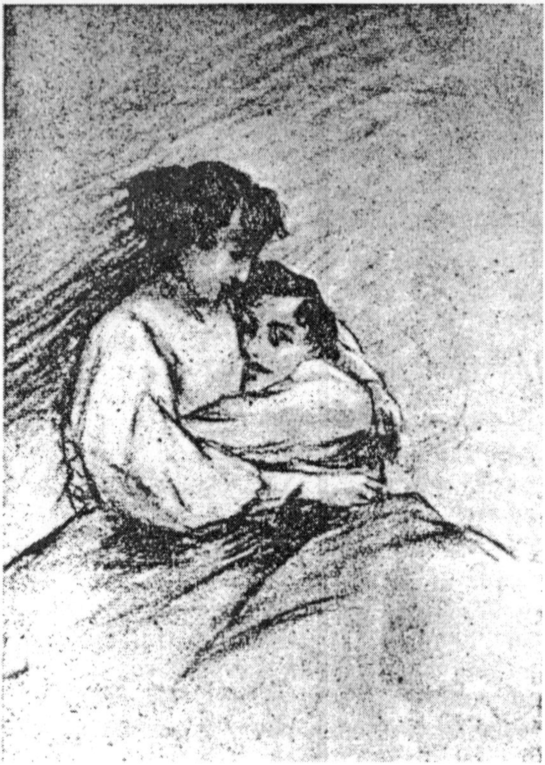

journalier d'une existence active, avec qui vous causez dans la solitude, en parlant pour elle et pour vous. Un jour, en venant au *Flambeau* corriger les épreuves de sa page féminine, mademoiselle Louise Franjeu amena avec elle Miss Flora Marshall, une jeune Américaine, étudiante à l'Université McGill, qu'elle présenta à ses camarades en journalisme. C'était une belle fille, grande, robuste comme la plupart des Américaines, qui commencent de bonne heure à la *Public School* à faire de la *Physical Culture*. Elle avait de beaux yeux bruns, aux éclairs d'or fauve, et une abondante chevelure d'un blond ardent. Miss Marshall, à vingt-deux ans, ne ressemblait en rien à la vierge rougissante que chantent les poètes des lys mélancoliques et des roses qui se fanent, mais elle n'en était pas moins séduisante pour cela. Sa franchise de langage et de manières, sa crânerie à aborder les sujets les plus difficiles pour son sexe, sa façon de mépriser les mensonges conventionnels pour considérer bravement les réalités de la vie, autant que sa beauté, plurent à Jacques Vaillant. Dès cette première rencontre, l'ami de Mirot et l'étudiante sympathisèrent parfaitement.

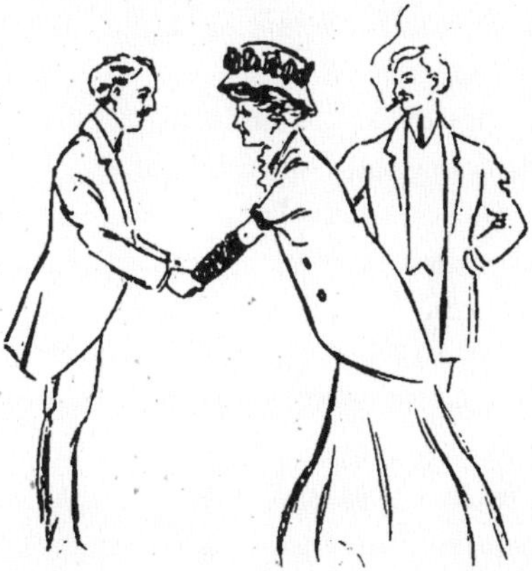

Cette étudiante américaine aimait beaucoup mademoiselle Franjeu et s'intéressait sérieusement au *Flambeau*. Elle voulait même mettre de l'argent dans l'entreprise, en faisant appel à la générosité d'*Uncle Jack*, vieux garçon noceur et millionnaire de New York, sans cesse, selon le langage pittoresque de sa nièce, *in love* avec des

Stage Beauties au *Madison Square Garden*. Elle soumit son projet à l'honorable Vaillant, qui lui fit comprendre qu'il ne pouvait accepter d'argent venant de l'étranger pour maintenir son journal. Ses ennemis avaient déjà assez de prétextes pour le combattre sans leur fournir de nouvelles armes.

Uncle Jack, qui s'était enrichi par ses coups d'audace dans les spéculations de bourse, constituait maintenant toute la famille de Miss Marshall, et elle devait hériter plus tard de la fortune de cet oncle millionnaire, qui, malgré ses coûteuses et fréquentes fredaines, parvenait à peine à dépenser son revenu. Elle était née à Los Angeles, Californie, dans ce paysage ensoleillé de la côte du Pacifique, dont elle avait gardé le reflet dans ses yeux et les rayons d'or dans la chevelure. Son père, le capitaine James Marshall, du *12th Regiment* des *U.S. Rifles*, envoyé en garnison dans le Sud, avait épousé une superbe Créole qui lui avait donné, au bout d'une année de mariage, la petite Flora. Dans ce merveilleux climat, quasi oriental, la fillette avait grandi en liberté, courant les jambes nues sous les orangers. À seize ans, elle était déjà complètement formée. C'est à cette époque de son adolescence que son père, envoyé aux Philippines au début de la guerre *Hispano-Américaine*, avait été tué à la tête de sa compagnie. L'oncle Jack Marshall avait recueilli la veuve et l'orpheline, qui n'avaient plus pour vivre qu'une modeste pension de l'État. Lorsque sa mère était morte, emportée en quelques jours par une pneumonie contractée dans l'humidité de cette grande ville de fer et de ciment, à laquelle la Créole, fleur des climats chauds, n'avait jamais pu s'habituer, Flora avait vingt ans. Comme cette grande fille gênait parfois le millionnaire, grand amateur de beau sexe, qui réunissait à sa somptueuse résidence de la *Fifth*

Avenue les plus jolies actrices du *Madison Square Garden*, et quelques intimes, en des banquets de *pie girls*, il l'avait envoyée terminer ses études à l'Université McGill, de Montréal, dont elle suivait les cours depuis deux ans.

À quelque temps de là, les rédacteurs du *Flambeau* furent invités à accompagner les membres de la *Société des chercheurs* à la réserve iroquoise de Caughnawaga, où ces messieurs, que la vue d'un vieux clou couvert de rouille, qu'ils croient historique, fait tomber en extase, se rendaient un dimanche, accompagnés de citoyens notables et de journalistes, à la recherche de quelque trésor digne d'enrichir leur modeste musée de ferraille. Paul Mirot amena madame Laperle, et Jacques Vaillant accompagna mademoiselle Franjeu et Miss Marshall. L'Américaine était enchantée du voyage et, pour la taquiner, son grand admirateur lui demanda :

— Vous n'avez pas peur des sauvages, charmante Miss ?

Miss Marshall, ne saisissant pas l'allusion, que toute jeune fille canadienne eût comprise pour avoir entendu dire dans sa famille que les *sauvages* avaient apporté un enfant à sa mère ou à sa voisine, répondit :

— Oh ! *no*. J'ai vu le nègre qui voulait prendre mon amie.

Et elle raconta à ses compagnons, avec une simplicité étonnante, l'histoire du nègre qui voulait prendre son amie. La chose était arrivée quelques mois avant son départ de Los Angeles pour New York. Les deux jeunes filles se baignaient dans un ruisseau lorsqu'un nègre, venu du Texas, d'où il s'était enfui après avoir fait subir les derniers outrages à la femme d'un shérif, les avait surprises. Il les attendait, caché sous les palmiers où elles avaient déposé leurs vêtements. C'est là qu'il avait saisi son amie, comme une proie, et essayé de l'entraîner sous bois. Alors, la vaillante Flora, ramassant une pierre, l'avait lancée de toutes ses forces sur la tempe de l'immonde ravisseur, qui avait roulé dans l'herbe, assommé. Pour cet exploit, la courageuse jeune fille avait été décorée d'une médaille d'or par le maire Flannigan.

Jacques Vaillant pensa qu'une femme de cette trempe ne pourrait aimer qu'un brave et il souhaita de trouver l'occasion d'accomplir, pour ses beaux yeux, une action chevaleresque. Cette occasion se présenta plus tôt qu'il ne l'espérait.

Les descendants de ces terribles guerriers, qui ne vivaient que de massacres aux temps glorieux de la Nouvelle-France, s'étaient parés de leurs ornements barbares en l'honneur des *visages pâles* venus des grands *wigwams* de la métropole pour les admirer comme des bêtes curieuses. Seul, dans l'œil morne de l'Iroquois vaincu, dompté, décimé après plus de deux siècles de servitude, un éclair furtif provoqué par l'envahissement de sa bourgade rappelait la farouche vaillance du scalpeur de chevelures. Ces sauvages, convertis au catholicisme, subissaient d'ailleurs l'influence de leurs prêtres, qui les entretenaient sans cesse du *grand Manitou* et de la sainte iroquoise Tekakouita, dont le nom signifie: *celle qui s'avance en tâtonnant*. Monsieur le curé, accompagné de son vicaire, vint au-devant des distingués visiteurs et les conduisit à l'église où un choeur d'Iroquoises chanta un cantique édifiant. Jacques Vaillant compara ce chant au miaulement des chattes, par les belles nuits d'été. Cette modeste église, dominant le fleuve Saint-Laurent, possédait de précieuses reliques, au dire du notaire Pardevant, le vénéré président de la *Société des chercheurs*: un autel donné par le roi de France, Louis XIV, et une cloche, cadeau du roi d'Angleterre, George III. Après la messe, on se rendit sur la place du village où l'on assista aux danses des guerriers déterrant la hache de guerre. Tous ces grands corps, recouverts de peaux de bêtes, barbouillés de rouge et de noir, empanachés de plumes, sautèrent et gesticulèrent durant une heure, sous le commandement du chef de la tribu, qui portait le joli nom de Koncharonkanématchega.

C'est à ce moment que l'incident, auquel Jacques Vaillant devait être redevable de la conquête du cœur de l'Américaine, se produisit. Le jeune homme fit remarquer à mademoiselle Franjeu et à Miss Marshall que le notaire Pardevant se tenait entre le curé et son vicaire, prêt à se cacher derrière leurs soutanes dans le cas où ces sauvages feraient mine de vouloir le scalper. Pour montrer qu'elle était plus brave que le président de la *Société des chercheurs*, l'étudiante s'approcha d'un Iroquois, dont le nom signifiait *celui qui court plus vite que l'élan*, et lui arracha

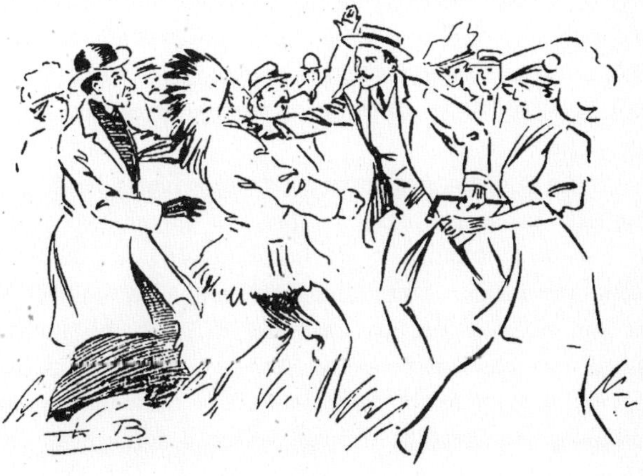

quelques plumes de sa coiffure. Le sauvage saisit brutalement la jeune fille par le poignet, mais Jacques lui fit aussitôt lâcher prise en le saisissant à la gorge. Les deux ennemis se prirent à bras-le-corps et roulèrent dans la poussière. Les autres Iroquois, indignés de voir qu'une blanche *squaw* avait osé porter la main sur un de leurs frères, s'élançaient, le tomahawk levé, lorsque le curé et son vicaire arrêtèrent leur élan en faisant de grands gestes et en prononçant des paroles qui firent s'abaisser aussitôt les redoutables casse-têtes. Sur un signe du chef, quelques-uns de ses guerriers séparèrent les combattants qui, heureusement, n'avaient aucun mal. Miss Marshall sauta au cou de son sauveur et l'embrassa devant tout le monde, ce qui scandalisa à un tel point le notaire Pardevant qu'il crut devoir excuser la société, dont il avait l'honneur d'être le président, d'avoir permis à des gens de cette espèce de faire partie de l'excursion. L'esprit troublé par la frayeur qu'il avait éprouvée, en même temps que par la scène, charmante comme une vieille estampe, dont il venait d'être le témoin, le brave homme bafouilla et dit, en terminant sa courte harangue : *Messieurs les membres du clergé, ainsi que les autres sauvages, veuillez croire à ma plus sincère estime et reconnaissance pour votre généreuse hospitalité.*

Le samedi suivant, dans le compte rendu de l'excursion de la *Société des chercheurs* à Caughnawaga, *Le Flambeau* reproduisait textuellement ces paroles du président, précédées de commentaires dénonçant sa lâcheté et son manque de tact en cette occasion. Le journal fut immédiatement poursuivi devant la Cour supérieure. Le notaire Pardevant réclamait deux mille dollars de dommages-intérêts, le tribunal lui en accorda cent. Les frais de justice s'élevant à quatre cents, *Le Flambeau* dut payer cinq cents dollars pour avoir dit la vérité. Le savant juge, dans ses *considérant*, admit que la liberté de la presse n'existait pas au Canada ; il alla même plus loin et posa en principe que cette liberté ne pouvait exister dans un pays soucieux du maintien de ses traditions, basées sur la reconnaissance de la hiérarchie sociale et le respect de l'autorité religieuse et civile. Le notaire Pardevant était, du reste, un homme considéré et considérable, d'une conduite exemplaire. Il avait épousé les quatre sœurs, les trois premières avaient déserté sa tendresse pour un monde meilleur : la dernière, âgée de dix-huit ans à peine, subissait le prestige de sa tête grisonnante.

Dans les milieux réactionnaires, *Le Flambeau* fut aussitôt dénoncé avec violence. Tous ceux qui n'avaient pas la conscience nette, tous les trafiquants de vertu, toutes les nullités se prélassant dans des sinécures ou sollicitant les faveurs des puissants, se liguèrent contre le mauvais journal. *L'Éteignoir* et *Le Populiste* se disputèrent l'honneur de porter les plus rudes coups à l'audacieux confrère. Pierre Ledoux quitta *Le Populiste* pour fonder une petite feuille en opposition à l'organe du député de Bellemarie, qu'il appela *La Fleur de Lys*, à cause de ses idées *bourboniennes*. Il fut remplacé au *Populiste* par Solyme Lafarce, en mauvaise intelligence depuis quelques mois avec *L'Éteignoir*. Et ce ne fut pas plus malin que cela.

La lutte s'engagea à propos d'une campagne entreprise dans les journaux contre le *Théâtre Moderne*, qui avait mis à l'affiche une pièce jugée mauvaise par les censeurs. Ce n'était du reste qu'un prétexte, car depuis des mois on faisait une propagande secrète contre ce théâtre, dans les familles. Ce que l'on redoutait dans les pièces données par ce théâtre, c'était l'esprit, et, davantage encore, l'idée humanitaire montrant les abus, proclamant les droits égaux des individualités, obscures ou puissantes, aux joies de la vie, en vertu du grand principe de solidarité humaine. La direction du *Théâtre Moderne* essayait de faire bonne contenance, mais la recette diminuant chaque soir, on prévoyait d'avance qu'il faudrait abandonner la partie. *Le Flambeau*, sans hésiter, prit la défense de ce théâtre. Paul Mirot, qui rédigeait la chronique théâtrale, représenta à ses lecteurs tout le bien que pouvait faire un théâtre de ce genre parmi la population canadienne-française, à laquelle on reprochait souvent, non sans raison, d'être par trop encline à s'angliciser et même à s'américaniser. Il démontrait la mauvaise foi de ceux qui accusaient d'immoralité les œuvres de maîtres interprétées par les artistes du *Théâtre Moderne*. À tous ces arguments, Pierre Ledoux répondit par des anathèmes.

Les articles de Paul Mirot, en réponse à *La Fleur de Lys*, firent sensation : on en causait dans les salons et dans la rue. Un jour que le jeune rédacteur du *Flambeau* passait rue Saint-Jacques, il aperçut le notaire Pardevant causant avec Solyme Lafarce de la grave question du jour. Ce reporter, ivrogne et pourvoyeur de prostituées, assurait au gros notaire qu'il tenait de source certaine que le *Théâtre Moderne* était soutenu par les francs-maçons de France, dans le but de détruire la foi catholique au Canada. Cette rumeur sensationnelle parut dans *Le Populiste* le lendemain. *L'Éteignoir*, qui avait eu la primeur de la fameuse affaire Poirot, cette fois était devancé par son rival quotidien. Immédiatement, ces deux journaux à *sensation* se disputèrent les services de Solyme Lafarce, à coups de dollars.

Madame Laperle et Miss Marshall s'étaient connues lors de l'excursion à Caughnawaga, et, depuis, étaient

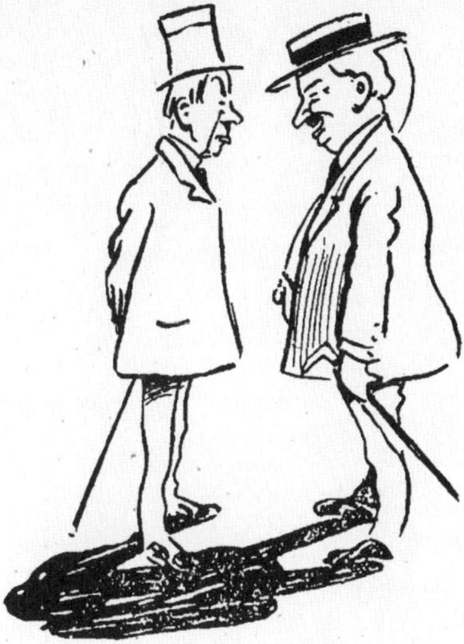

devenues les meilleures amies du monde. Par un heureux hasard, l'Américaine demeurait rue Peel, à quelques portes du petit rez-de-chaussée occupé par Simone. Deux ou trois fois la semaine, Jacques Vaillant, se prévalant de ses liens de parenté avec la jolie veuve, allait passer la soirée chez elle, en compagnie de Paul Mirot, et y rencontrait invariablement la séduisante Flora, qu'il allait reconduire jusqu'à sa porte après la soirée. C'est ainsi qu'ils apprirent à se connaître davantage. Et un soir, ils se fiancèrent, tout simplement, à l'américaine, devant la maison qu'habitait l'étudiante.

Trois semaines plus tard, Jacques Vaillant, journaliste, épousait Miss Flora Marshall, étudiante, non sans avoir obtenu le consentement d'*Uncle Jack*, d'une part, et de l'honorable Vaillant, d'autre part. La gentille épousée

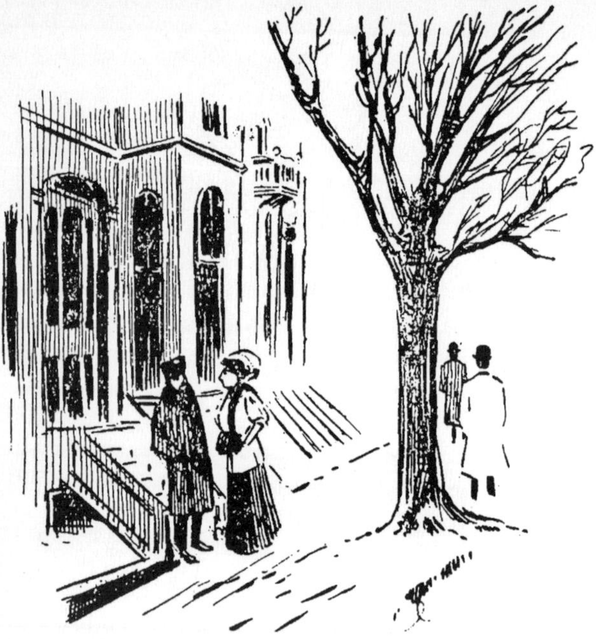

avait placé sur sa poitrine, pour la circonstance, la décoration qu'elle tenait du maire Flannigan. Dans la chambre nuptiale, le soir, elle enleva cette médaille qu'elle enferma dans un coffret d'argent. Elle ne voulait pas que cet emblème de vaillance pût lui inspirer des velléités de révolte, car elle désirait être vaincue maintenant.

L'ancien ministre des Terres était presque aussi enchanté de sa belle-fille que son fils de sa femme. L'Américaine, *annexée* maintenant de la plus agréable façon du monde, le payait de retour, du reste, car elle admirait sincèrement, avec toute la franchise de son âme yankee, cette intelligente figure d'apôtre de la liberté, dont la mâle énergie se rehaussait d'une grande bonté de cœur et d'une exquise délicatesse de manières et de sentiments.

Tous les jours la jeune femme venait passer quelques heures au *Flambeau* et quand son beau-père était là, elle causait politique avec lui. Souvent, ils discutaient amicalement ensemble des avantages et des inconvénients des institutions américaines, des qualités et des défauts de ce peuple actif, entreprenant et hardi, en train d'étendre son influence dans l'univers entier. Le député de Bellemarie admettait que le véritable esprit américain tendait de plus en plus à la réalisation de cet idéal de fraternité rêvé par les philosophes humanitaires, en accueillant dans la nation, sur le même pied d'égalité, les individus de toutes les races et de toutes les croyances, les unifiant pour ainsi dire, à l'ombre du drapeau étoilé, dans le commerce de la vie journalière et à l'école publique, donnant à chacun, indifféremment, une éducation virile et pratique, créant des hommes libres capables de comprendre et de s'assimiler tous les progrès. De son côté, la fille du brave capitaine Marshall admettait que les lois de son pays n'étaient pas encore parfaites, que les trusts monstrueux, organisés sous l'œil bienveillant des législateurs, devenaient chaque jour une puissance de plus en plus tyrannique et onéreuse pour la grande majorité des citoyens, que l'adoration du dieu Dollar, dépassant les bornes raisonnables, détruisait tout autre sentiment parmi cette aristocratie de l'argent dont les membres se disputaient le haut du pavé à coups de millions. Et l'on finissait toujours par se mettre d'accord sur ce point que la constitution américaine était, quand même, la plus équitable, celle qui garantissait la plus grande somme de liberté au peuple, indépendamment des abus qui pouvaient résulter de son application.

Un jour que les journaux au service de ses ennemis l'avaient plus violemment attaqué que d'habitude, le traitant de conspirateur et de traître à sa race, à propos de son dernier article sur la nécessité d'enseigner plus d'anglais et moins de grec et de latin dans nos collèges classiques, l'honorable Vaillant perdit son calme habituel et eut un geste de colère. Il froissa la feuille qu'il venait de lire et la jeta à ses pieds en prononçant, d'une voix sourde : *Les misérables !* À ce moment l'Américaine, qui venait chercher son mari, arrivait. Elle eut le temps d'entrevoir le geste et de saisir l'expression de l'homme politique calomnié, à qui elle s'empressa d'aller tendre la main :

— J'ai lu la saleté dans le tramway. *You have all my sympathy !*

Le directeur du *Flambeau*, ayant maîtrisé ce mouvement d'humeur, lui répondit en souriant :

— Merci, mon enfant, ce n'est rien. Il faut s'attendre à tout dans la vie publique.

— Oh ! si vous étiez un *American citizen*, vous deviendriez peut-être un jour *President of the United States.*

— Je n'en demande pas tant. Après cela, il me faudrait aller au diable, en Afrique, chasser l'hippopotame, comme monsieur Roosevelt.

— Vous plaisantez. Cependant, je crois que si le Canada était *under the Spangled Banner*, vous auriez beaucoup plus de liberté.

— Vous avez peut-être raison. Mais, pour jouir de cette liberté, nous Canadiens français, nous devrions nous fondre dans le grand tout de la nation et non former un élément à part, tel que nous sommes sous le régime colonial anglais. Autrement, notre situation ne changerait guère. La politique de l'Angleterre à notre égard, de même que celle des États-Unis à l'égard de nos compatriotes des États de l'est de la grande république américaine, est semblable à celle que les Romains adoptèrent en Judée, après que leurs légions victorieuses eurent conquis le peuple de Dieu. C'est-à-dire qu'on nous laisse nous dévorer entre nous. C'est bien à tort que l'on fait un crime à Ponce Pilate d'avoir abandonné le Christ aux mains de Caïphe, pour être jugé selon les lois juives. Ce gouverneur ne faisait que se conformer aux instructions qu'il avait reçues de César, de ne jamais se mêler des querelles entre Juifs. Grâce à cette politique, Rome n'avait rien à craindre d'Hérode ni des grands prêtres se disputant les richesses et les honneurs, semant la discorde, la haine, la trahison au sein de ce peuple naguère si glorieux de ses traditions, oubliant sa servitude pour se détruire lui-même sous les yeux du vainqueur. L'histoire se répète. Tous les esclavages sont le résultat de l'exploitation des préjugés de la foule ignorante par ceux qui abusent de leur autorité pour satisfaire leur esprit de domination et leurs appétits démesurés. Sous le régime anglais, notre histoire a plus d'un point de ressemblance avec celle des Israélites soumis à une puissance étrangère. Nous nous vantons encore, dans nos fêtes de Saint-Jean-Baptiste, d'être restés français, malgré les siècles qui nous séparent de la France. Cela n'empêche que le sang qui coule aujourd'hui dans nos veines s'est sensiblement refroidi et ne correspond plus au sang chaud et généreux du républicain français. La France a marché vers la lumière et le progrès. Nous, nous sommes restés ce qu'était le peuple *taillable et corvéable à merci* sous le règne des Bourbons paillards, entourés d'une cour fastueuse et corrompue. Les libertés que l'Angleterre nous a garanties, au prix du sang versé par les héros excommuniés de mil huit cent trente-sept, nous en profitons trop souvent pour satisfaire nos rancunes ou nos intérêts mesquins, ce qui diminue chaque jour notre prestige au bénéfice des Anglais s'emparant de tous les postes avantageux, contrôlant le haut commerce, les grandes entreprises financières et industrielles. C'est bien fait, puisque nous nous contentons de suivre le mouton symbolique qui nous empêche d'apercevoir le loup guettant dans l'ombre le moment opportun pour se jeter sur sa proie.

— Oh ! le loup va vous manger, comme dans la fable de monsieur La Fontaine ?

— J'en ai bien peur. Nous perdons tous les jours de l'influence en ce pays. Les Français n'émigrent guère chez nous, et pour cause. On favorise peu, du reste, cette immigration, de crainte que ces colons de France, imbus des idées nouvelles, ne nous apprennent à penser, en un mot, à devenir des hommes. D'un autre côté, de l'est à l'ouest, du nord au sud, le Canada est envahi par les immigrants anglais, italiens, irlandais, russes, polonais, juifs et même orientaux. Les Américains s'emparent de plus en plus des fertiles plaines de l'Ouest. Et l'on peut prédire, sans être prophète, que dans vingt-cinq ans, l'influence de l'élément canadien-français dans le Dominion aura diminué de moitié. Alors, que nous restions sous la domination anglaise, que le Canada devienne une nation indépendante, ou qu'il entre dans l'Union américaine, nous serons obligés d'abandonner notre politique d'isolement, préconisée par des cerveaux mal équilibrés, pour compter avec le nombre, avec la majorité des autres citoyens. C'est pourquoi je voudrais voir mes compatriotes bénéficier d'un système d'éducation plus en rapport avec les besoins actuels et les exigences futures auxquelles ils seront appelés à faire face. Maintenant, si vous me demandez quelle est, à mon avis, la solution la plus vraisemblable que l'avenir réserve à ce pays, placé entre les trois alternatives que j'ai mentionnées il y a un instant, je n'hésite pas à vous répondre qu'il me paraît impossible que le Canada puisse se contenter toujours du régime colonial. Le temps viendra où la fameuse doctrine Munroe, proclamant que l'Amérique doit appartenir aux Américains, s'imposera d'elle-même à la faveur des circonstances. Quand l'heure sera venue, sans donner au monde le spectacle d'une guerre sanglante, sans crainte de catastrophes, de maux imaginaires, nos hommes d'État discuteront avec les vôtres s'il vaut mieux ajouter quelques étoiles au drapeau de l'Union ou former une république indépendante, amie et alliée de la grande république dont George Washington fut le père, La Fayette et Rochambeau, les parrains.

La campagne de mensonges et de calomnies entreprise contre *Le Flambeau* et son directeur se poursuivit sans relâche et le journal, dénoncé partout, commença à perdre des abonnés; plusieurs annonceurs, menacés par leur clientèle bien pensante, durent refuser de renouveler leurs contrats d'annonces. On parvenait, quand même, à tenir tête à l'orage et à joindre les deux bouts, au prix d'un travail excessif et d'une vigilance de tous les instants.

Jacques Vaillant, en pleine lune de miel, ne semblait pas se douter de la gravité de la situation. Mais il n'en était pas ainsi de Paul Mirot, qui commençait à s'alarmer, prévoyant qu'il faudrait abandonner, dans un avenir plus ou moins rapproché, l'œuvre entreprise avec tant d'enthousiasme. Il est vrai qu'il oubliait chaque soir, auprès de Simone, les préoccupations de la journée et l'incertitude du lendemain.

Ceux qui n'ont pas connu la saveur des lèvres de la

vraie femme, de la femme qui aime et se donne tout entière dans un baiser, ceux-là ne sauront jamais que la liqueur la plus enivrante, le fruit le plus savoureux, ne se trouvent pas dans des plateaux d'argent ou des coupes de cristal, mais dans cette fleur de chair qui s'entrouvre pour le sourire ou pour la caresse, lorsqu'un tendre émoi fait battre le cœur féminin. Durant de longues années, toute la vie même, des hommes ont conservé l'impression toujours aussi intense de baisers semblables, survivant à l'éloignement ou à la mort de celles qui les avaient donnés.

Après le mariage de son ami avec l'Américaine, Paul Mirot, préoccupé de l'avenir de Simone, voulut se prévaloir de cet exemple pour la faire consentir à une union légitime, sinon nécessaire à leur amour, du moins indispensable pour satisfaire aux exigences de la loi et de la société. Dans leurs tête-à-tête les plus tendres, aux moments où l'on ne se refuse rien, il amena à différentes reprises la conversation sur le sujet. Mais invariablement elle lui répondit :

— Non, mon chéri, ce serait une folie que tu regretterais plus tard, et je t'aime trop pour te mettre au pied ce boulet de l'union indissoluble, qui entraverait ta marche vers l'avenir. Je t'en ai expliqué les raisons avant de me donner à toi, ces raisons subsistent toujours puisque, au lieu de rajeunir, je vieillis. Et peut-être que si nous nous sentions enchaînés l'un à l'autre, nous ne nous aimerions plus du tout. Le titre de mari, que je te donnerais, me ferait penser à l'autre. Et toi, avec ton caractère ennemi de toute contrainte, de te savoir obligé de me rester fidèle, ne songerais-tu pas à me tromper ?

C'est en vain qu'il insistait.

À l'automne, un mois après l'ouverture de la saison

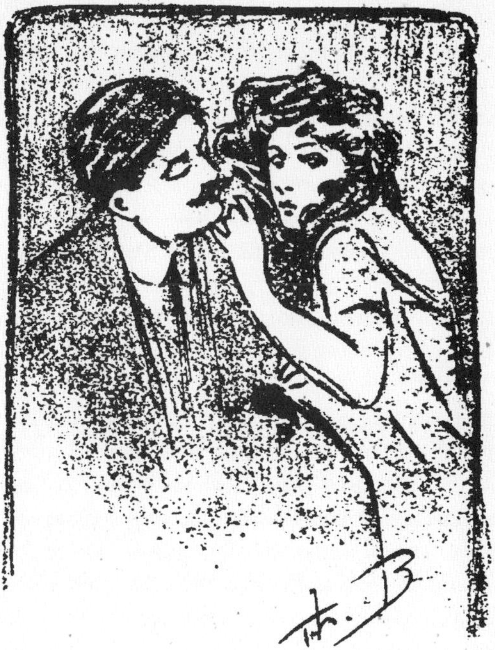

des spectacles, le *Théâtre Moderne* fit faillite, ne pouvant résister à la guerre sournoise que l'on continua à lui faire après la violente campagne de presse dont ce théâtre avait été l'objet la saison précédente. Ce fut le premier coup sérieux porté par le parti réactionnaire, organisé en nombreuses congrégations, sociétés soi-disant patriotiques, associations de jeunes gens, à ceux qui se dévouaient pour éclairer le peuple afin de le libérer d'onéreuses servitudes.

On s'appliquait surtout à chauffer à blanc le fanatisme inconscient des jeunes gens enrôlés dans l'*Association des Paladins de la Province de Québec*, à tel point que bon nombre d'entre eux devenaient des espèces d'illuminés, quelques-uns même des fous dangereux. Un jour, trois ou quatre *Paladins* osèrent insulter mademoiselle Louise Franjeu, la dévouée collaboratrice du *Flambeau*, qui revenait de donner son cours à McGill. Heureusement que les insulteurs reçurent un châtiment immédiat. Deux élèves de la vaillante Française, deux athlètes de l'équipe de *football* de l'université de la rue Sherbrooke, que les jeunes fanatiques n'avaient pas remarqués, se jetèrent sur eux et les rossèrent d'importance, leur mettant sur les yeux et le nez en marmelade l'auréole des martyrs de la foi.

Vers le mois de novembre, *Le Flambeau* commença à enregistrer des déficits. La circulation du journal avait diminué de moitié dans l'espace de quelques mois, et le revenu des annonces baissait chaque jour. On espérait, cependant, que ce ne serait qu'une crise passagère, lorsqu'un événement imprévu se produisit. Pierre Ledoux, dans *La Fleur de Lys*, dénonça une conspiration maçonnique épouvantable. Afin d'impressionner l'opinion publique par des mots terrifiants, il parla de secte infâme, de mécréants, de vampires, de suppôts de Satan portant au front le signe de la Bête, et désigna comme faisant partie des loges tous ceux qui revendiquaient le droit de raisonner et d'avoir des opinions autres que les siennes. Dans un de ses plus fameux articles, il exprimait le regret qu'on ne puisse revenir aux temps si glorieux pour l'Église où les libres penseurs étaient condamnés à mourir dans les supplices, regrets tout imprégnés de mansuétude et de charité chrétienne, et il se consolait par cette non moins charitable pensée : *Si nous ne pouvons plus brûler les hérétiques, il nous reste encore la ressource de briser leur carrière, de leur enlever leurs moyens d'existence, en un mot de les exterminer par la famine.* C'était sublime !

Pour le personnel du *Flambeau*, il ne fit aucune exception : depuis le directeur jusqu'au dernier des collaborateurs, tous y passèrent. Sans l'affirmer catégoriquement, Pierre Ledoux insinua que des réunions sataniques se tenaient dans l'édifice même du journal. Un soir, un jeune *Paladin* suivit Paul Mirot jusque chez Simone. Quelques jours plus tard, Jacques Vaillant, ayant oublié dans son bureau un paquet que lui avait confié sa femme, retourna le chercher dans la soirée et s'aperçut, rue Saint-Pierre, qu'un individu rasant les murs le suivait à distance.

Le député de Bellemarie dédaigna, d'abord, de porter la moindre attention à ces histoires à dormir debout, se refusant à croire qu'il y eût des gens assez gobeurs pour prendre au sérieux les élucubrations dont accouchait, dans chaque numéro de *La Fleur de Lys*, le cerveau détraqué du triste individu que Marcel Lebon lui avait un jour très justement désigné comme *un ennemi de la race humaine*. Passé le temps des loups-garous qui, selon la superstition populaire, n'étaient autres que de pauvres malheureux changés en bêtes pour avoir omis de faire leurs Pâques sept années durant. Cependant, ces appels au fanatisme religieux finirent par émouvoir le troupeau des naïfs et des pusillanimes, par trop enclins, à cause de son éducation superstitieuse, à croire à tout ce qui de près ou de loin ressemble à une puissance occulte. En conséquence, les amis de l'ancien ministre des Terres, surtout ceux qui avaient des intérêts dans *Le Flambeau*, comme le financier Boissec, le supplièrent de réduire à néant, par une déclaration formelle, les accusations portées contre lui et son entourage. Il se rendit de bonne grâce à leur désir, et le vingt-quatre novembre paraissait, sous sa signature, un article cinglant les hypocrites et les exploiteurs d'odieuses légendes. Il les accusait de faire appel à la violence, de vouloir soulever les préjugés de races et le fanatisme religieux, de semer la haine et la discorde, au détriment de leurs compatriotes, préférant voir périr la race française au Canada que de lui accorder la moindre liberté. Lui n'était pas de cette école. Il aimait mieux suivre la trace des grands hommes d'État qui ont fondé les démocraties, des penseurs, des philosophes dont les œuvres ont contribué à rendre les hommes meilleurs, plus justes et plus fraternels envers leurs semblables. Il revendiquait le droit de différer d'opinion avec le clergé, quand il s'agissait d'affaires temporelles, et de combattre son influence politique. Du reste, il n'y avait rien de secret dans sa conduite, il agissait ouvertement, on pouvait le juger au grand jour. Lui et ses dévoués collaborateurs avaient entrepris d'éclairer leurs compatriotes, de les instruire de ce qu'on leur cachait avec tant de soin, et ils ne faibliraient pas à leur tâche, parce qu'ils étaient sincères et convaincus qu'ils défendaient des idées justes et respectables.

Cet article mit le parti réactionnaire en révolution.

Le lendemain, dimanche, vingt-cinq novembre, il y eut grande réunion des *Paladins de la Province de Québec*, à leur salle de la rue Saint-Timothée, pour célébrer dignement la fête de cette vertueuse Catherine d'Alexandrie, dont le savoir fut pour le moins égal à celui de ces jeunes savants qui prétendaient sauver le monde une seconde fois en le régénérant dans le Christ, sans comprendre ce que cela voulait dire.

Le notaire Pardevant, de la *Société des chercheurs*, président honoraire de l'association, Pierre Ledoux, le bourbonien, et un jeune abbé, complètement ignorant des devoirs et des responsabilités du citoyen, ayant à faire face en même temps aux besoins de la famille et aux exigences de la vie sociale, furent les orateurs de la circonstance. Tous trois, après s'être inspirés de l'exemple de la grande sainte dont, chaque année, la jeunesse des écoles commémorait le martyre par des réjouissances, dénoncèrent violemment les hommes publics et les journaux qui tentaient de propager les idées néfastes, par trop répandues dans la vieille Europe. Ils citèrent à ces jeunes têtes chaudes, comme modèles de vertu et de piété, ces *Rois Soleils* qui furent les contemporains de nos ancêtres, pour leur représenter ensuite les détenteurs d'une autorité usurpée aux Bourbons, sous les aspects les plus repoussants: ce n'étaient que des renégats, des impies dédaignant les glorieuses traditions de la France monarchique et reniant la foi de leurs pères. L'abbé prédit à son auditoire, délirant d'enthousiasme, que le châtiment du ciel n'allait pas tarder à s'appesantir sur tous ces réformateurs diaboliques. Le notaire Pardevant annonça un tremblement de terre, des inondations pour punir les prévaricateurs, et même une affreuse famine, semblable à celle qui força les habitants de Mésopotamie d'aller acheter du blé en Égypte, où la pudeur du vertueux Joseph fut soumise à une bien dure épreuve. Mais ce fut Pierre Ledoux qui remporta le plus gros succès. Il conseilla à ses jeunes amis d'organiser des protestations publiques contre *Le Flambeau* et son directeur, qui avait eu l'audace, non seulement d'écrire, mais de publier un article constituant une sanglante injure pour notre foi et nos traditions. De toutes parts, dans la salle, on cria: « À bas Vaillant ! À bas *Le Flambeau* ! Vive *La Fleur de Lys*. »

Quand l'hiver canadien commence à la Sainte-Catherine, par une première *bordée* de neige, la fête est complète. Ce jour-là, depuis le matin, la neige n'avait cessé de tomber et Jacques Vaillant, accompagné de sa jeune femme, suivis de Paul Mirot et de madame Laperle, vers les quatre heures de l'après-midi, se promenaient joyeusement dans cette blancheur qui tombait du ciel en flocons pressés et les enveloppait en tourbillonnant, lorsqu'ils rencontrèrent Luc Daunais, le reporter de la police au *Populiste*, et André Pichette, le reporter du sport. Les deux rédacteurs du *Flambeau* avaient toujours conservé d'excellentes relations avec ces deux braves garçons, un peu maniaques, mais gentils et obligeants pour leurs confrères. Luc Daunais s'empressa de leur raconter ce qui venait de se passer à la réunion des *Paladins de la Province de Québec*, où il avait été envoyé par Jean-Baptiste Latrimouille, pour représenter *Le Populiste*. André Pichette, qui l'accompagnait par désœuvrement, confirma les paroles de son compagnon. Le reporter de la police s'offrit de prévenir l'autorité municipale de la manifestation que l'on préparait pour le lendemain, tandis que le reporter du sport, toujours orgueilleux de sa force peu commune, se mit à la disposition de ses anciens camarades dans le cas où ils voudraient jouir du spectacle de le voir écrabouiller, à coups de poing, quelques douzaines de *Paladins*.

Jacques Vaillant et Paul Mirot déclinèrent en plaisantant ces offres confraternelles, ne prenant pas la chose au sérieux. Mais les femmes furent moins optimistes. Et le lundi, malgré le dégel rendant les rues malpropres et glissantes, Flora et Simone se rendirent de bonne heure au *Flambeau*, d'où il fut impossible de les déloger.

Le directeur du *Flambeau* était parti le samedi soir pour Québec, où l'appelait une affaire pressante, et les deux jeunes gens se trouvaient seuls pour faire face à une situation qui pouvait entraîner de graves conséquences. Dans la matinée et jusque vers les trois heures de l'après-midi, tout se passa comme à l'ordinaire. Les femmes mêmes commençaient à être tout à fait rassurées, lorsqu'une clameur menaçante, se rapprochant de plus en plus, mit tout le monde sur pied. Jacques Vaillant descendit au rez-de-chaussée et fit fermer les doubles portes donnant sur la rue, en même temps Paul Mirot téléphonait au bureau central de la police, pour demander du secours.

Les *Paladins de la Province de Québec*, au nombre de trois ou quatre cents, se massèrent devant les bureaux du journal et firent un tapage indescriptible. Au milieu des hurlements de cette foule délirante, on distinguait les voix les plus fortes et les plus enthousiastes proférant de douces paroles, telles que : *Détruisons ce foyer d'infection nationale ! — Traitons-les comme des chiens ! — À bas* Le Flambeau *! — À bas Vaillant et ses acolytes !* Tout à coup une vitre de la fenêtre de la pièce donnant sur la rue Saint-Pierre où se trouvaient Flora et Simone, auprès des deux journalistes qui surveillaient les manifestants, vola en éclats et madame Laperle, poussant un cri de douleur, s'affaissa. Elle avait été frappée, un peu au-dessus de la tempe droite, par une boule de neige durcie renfermant un morceau de charbon. On s'empressa autour d'elle, on la releva, et l'on s'aperçut que du sang coulait en abondance de sa blessure.

Dans la rue, le tumulte augmentait et les projectiles de toutes sortes pleuvaient maintenant comme grêle dans la pièce qu'on se hâta de quitter. Cependant, la digne fille du brave capitaine Marshall ne perdit pas son sang-froid ; cette foule menaçante ne l'intimidait pas plus que le nègre qu'elle avait assommé avec une pierre sous les palmiers de la Californie, pour défendre une camarade d'école. Elle chercha partout un revolver, une arme quelconque. Sur une table, elle aperçut enfin un carré de plomb, s'en empara, et avant que son mari ait pu la retenir, elle revint dans la pièce évacuée, courut à la fenêtre et lança de toutes ses forces ce *bullet* d'un nouveau genre dans la foule, en criant :

— *Take that, Pieds-Noirs !*

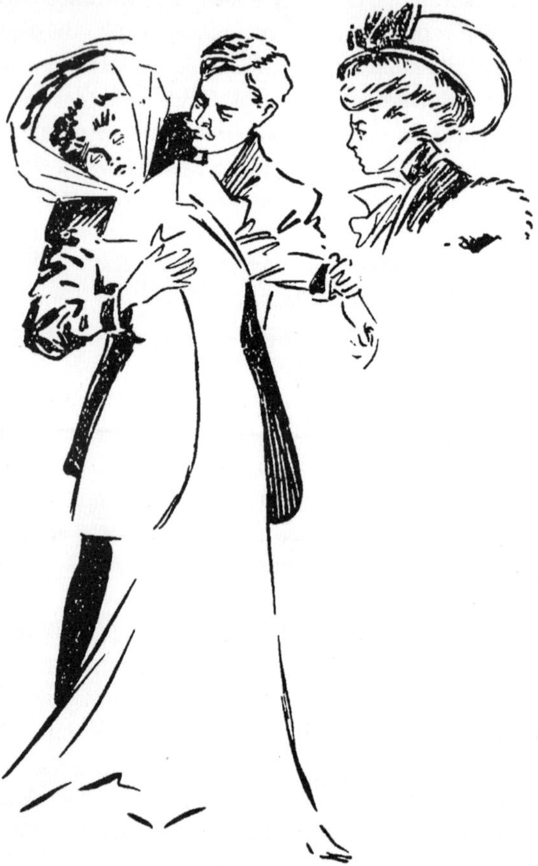

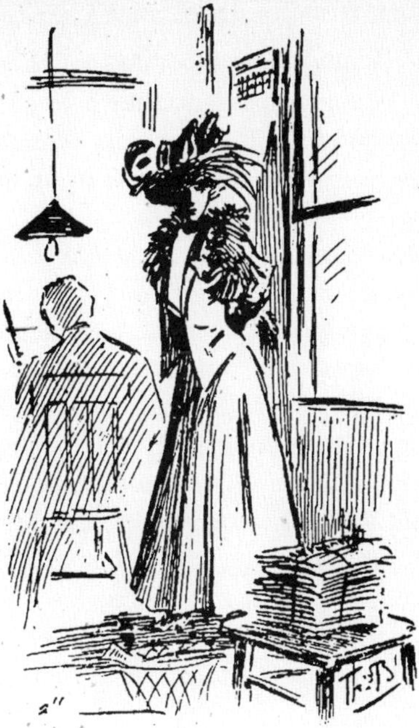

C'était la plus insultante épithète qu'elle connût en français. À ce moment, une escouade de police arriva et dispersa les manifestants.

On avait couché Simone sur un canapé et Paul Mirot lui appliquait sans cesse des serviettes trempées d'eau froide sur le front. Le docteur Dubreuil, appelé en toute hâte, arriva au moment où la jolie veuve commençait à reprendre ses sens. La blessure examinée, le médecin affirma que ça ne serait rien. Il lui fallait, tout de même, éviter de prendre du froid et rester à la maison pendant quelques jours. Le pansement fait, on enveloppa, avec un foulard, la tête de la blessée et Paul Mirot, ayant fait venir une voiture, partit avec elle pour la conduire rue Peel. Jacques Vaillant pria Flora de s'en aller avec eux, mais elle ne voulut jamais consentir à le quitter. À ses supplications elle répondit, d'une voix ferme :

— *I am your wife. If they come again to kill you, I will die with you!*

La police garda les abords du *Flambeau* jusqu'au soir, mais aucun des *Paladins*, fort malmenés par les agents, ne se montra de nouveau. À six heures, les employés partis, après avoir donné ses instructions au gardien de nuit qui venait prendre son poste, Jacques Vaillant s'en alla à son tour, accompagné de sa femme.

Le temps s'était quelque peu refroidi. Un fort vent de l'est faisait grésiller le verglas sur les bâtisses et dans la rue. On avait peine à se tenir debout sur les trottoirs glacés. Par ce temps dangereux pour les rhumes et les bronchites, on s'entassait dans les tramways et les piétons étaient rares. La vaillante Américaine entraîna son mari et

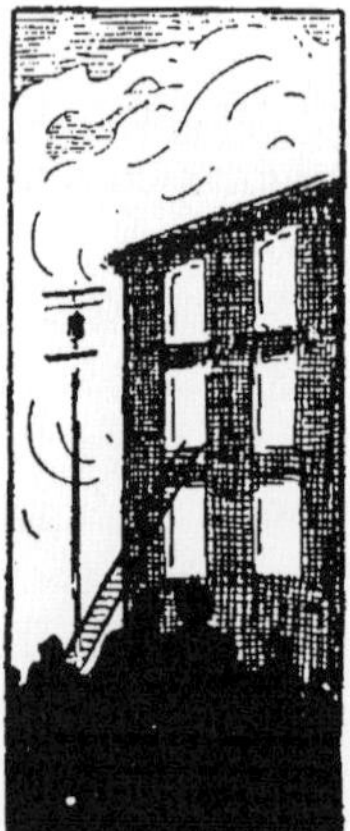

voulut quand même se rendre à leur demeure à pied. Elle glissait à chaque instant et cela l'amusait beaucoup d'obliger son cher Jacques à faire de capricieuses pirouettes en la soutenant pour l'empêcher de tomber. Les émotions de l'après-midi avaient rendu encore plus amoureuse cette fille de Créole.

Et ce fut une nuit heureuse.

Le bonheur enchanta les époux enlacés au rythme du vent soufflant par saccades ou se mourant dans une soudaine accalmie, à laquelle succédait la rafale étouffant les bruits du dehors. Ils oublièrent l'avenir menaçant, les *Paladins de la Province de Québec* hurlant de délire fanatique, dans leurs pâmoisons plus humaines et meilleures, tant il est vrai que les joies de l'amour ne sauraient être comparées aux satisfactions de la haine assouvie. Cependant, la haine accomplissait aussi son œuvre à la faveur de la tempête et du vent ; car le lendemain, à leur réveil, Jacques et Flora apprirent que *Le Flambeau* n'était plus qu'un monceau de ruines fumantes.

VI

La Saint-Jean-Baptiste

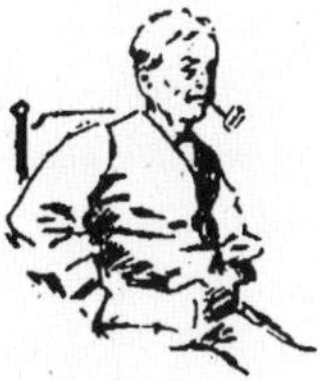

Le chaud soleil de juin brûlait l'asphalte, le citadin recherchait l'ombre des verts feuillages le long des avenues et dans les squares. La ville étincelait de partout : de ses clochers pointus et de ses vitrines quotidiennement lavées. Même la brique rouge et la pierre grise des bâtisses semblaient receler des parcelles d'argent et d'or, dans l'éblouissante lumière du jour. Les femmes s'étaient vêtues de toilettes claires, de corsages ajourés, et sous l'ombrelle de la gracieuse passante, un peu de la blancheur de l'épaule ronde et du satin d'un beau bras potelé s'offrait au regard réjoui du passant.

C'est un spectacle charmant que l'été donne ainsi au chercheur d'émotions subtiles, au rêveur épris d'impossibles amours, suivant une belle inconnue. Qu'elle soit peuple ou princesse, qu'importe ! Il ne le saura jamais. Ce qu'il entrevoit de sa beauté l'émeut. C'est la femme idéale, parce qu'il ne la connaît pas ; sa voix est enchanteresse, parce qu'il en ignore le son ; son cœur plein de bonté, parce qu'il ne lui a jamais demandé de tendresse ; elle l'adore, cela va de soi, puisqu'il n'en sait rien. Il règle son pas sur le sien, la suit longtemps en s'imaginant toujours que tantôt elle se retournera, lui fera un geste d'appel, qu'il sera son Prince Charmant. Ils iront cacher leur bonheur dans une retraite inconnue où ils seront éternellement jeunes et heureux. Un tramway passe, un remous de la foule les sépare, et le voilà revenu à la réalité. Le rêve est fini. Une affreuse vieille le regarde de travers, parce qu'il l'a frôlée au passage ; deux bons bourgeois, causant de la taxe d'eau ou de la hausse des loyers, marchent à côté de lui ; un brave *policeman*, au coin de la rue, disperse les flâneurs en répétant d'une voix monotone : *Move on, please ! Move on !* L'insipidité de la vie commune et journalière le reprend de nouveau. Peu importe ! il vient de vivre des minutes exquises dans un songe éveillé.

Comment ne pas se griser d'illusions, comment ne pas renaître à l'espérance quand tout est joie et fécondité dans la nature, surtout lorsqu'on est aimé ? Le soleil réchauffe les cœurs les plus glacés par l'âge, de même qu'il boit les larmes de ceux qui, aux jours mauvais, se lamentent dans l'adversité. C'est pourquoi, la belle saison revenue, le cœur de Paul Mirot, que Simone avait tenu chaud près du sien, déjà consolé du désastre du *Flambeau*, n'eut pas de peine à se remettre à battre avec toute l'ardeur de la jeunesse. Quant à Jacques Vaillant, qui avait passé une partie de l'hiver à New York, avec sa jeune femme, chez *Uncle Jack*, de retour au pays après les fêtes de Pâques, il paraissait tout disposé à continuer la lutte.

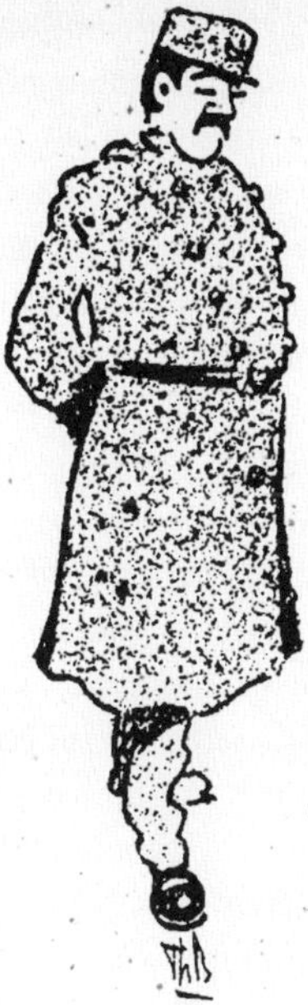

Du reste, les élections générales dans la province de Québec devant avoir lieu à l'automne, il n'y avait pas de temps à perdre pour se préparer à la bataille que l'élément rétrograde allait livrer au député de Bellemarie et à ses partisans. L'enquête faite sur l'incendie du *Flambeau* n'avait donné aucun résultat. Le matériel de l'imprimerie étant assuré pour un montant assez considérable, l'ancien ministre des Terres, avec l'argent provenant de l'assurance, avait fondé un nouveau journal: *Le Dimanche*. C'était une modeste feuille à quatre pages, renseignant le public sur les événements qui se passaient après la dernière édition des grands quotidiens paraissant dans la matinée, le samedi, jusqu'à la fermeture des lieux d'amusements, à minuit. Dans la page politique, on continuait la lutte en faveur des réformes demandées par les esprits progressistes, mais on ne répondait plus aux injures bavées par les fanatiques de *La Fleur de Lys* et de *L'Intégral.* On avait décidé de remettre à plus tard l'achat d'un matériel d'imprimerie, et, en attendant, on confiait l'impression du *Dimanche* à un imprimeur, pour un prix basé sur le chiffre du tirage hebdomadaire.

L'honorable Vaillant avait gardé son fils et Paul Mirot comme rédacteurs. Ce journal leur coûtait relativement peu de travail, mais ne leur rapportait pas, non plus, beaucoup d'argent. À deux reprises, Mirot, ayant eu à faire face à des dépenses imprévues, dut entamer les revenus de sa ferme de Mamelmont, déposés à la banque, la première fois pour payer son tailleur, la seconde, pour se libérer du loyer mensuel de sa chambre. À part le samedi, un seul rédacteur suffisait à la tâche quotidienne; et, depuis que Jacques Vaillant était revenu, les deux amis, à tour de rôle, prenaient quelques jours de congé chaque semaine, qu'ils employaient à leur guise. Jacques, le plus souvent, en profitait pour faire de petits voyages en compagnie de sa femme, avide de connaître plus à fond la vie canadienne. Une semaine, ils allaient à Toronto, puis à Ottawa, à Québec; d'autres fois, ils visitaient les campagnes environnantes ou bien descendaient le fleuve Saint-Laurent en bateau, exploraient la jolie rivière Richelieu, jusqu'au lac Champlain. Quant à Paul Mirot, il profitait de ses journées de liberté pour travailler à la préparation d'un livre, dont l'idée lui était venue en causant avec Simone du rôle social de la femme, et qu'il comptait publier l'hiver suivant.

La saison des chaleurs arrivée, malgré la hâte qu'il avait de compléter cette œuvre sur laquelle il fondait de grandes espérances, Paul commença à éprouver une sensation de lassitude qui le faisait s'arrêter des heures sur un feuillet à demi griffonné. Depuis deux ans qu'il était à Montréal, il n'avait pas pris de vacances, et il sentait le besoin d'aller passer quelques jours à la campagne pour se reposer de ses fatigues. Justement, une occasion se présenta. Cette année-là, les habitants de Mamelmont avaient décidé de célébrer d'une façon grandiose la fête nationale des Canadiens français. Le député de Bellemarie, spécialement invité à cette fête, se trouvant dans l'impossibilité de s'y rendre, pria Mirot d'aller présenter ses regrets à ses fidèles électeurs et d'assumer en même temps la tâche de faire le discours de circonstance. Un enfant de la paroisse, ça fait toujours bien dans le tableau. La date du vingt-quatre juin tombait à merveille, c'était un lundi. Le jeune homme pourrait donc demeurer jusqu'au vendredi chez l'oncle Batèche, qui ne serait pas fâché de l'entretenir longuement de son projet de culture de la betterave, qu'il nourrissait toujours sans jamais parvenir à le réaliser. Et la tante Zoé lui ferait manger des omelettes au lard et de ces bonnes crêpes qu'il aimait tant, quand il était petit.

La perspective de passer quelques jours de fainéantise dans la vieille maison là-bas, de coucher de nouveau dans la petite chambre, qui avait dû conserver le charme mystérieux de ses rêves enfantins, l'enchanta. Il ne reconnaîtrait plus ses camarades d'école, devenus pour la plupart de solides cultivateurs, mariés et déjà pères de plusieurs enfants ; mais lorsqu'on lui dirait leurs noms, il tendrait avec plaisir la main à tous ces braves gens. Étrangères à la corruption des villes, ces belles filles robustes qu'il avait connues à la *danse* chez Pierre, Jacques ou Baptiste, après sa sortie du collège, étaient sans doute devenues de superbes mères de famille, franches à la besogne, au travail comme en amour. Il eût maintenant respiré avec délices l'odeur un peu forte des pièces trop étroites et mal aérées où toute cette jeunesse s'entassait pour se divertir, durant le carnaval. Le violoneux même l'eût attendri. Tel est l'attrait du passé, telle est l'émotion singulière et profonde qui émeut le cœur de l'homme au souvenir du sol qu'il a foulé enfant, où il a grandi insouciant et heureux, entouré d'êtres bons, au milieu d'objets familiers. Plus tard, il se crée un autre chez soi, il se familiarise avec d'autres visages et d'autres milieux sociaux, il s'attache aux choses nouvelles qui l'entourent. Mais les paysages de ses premiers enthousiasmes, les scènes et les figures qui ont fait image dans son cerveau enfantin, restent quand même gravés dans sa mémoire et un incident sans importance, un mot, un rien, tout à coup les font revivre avec une surprenante intensité. Ce n'est pas il y a dix, vingt ou trente ans qu'il a vu cela, c'était hier, c'est aujourd'hui, c'est à l'instant même. Tout en faisant ses préparatifs de voyage, il fredonnait les vieilles chansons que mademoiselle Jobin lui avait apprises à l'école, chansons naïves et rustiques comme l'air de flûte qui, au siège d'Arras, rappelait aux Gascons *la verte douceur des soirs sur la Dordogne*.

Paul Mirot avait décidé de partir seul, et c'était aussi l'avis de Simone qu'ils devaient s'imposer cette épreuve nécessaire pour avoir le loisir, l'un et l'autre, de mesurer, dans la solitude et l'éloignement, la profondeur de leur amour. C'était la première fois, depuis qu'ils s'aimaient, qu'ils allaient passer plusieurs jours sans se voir.

Cependant, tous deux songeaient qu'ils souffriraient d'être isolés l'un de l'autre, qu'il leur faudrait renoncer momentanément aux satisfactions du cœur, aux causeries de chaque jour, et sans se l'avouer, ils se demandaient s'ils auraient le courage de supporter cet isolement. Leur amour était aussi ardent que profond, un amour n'admettant aucun partage, se refusant à toute concession aux obligations sociales et aux exigences de la vie dont personne n'est dispensé.

Le jeune homme devait partir la veille de la fête. Au dernier moment, il remit son départ au lendemain. Il voulait passer quelques heures encore auprès de cette femme qui était l'unique joie de son existence tourmentée. La soirée fut triste et le souper d'adieu sans entrain. Simone manquait d'appétit et Paul n'avait pas le cœur gai. Le jeune homme passa une nuit fort agitée, et il resta longtemps, les yeux grands ouverts dans les ténèbres, songeant à des choses auxquelles il n'avait jamais pensé encore et qui lui revenaient comme une obsession quand il avait réussi à les chasser de son esprit. Il se rappelait qu'au début de leur liaison, Simone lui avait raconté des histoires peu édifiantes sur le compte de madame Montretout,

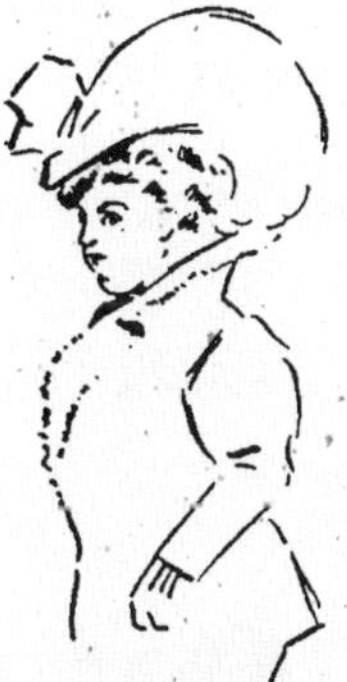

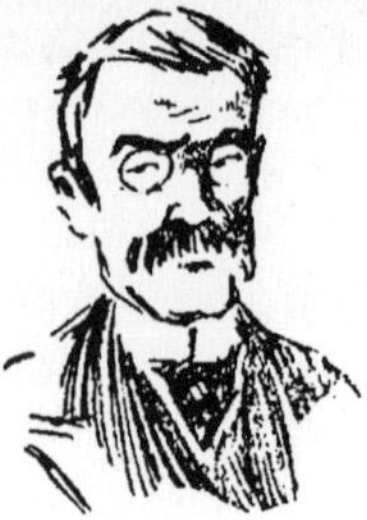

l'épouse d'un médecin sans clientèle, qui avait réussi à s'amasser une jolie fortune en manipulant les fonds électoraux, lorsque son parti était au pouvoir. Quand venait le temps des élections, on voyait ce type de politicien taré parcourir les comtés de la province, les poches bien garnies, payant au besoin de sa personne dans les joutes oratoires, distribuant des dollars aux électeurs et des injures à ses adversaires politiques. Madame Montretout, dont son mari ne se souciait guère, s'occupait aussi d'élections, et ses élus étaient toujours de beaux hommes qu'elle parvenait à attirer en leur offrant ses charmes opulents. Un athlète avait, entre autres, obtenu ses suprêmes faveurs. C'était un lutteur remarquable, bâti en hercule, qui faisait accourir les amateurs de sports brutaux au parc Sohmer.

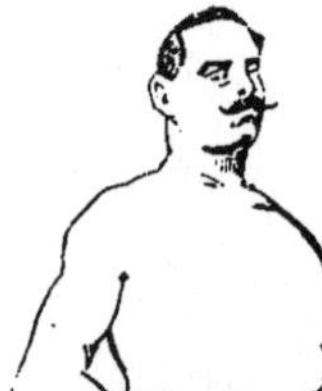

Madame Laperle fut mise au courant de l'aventure par l'héroïne même, qui lui témoignait beaucoup de confiance. Par curiosité, la jolie veuve s'était laissée entraîner un soir jusque dans la loge de l'athlète, cédant aux instances de cette amie perverse qui voulait lui faire palper les muscles de son vainqueur. Les manières grossières et la fatuité de ce champion des luttes à bras-le-corps la dégoûtèrent aussitôt. Elle jura qu'on ne l'y reprendrait plus et brisa toutes relations avec madame Montretout.

La pensée de l'athlète faisait naître en lui un sentiment étrange de malaise et d'inquiétude, un sentiment auquel il se refusait de donner le nom de jalousie. Il dormit à peine quelques heures sur le matin, et se leva tôt pour courir rue Peel, prendre congé de Simone. Il la trouva pâlie et nerveuse, ne pouvant tenir en place. Elle lui demanda:

— Tu as bien dormi?

— Pas très bien.

— Moi non plus. J'ai fait de vilains rêves... J'ai peur de rester seule si longtemps.

— Puisque c'est convenu! Puisqu'il le faut!

— Il le faut! Il le faut! Je pourrais bien t'accompagner tout de même... La campagne est si jolie.

— Y penses-tu? Que diraient l'oncle Batèche et la tante Zoé?

— Ils diront ce qu'ils voudront... Tiens, j'ai une idée... Tu leur diras que je suis ta fiancée... Ça fait très bien à la campagne: on présente toujours sa blonde aux parents avant de l'épouser.

— En effet, c'est une idée. Mais...

— Ne dis donc pas de bêtises. Je suis sûre que tu penses comme moi... C'est entendu... Tu vas voir comme je vais être bientôt prête.

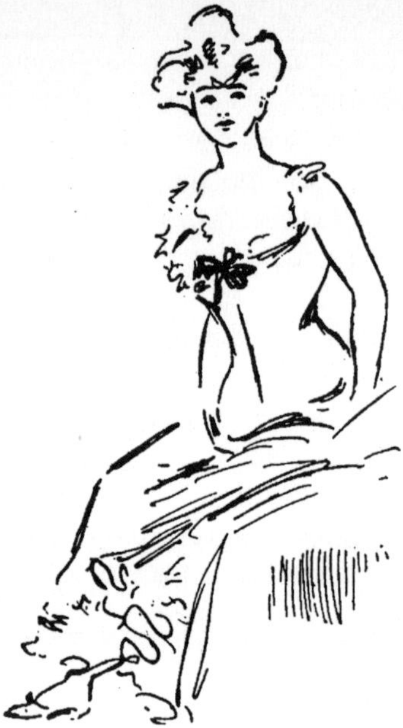

Et, toute joyeuse, elle courut à sa commode dont elle fouilla les tiroirs. Il la regardait faire et se sentait soulagé d'un grand poids. La veille, il eût dit non; mais après cette mauvaise nuit de doute et d'inquiétude, il se rendait compte qu'il lui eût été difficile de partir sans elle. Aussi, lorsqu'elle revint lui demander, déjà à moitié vêtue, s'il consentait toujours à l'emmener, il lui répondit tout de suite:

— Viens, nous nous arrangerons comme nous pourrons.

Elle n'avait plus qu'une robe à passer. Ce fut bientôt fait. Elle choisit un costume de toile écrue, dernière nouveauté de chez Morgan, qui lui allait à ravir. Un joli chapeau, paille et tulle, de chez Hamilton, la coiffa gentiment. Puis elle mit dans une sacoche le linge et les objets de toilette indispensables à une femme élégante en voyage. Paul ayant fait transporter sa malle à la gare Bonaventure, la veille au soir, il ne leur resta plus qu'à aller prendre le train de huit heures pour Mamelmont, après avoir mangé à la hâte les restes du souper d'adieu.

En descendant du train, à la petite gare de campagne de sa paroisse natale, Paul Mirot respira avec joie l'air embaumé des prairies couvertes de trèfle. Il revit avec plaisir le père Gustin, qui s'offrit à les conduire, lui et sa compagne, chez l'oncle Batèche. Le vieux cocher avait toujours la *Grise*, la meilleure jument du comté. Chemin faisant, il leur raconta que Pierre Bluteau avait voulu lui donner son *Black* et deux cents piastres en échange de la *Grise*, offre qu'il avait refusée avec indignation. Ce nom de Pierre Bluteau, prononcé tout à coup devant lui, laissa Paul tout songeur. Il lui rappelait mademoiselle Georgette Jobin, l'institutrice, et la scène dont il avait été témoin à l'école.

L'idée de Simone réussit à merveille. L'oncle Batèche, en apprenant que cette jolie veuve qui sentait bon était toute disposée à faire le bonheur de son neveu, dit à ce dernier, en le tirant à l'écart: «À ta place, je *berlanderais* pas.» Et la tante Zoé fut aussitôt séduite par la gentillesse de l'étrangère, qu'elle considérait déjà comme sa nièce. Elle se montra pleine de prévenance pour cette dame de la ville. L'accueil de ces vieillards confiants et naïfs toucha madame Laperle au point qu'elle regretta un instant d'être venue. Quand elle se trouva seule avec Paul, elle lui dit:

— C'est mal, tout de même, de tromper ces braves gens.

La fête devait commencer par une messe solennelle. On se rendit au village tout de suite. L'oncle Batèche avait endossé sa plus belle *bougrine*, pour faire honneur à sa future nièce, et la tante Zoé avait tiré de la vieille armoire de chêne sa robe de mérinos des grands jours. Les rues du petit village étaient toutes pavoisées de drapeaux et de banderoles tricolores. Devant l'église une foule endimanchée se pressait. Paul Mirot alla de groupe en groupe serrer la main, en passant, aux vieux citoyens qui le reconnaissaient et aux jeunes gens qu'il se rappelait avoir connus à l'école ou après sa sortie du collège. Tous se montraient fiers d'avoir été remarqués par ce jeune homme de la ville, qui gagnait gros *asteur*, et pas *pet-en-l'air* avec cela.

Dans le banc familial, dont les places se trouvaient remplies par les seuls êtres qui constituaient sa famille, et celle qu'il aimait le plus au monde, pendant que le prêtre officiait à l'autel, le jeune homme se laissa gagner par une attendrissante émotion. Il retrouvait la poésie de cette foi naïve des humbles, mêlant l'idée de Dieu à toutes les manifestations de la nature. On eût bien étonné ce bon curé de campagne, qui ne sortait guère de sa paroisse, en lui disant, par exemple, que l'on faisait servir la religion à des fins politiques, et que des dignitaires du clergé s'occupaient souvent d'autre chose que du salut des âmes. Lui, il ne faisait pas de politique quand il allait porter la consolation aux mourants, visiter les malades, quêter pour ses pauvres. Son prédécesseur avait endetté la fabrique en se faisant construire un presbytère somptueux ; mais, lui, trouvait cette maison trop belle et aurait volontiers habité une demeure plus modeste, en rapport avec la mission du prêtre qui est de prêcher la mortification et le détachement des biens de ce monde. Aussi le laissait-on vieillir en faisant le bien dans cette paroisse, la plus petite du diocèse, tandis que d'autres, plus intrigants, étaient devenus chanoines, occupaient des cures importantes, dirigeaient des sociétés, des collèges ou remplissaient à l'évêché des fonctions qui en faisaient les agents secrets des chefs de l'Église. L'un de ceux-là était précisément le desservant qui l'avait précédé à Mamelmont, celui devant lequel Mirot enfant s'était révolté en refusant de lire l'adresse de bienvenue à l'examen de fin d'année, à l'école. Quand la cloche sonna pour le *Sanctus*, Paul s'inclina comme tout le monde, par respect pour ce prêtre et ces braves gens.

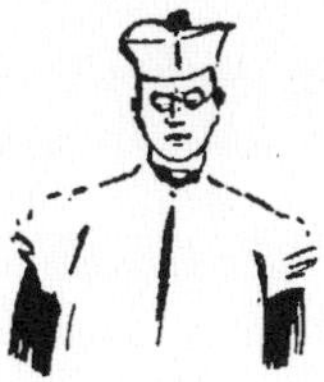

Puis ce fut le sermon de circonstance. Le bon curé n'était pas un grand orateur ni un savant. Mais son accent de sincérité suppléait au savoir et à l'éloquence. Après avoir parlé de la piété de Champlain, du martyre des Pères Lallemant et Brébeuf, de l'héroïsme de Madeleine de Verchères, de l'acte chevaleresque du marquis de Lévis, et rappelé la vaillance de tous ces nobles qui portaient les noms de Vaudreuil, de Boucherville, de La Salle, d'Iberville, de Maisonneuve, de Sainte-Hélène, de Longueuil, de Bienville, de Jolliet, il s'attaqua à la Pompadour, accusant cette femme galante d'avoir été la cause des malheurs de la Nouvelle-France passant à l'Angleterre après des années de guerres sanglantes. Il croyait fermement à cette légende absurde, inventée pour couvrir les faiblesses d'un roi avili, condamnant le peuple à la plus misérable servitude pour satisfaire les appétits insatiables d'une cour composée de vils courtisans et de nobles prostituées. Il termina son sermon en exhortant les fidèles à s'inspirer, en ce grand jour de la Saint-Jean-Baptiste, de l'exemple de ces héros et de ces martyrs pour se raffermir dans la foi et le patriotisme.

La démonstration en plein air, débutant par un discours de circonstance, que devait prononcer Paul Mirot, avait été annoncée pour trois heures de l'après-midi. À l'heure convenue tous les citoyens de la paroisse, et même des paroisses environnantes, étaient réunis devant le perron du magasin Carignan & Désourdis. Sur l'herbe, de l'autre côté de la rue, on avait transporté tous les bancs disponibles du village, même ceux de la sacristie. Ces bancs étaient réservés aux femmes et aux enfants. Le président de la fête, qui était le notaire du village, devenu un homme sérieux et considérable depuis l'époque où il s'amusait à taquiner les institutrices, lut d'abord une lettre d'excuse de l'honorable Vaillant, puis présenta *l'enfant de la paroisse* au public. Paul Mirot s'avançant pour prendre la parole aperçut, assise sur le premier banc, à côté de la tante Zoé, Simone qui le fixait de ses grands yeux. À partir de ce moment il ne vit plus qu'elle et c'est pour elle qu'il fut éloquent.

Quand il eut expliqué comment il se faisait que leur député l'avait chargé de la tâche difficile de le représenter à cette fête de la Saint-Jean-Baptiste, il entra dans le vif de son sujet. Ils avaient entendu, le matin, le ministre de Dieu parler du passé, lui leur parlerait du présent. Les enseignements du passé ne sont utiles qu'en autant qu'on sait en retenir ce qui peut être appliqué aux conditions

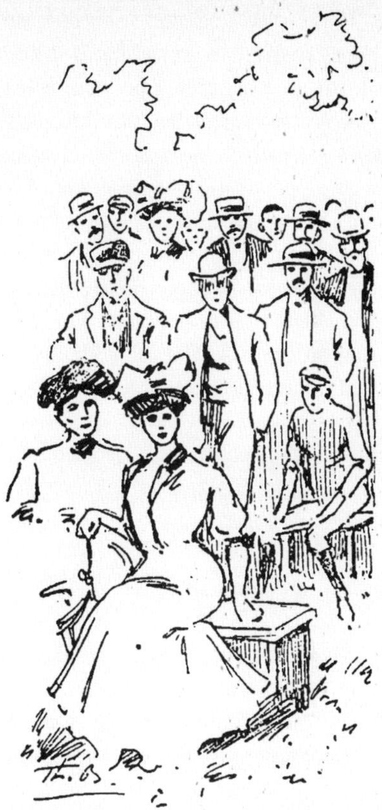

présentes de l'existence des peuples comme des individus. On n'apprend plus au jeune cultivateur à faucher à la faucille, puisque la lieuse mécanique a remplacé ce procédé primitif et pénible de faire la moisson. Seulement, on lui rappelle que son grand-père, qui a accompli ce dur labeur, lui a donné une leçon d'énergie dont il doit s'inspirer pour tirer le meilleur parti possible des avantages que lui offre le progrès moderne. Il en était de même de l'exemple de ces martyrs et de ces héros d'autrefois dont la mémoire devait être honorée, sans pour cela renouveler les querelles et recommencer les luttes du passé, dans un siècle où tous les esprits éclairés admettaient la liberté de croyances, à une époque où des relations plus faciles et plus constantes entre les différents peuples de la Terre tendaient à assurer la paix universelle, pour le plus grand bien de l'humanité. Le courage de ces héros et de ces martyrs, chacun devrait l'imiter dans l'effort de chaque jour pour améliorer son sort et celui de ses semblables, acquérir plus de connaissances utiles, créer plus de bonheur autour de soi.

Le ton de ce discours était peut-être un peu trop élevé pour ces braves gens, qui ne voyaient pas si haut ni si loin. Mais Simone l'encouragea de son regard approbateur.

Il dénonça les petits saints et les faux patriotes se proclamant les seuls défenseurs des droits des Canadiens français et de leur religion, afin d'exploiter la crédulité populaire à leur profit, tout en commettant sans danger les pires injustices. Pour échapper au triste sort que ces faux patriotes nous préparent, dit-il, l'on doit renoncer à l'isolement dans lequel on essaie de nous maintenir, fermer l'oreille aux discours flagorneurs de Saint-Jean-Baptiste, nous proclamant chaque année, au mois de juin, les seuls êtres bons, honnêtes, courageux, intelligents et instruits qui existent au monde. On ne s'y prendrait pas autrement pour suborner une coquette imbécile et jolie. Les hommes sérieux ne doivent pas se laisser aveugler par ces louanges mensongères. Il faut avoir le courage de regarder la réalité en face. Nous occupons une situation inférieure en ce pays et par notre faute : parce que l'on ne fait pas la part assez large à l'enseignement pratique ; parce que nous avons peur de raisonner et de marcher avec le siècle ; parce qu'on nous a trop longtemps habitués à vivre dans la contemplation du passé, au lieu de tourner nos regards vers l'avenir. *L'Intégral*, un journal rétrograde qui en est encore à ressasser les idées du Moyen Âge, n'a-t-il pas eu la sottise d'écrire que l'aviation était un crime contre Dieu, parce que si le Créateur avait voulu que l'homme s'élevât dans les airs, il lui eût fait pousser des ailes ? Les véritables ennemis des Canadiens français sont les gens de cette espèce et non l'Anglais entreprenant, progressiste, qui ne nous demande que de l'aider à faire du Canada une nation prospère et libre, à côté de la grande république américaine, accordant des droits égaux à toutes les races et admettant toutes les opinions religieuses et philosophiques.

Ses auditeurs l'écoutaient avec étonnement, mais trouvaient qu'il parlait bien, tout de même. Ils sentaient confusément qu'il avait raison. Cependant, ces gens habitués à applaudir les périodes ronflantes et connues où reviennent à chaque instant les mots magiques de *gloire nationale*, de *destinée providentielle*, de *foi de nos aïeux*, de *traditions glorieuses*, ne savaient que faire de leurs mains.

Le jeune homme résuma brièvement sa pensée. Il n'était pas question d'abandonner nos coutumes françaises, nos droits reconnus par la constitution britannique, pas plus que ce parler de France dont nous avons su conserver les mâles accents, de même que l'exquise poésie. Personne ne nous demandait ce sacrifice qui serait une lâcheté. Ce que les vrais patriotes désiraient, le député de Bellemarie, entre autres, c'était que nous nous armions pour les luttes de la vie, non avec des arquebuses à mèches, datant de l'époque de Samuel de Champlain, mais en nous procurant des armes perfectionnées modernes. En d'autres termes, si les Canadiens français voulaient avoir leur part légitime dans l'exploitation des richesses de ce pays, et, au point de vue intellectuel, jouer le rôle dont ils étaient dignes par leur intelligence, ils devaient marcher de l'avant en se mettant au niveau de la civilisation des autres peuples, au lieu de se retrancher derrière un mur de Chine, fait de préjugés illusoires qu'on aurait dû reléguer depuis longtemps au paradis des caravelles et des drapeaux fleurdelisés.

Quand l'orateur se tut, les bonnes gens de Mamelmont lui firent une ovation. Tous ne demandaient qu'à s'armer comme il le leur avait dit. L'oncle Batèche était fier de son neveu. Il le félicita à sa manière, en lui disant: *C'est ben envoyé.* La tante Zoé ne dit rien, parce qu'elle ne savait pas quoi dire. Quant à Simone, elle pressa tendrement la main de Paul, faute de mieux.

Le reste de la journée se passa en amusements variés. Il y eut des courses pour jeunes filles, pour garçons, pour hommes et femmes mariés, puis une course au cochon graissé. Ce fut le vieux Dumas, le père du petit Dumas que Paul Mirot avait connu à l'école, qui terrassa

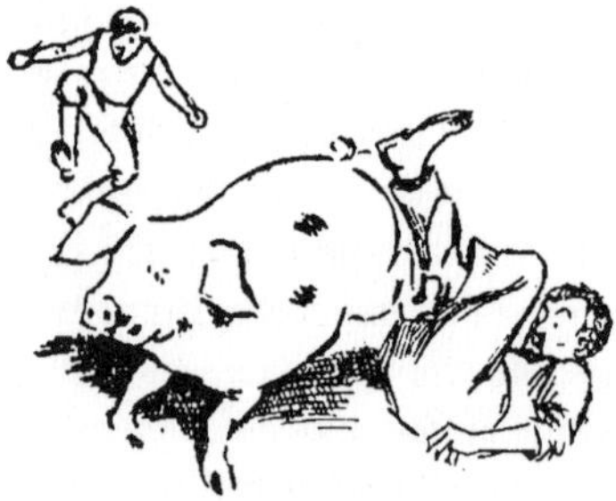

l'animal enduit de suif, appartenant au vainqueur comme prix de la course. Le pauvre homme était radieux et toute sa vieille face ridée s'éclairait en pensant que cela lui ferait du boudin et de la saucisse pour les fêtes de Noël et du Jour de l'An. Depuis que son fils l'avait quitté, sans le prévenir de son départ ni lui dire où il allait, le vieillard travaillait à la journée chez les cultivateurs et gagnait misérablement sa vie. Tout le monde était content qu'il eût attrapé le cochon. Après les courses, on se réunit par groupes pour causer de choses et d'autres et chanter des vieilles chansons françaises et canadiennes: *La belle Françoise qui veut s'y marier*, *À la claire fontaine*, *Sur le pont d'Avignon*, *Fanfan La Tulipe*, *Ô Canada, terre de nos aïeux*.

Le nuit venue, une belle nuit calme et tiède d'été, en plusieurs endroits, on alluma des brasiers ardents alimentés de branches sèches. Dans toutes les maisonnettes du village, on avait collé aux carreaux des fenêtres des papiers transparents, bleu, blanc et rouge, qu'éclairait par derrière une lampe à pétrole. Le coup d'œil était féerique pour ces humbles habitants de la campagne, aux cœurs français. Ce fut du délire à l'apparition de la première fusée dans le ciel serein. Des cris d'allégresse s'élevèrent de partout. En même temps, une compagnie de *miliciens* d'occasion, armés de fusils de chasse, arriva par le *chemin du roi* et vint se placer autour de l'estrade d'où on lançait les pièces pyrotechniques qu'à tour de rôle les notabilités de la paroisse et les invités venaient allumer. À partir de ce moment, les détonations se succédèrent presque sans interruption pendant plus d'une heure, mêlées au sifflement des fusées et aux clameurs de la foule.

À onze heures, tout était fini et le village avait reconquis son calme habituel.

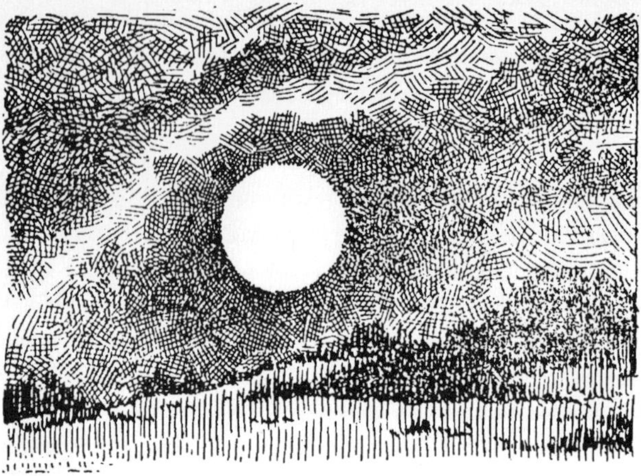

Paul Mirot, qui s'était fait une fête de coucher de nouveau dans sa petite chambre sous le toit, toute pleine de souvenirs de son enfance et de sa jeunesse, n'y retrouva pas le charme du passé. Simone qui occupait, audessous, la chambre destinée à *la visite*, était trop près de lui pour qu'il puisse oublier le présent. Et, pourtant, c'était par des nuits semblables de clair de lune, qu'accoudé à la petite fenêtre, tout près, il avait fait de ces rêves merveilleux d'amour et de gloire, comme en font tous les adolescents quelque peu imaginatifs ; c'était par ces belles nuits d'été, pleines d'étoiles, qu'il avait interrogé l'infini pour découvrir le mystère de la création des mondes. Il avait pressenti la puissance de Dieu, dans ces grandioses manifestations de la nature, d'un Dieu qui n'était pas celui que proclament les pouvoirs tyranniques pour asservir leurs semblables, d'un Dieu que l'on calomnie en lui attribuant des idées d'orgueil, de haine et de vengeance. Il tendit l'oreille pour surprendre les bruits qui venaient de la chambre au-dessous, et quand il eut entendu le lit craquer sous le poids du corps de Simone, il se coucha à son tour et s'endormit.

Le lendemain, il pleuvait et la journée fut triste. L'oncle Batèche expliqua pour la millième fois, à son neveu, son fameux projet d'exploitation de la betterave. Il en avait encore parlé au conseil municipal, à l'assemblée de juin, mais sans plus de résultat. Depuis vingt ans, il prêchait le même évangile, l'évangile de la betterave, sans être parvenu à convertir personne à sa croyance. Quant à la tante Zoé, elle parla à Simone de la *Confrérie des Dames de Sainte Anne* dont elle était la présidente honoraire. C'était une bien belle et très pieuse confrérie. Elle l'entretint ensuite de ses poules, qu'elle avait eu de la misère à faire couver au printemps; des petits cochons qu'on engraissait au lait de beurre et à la moulée, pour l'hiver; de la vache caille, la meilleure du troupeau, qui vêlait toujours de bonne heure et donnait du lait jusqu'à l'automne avancé. À cause de la pluie, qui ne cessait de tomber, les deux amoureux durent subir ces conversations sans pouvoir s'isoler un instant.

Vers le soir, un fort vent d'ouest s'éleva et nettoya le ciel. Pendant que l'oncle Batèche allait traire ses vaches et que la tante Zoé pelait ses pommes de terre tout en faisant réchauffer la soupe, Paul et Simone allèrent faire une promenade dans le jardin. Ils se communiquèrent leurs impressions de la nuit précédente. Simone aurait bien voulu causer avec lui dans la paix sereine de la nuit. Mais comment faire? Il ne fallait pas s'exposer à abuser de la confiance de ces cœurs simples. On résolut de rester bien sage. Pourtant, Paul affirmait que c'était bien joli là-haut, dans sa petite chambre, où par la fenêtre ouverte on

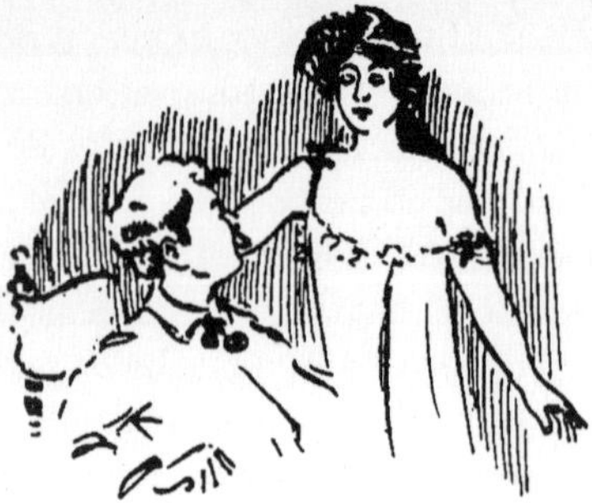

voyait les étoiles. Et pour voir les étoiles, par curiosité bien féminine, pour visiter cette petite chambre où le jeune homme avait vécu enfant, où il avait travaillé, douté de lui-même, souffert quelquefois, cette petite chambre dont il lui avait tant de fois parlé, Simone risqua de se compromettre. Après la veillée, quand le couple Batèche fut endormi, pieds nus, elle se rendit auprès de Paul, sans faire de bruit, et elle lui apparut comme une vision de rêve dans un rayon de lune.

Le mercredi, le soleil se leva éblouissant et incendia l'atmosphère. Dans la matinée, malgré une chaleur accablante, on alla se promener dans les champs où l'on commençait la fenaison. On respirait à pleins poumons l'agréable et vivifiante odeur de foin coupé. L'oncle Batèche se moqua de son voisin, qui était à faucher une grande *pièce* de mil, prédisant de l'orage à brève échéance. Quant à lui, il attendrait que la température se soit remise au beau fixe pour récolter son foin dans d'excellentes conditions. Vers les quatre heures de l'après-midi, on décida d'aller pêcher la perche et le crapet dans le ruisseau Bernier, situé à quelques arpents de la maison, sur le bord de la rivière. L'oncle Batèche accompagna son neveu et

Simone. L'endroit était charmant, ombragé de feuillage rempli d'oiseaux. Parmi les nénuphars et les ajoncs émergeant de l'eau montait le coassement espacé et monotone des grenouilles. Pas la moindre brise ne venait tempérer la chaleur écrasante du jour. Les deux hommes tirèrent à l'ombre la chaloupe qu'ils avaient empruntée à un voisin et tous trois tendirent leurs lignes. *Ça mord pas*, dit, après une demi-heure de silence attentif, le vieil homme. Et pour distraire la jolie compagne de son neveu, il lui raconta des histoires de son *jeune temps*. Un jour, il s'était déguisé en loup-garou pour faire peur à son voisin François, qui courtisait la Maritaine en même temps que lui, et se vantait partout de lui faire *manger de l'avoine*. Le pauvre garçon avait failli en crever de frayeur. Puis il lui parla de feux-follets, de chasse-galeries, d'un malheureux qui avait vendu son âme au diable et que le curé avait arraché des griffes de Satan. Bref, il lui donna une foule de détails intéressants sur les mœurs campagnardes d'autrefois.

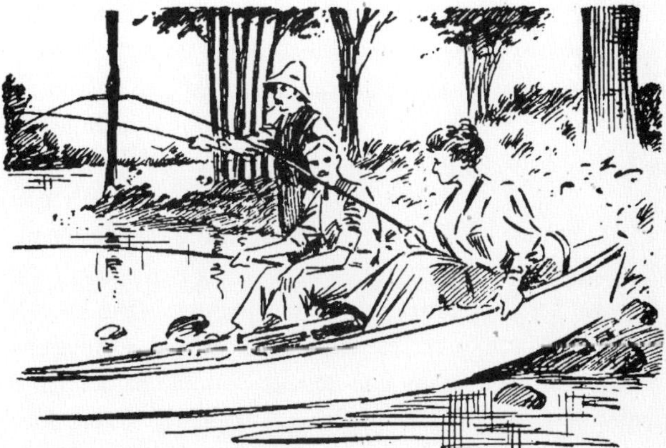

Un coup de tonnerre gronda dans le lointain. Personne ne s'était encore aperçu que depuis quelques minutes le soleil se cachait derrière les nuages. Les hirondelles rasaient la surface de l'eau. L'oncle Batèche, après avoir interrogé l'horizon qui, de l'ouest au sud, était d'un noir d'encre, dit : *On va en avoir une rôdeuse*. Les pêcheurs se hâtèrent de déguerpir.

Quand ils arrivèrent à la maison, il faisait sombre comme à la tombée de la nuit et les éclairs commençaient à sillonner le firmament. Il était temps : de grosses gouttes de pluie tombaient et aussitôt le seuil franchi, la tempête éclata. Un torrent d'eau inonda la terre encore brûlante des ardeurs du soleil. La force de la tourmente faisait craquer la maison et les coups de tonnerre se succédaient presque sans interruption. La tante Zoé s'était agenouillée près de la table, sur laquelle elle avait placé un cierge béni allumé, tandis que l'oncle Batèche, assis près de la fenêtre, fumait stoïquement une bonne pipe de tabac canadien. Simone s'était réfugiée dans les bras de Paul et à chaque éclair qui illuminait la pièce où se tenaient ces quatre personnes, dans des attitudes bien différentes, un tremblement nerveux la secouait toute. Tout à coup la maison s'emplit d'une lumière fulgurante en même temps qu'un bruit formidable, pareil à une explosion de dynamite, fit sursauter tout le monde. La foudre venait de frapper l'orme dont les branches ombrageaient le perron. Chacun se tâta, étonné d'être encore vivant. L'orage s'éloignait, on respira.

Le soleil reparut et on ouvrit portes et fenêtres. La joie de se sentir vivre est délicieuse après des émotions pareilles. Simone, dans une détente de toute sa nervosité féminine, riait sans raison. On alla examiner l'arbre foudroyé par l'étincelle électrique. C'était un bel orme, droit, majestueux, la tête en parasol, un vieux géant que la hache du défricheur avait respecté. La foudre lui avait enlevé une lisière d'écorce, du haut jusqu'en bas. L'orage grondait encore dans le lointain, et, sur le fond sombre de ce tableau magnifique se détachait un brillant arc-en-ciel. Toute la végétation, lavée, rafraîchie, resplendissait sous les rayons du couchant qui donnaient aux gouttelettes de pluie attardées à la pointe des feuilles ou suspendues aux brins d'herbe des scintillements de pierreries semées à profusion sur l'écrin vert des pelouses et dans la chevelure touffue des bosquets. L'âme sensible de Paul Mirot en était tout émotionnée.

C'est sous l'effet de cette émotion que le jeune homme proposa à sa compagne une promenade sentimentale au clair de lune, quand les vieux seraient couchés. Ils se donnèrent rendez-vous dans le jardin, qu'ils avaient exploré la veille.

Durant la soirée, les amoureux écoutèrent distraitement l'oncle Batèche leur parler de son intention de se porter candidat à la mairie au mois de janvier. Tout le monde lui assurait une élection par acclamation, la chose lui étant due en raison de ses services passés. Il les entretint ensuite des élections parlementaires prochaines, dans la province de Québec. On commençait à annoncer la candidature d'un homme du comté contre l'honorable Vaillant, qui aurait peut-être de la misère à se faire réélire parce qu'on disait qu'il voulait détruire les curés pour faire plaisir aux Anglais. Ses ennemis, et ils étaient nombreux, citaient le fait que son fils avait renié sa race en épousant une protestante. Il en était à énumérer les événements notables de l'année: les mariages, les mortalités, les malheurs de l'un qui avait dû vendre sa terre pour payer ses dettes, les succès de l'autre prêtant maintenant de grosses sommes d'argent sur hypothèques, lorsque la tante Zoé, après avoir déposé sur la table le bas de laine qu'elle ravaudait, annonça qu'il était temps d'aller se coucher.

Une heure plus tard, Paul était dans le jardin, attendant Simone, qui ne tarda pas à le rejoindre. Les amoureux s'éloignèrent jusqu'au bout d'une allée, bordée de carrés d'oignons et de concombres, où ils s'arrêtèrent et se dirent de si tendres choses, au clair de lune, que la tante Zoé, qui ne dormait pas et les avait suivis, en fut toute bouleversée, n'en pouvant croire ses yeux ni ses oreilles.

Paul sommeillait profondément, le lendemain matin, lorsqu'une main un peu rude, une main qu'il connaissait bien, qui l'avait éveillé tant de fois dans le passé, lorsqu'il faisait la grasse matinée, le tira de son sommeil. Il ouvrit les yeux et aperçut, près de son lit, la figure sévère de tante Zoé. Il comprit avant qu'elle eût proféré une seule parole. Elle savait tout. Il en fut atterré. Elle le croyait perdu, avec cette *mauvaise femme*. Il essaya de lui expliquer l'aventure, le mieux qu'il put. Mais elle ne comprenait qu'une chose, c'est que cette femme était *anne salope*, elle qui toute sa vie s'était montrée si réservée, même dans ses épanchements légitimes, avec l'oncle Batèche. Tout ce qu'il put obtenir, c'est qu'elle ne dirait rien à son oncle, qui était capable de bavarder ensuite, lui ayant représenté que cela nuirait à sa candidature à la mairie. Il lui promit, en retour, de partir le matin même avec sa prétendue fiancée, et de revenir seul ou marié, la prochaine fois.

Dans le train, Simone pleura quand elle apprit la vérité. Paul avait dû tout lui dire, ne pouvant la tromper comme l'oncle Batèche sur le motif de ce départ précipité. L'absence de la tante Zoé au moment des adieux eût suffi,

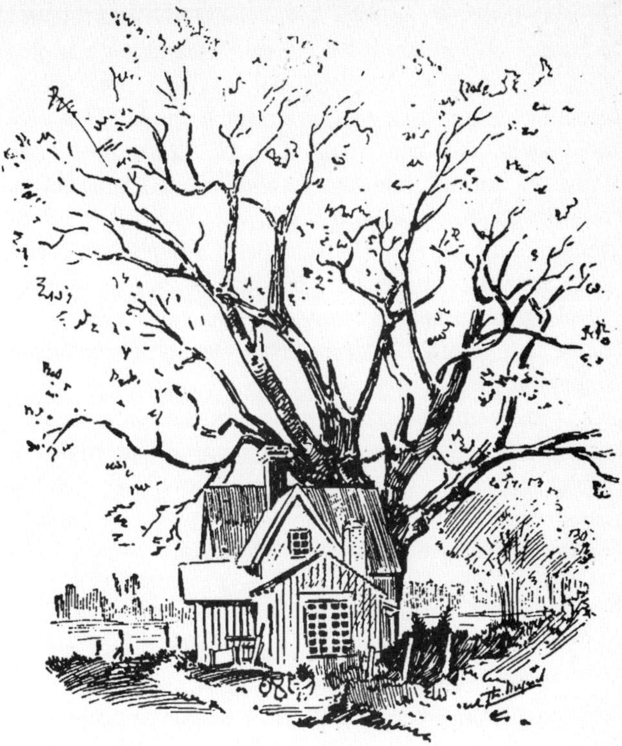

du reste, pour faire comprendre à la jolie veuve qu'elle était la cause de ce retour précipité dans la métropole.

C'était une belle journée et la campagne était toute fleurie et animée le long de la ligne du Grand Tronc, qui les conduisait à Montréal. Quand ils arrivèrent à la ville, il faisait déjà une chaleur écrasante. Aux alentours de la gare, des Italiens stationnaient devant leur petite voiture-glacière et criaient de leur voix chantante, rebelle à l'accent anglais: *Ice cream!... Ice cream!* Une belle fille des pays du soleil jouait de l'orgue de Barbarie, un peu plus loin. Les cochers de place mêlaient leur note basse, mouillée de *gin*, à ce concert discordant de la rue et bredouillaient, sans conviction: *Cab, Sir! Cab, Sir!* Et le bruit agaçant des tramways, le cliquetis de chaînes et de moyeux de lourds camions étouffaient, dominaient tout ce vacarme. Ce tapage incessant parut insupportable aux deux amoureux qui venaient de goûter la douceur de vivre en pleine nature parée de toutes les splendeurs du ciel et de la terre. Autant le départ avait été joyeux, autant le retour fut triste.

En montant la rue Windsor, ils rencontrèrent Jacques Vaillant qu'ils mirent au courant de leur voyage à Mamelmont, sans lui parler de l'aventure qui avait été la cause de leur retour à la ville avant la fin de la semaine. Se doutant de quelque chose, il demanda:

— Pourquoi êtes-vous revenus si tôt?

Simone, les larmes aux yeux, répondit:

— C'est à cause de moi...

Paul vint à son secours:

— C'est la tempête d'hier, une tempête épouvantable, là-bas... le tonnerre... un terrible coup de tonnerre!

VII
La voix du peuple

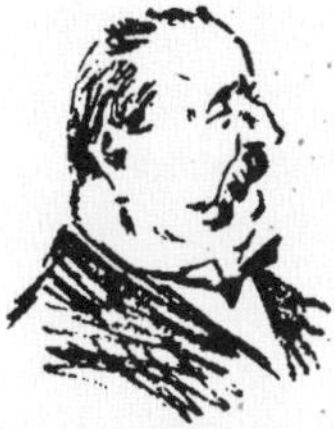

La législature provinciale fut dissoute le vingt août et l'on fixa la date des élections générales dans la province de Québec au dix-huit septembre, la mise en nomination des candidats dans les différents comtés ruraux et dans les divisions électorales des villes devant avoir lieu le onze septembre.

Le gouvernement, qui avait dédaigné les sages avis de l'honorable Vaillant pour se rallier à l'opinion du vieux Troussebelle, s'apercevait maintenant qu'il avait commis une erreur de tactique mettant son existence en danger. C'étaient ses derniers atouts qu'il jouait; dans cette lutte, et afin de donner le moins de chances possibles à l'ennemi, il avait réduit à vingt-huit jours la période électorale. Il était trop tard, cependant, pour s'engager dans une voie nouvelle. Les ministres du cabinet décidèrent de ne pas appuyer les candidats du groupe dont le député de Bellemarie était le chef. Si ces candidats parvenaient quand même à se faire élire et dans le cas où le gouvernement serait maintenu au pouvoir, on tâcherait de s'entendre avec eux après les élections. Quant au prédécesseur de Vaillant, il voulait à tout prix aller combattre celui dont il avait triomphé devant le conseil des ministres. On le laissa faire.

Marcel Lebon, à qui on avait enlevé la direction politique du *Populiste*, sur les instances de l'honorable Troussebelle, son ennemi déclaré, se portait candidat dans la division Saint-Jean-Baptiste, que ce même Troussebelle représentait avant d'abandonner son portefeuille de ministre pour accepter un fauteuil au Conseil Législatif. Le financier Boissec, qui avait fondé de grandes espérances sur Lebon, caressant l'espoir de se faire nommer sénateur un de ces jours, se chargeait de défrayer les frais de l'élection de celui qu'il appelait son meilleur ami. Son adversaire était le notaire Pardevant, qui comptait sur l'appui de toutes les personnes pieuses et particulièrement sur les appels au fanatisme religieux que ne manqueraient pas de faire en sa faveur ses jeunes amis, *Les Paladins de la Province de Québec*.

Dans la division Sainte-Cunégonde, Prudent Poirier avait un concurrent redoutable dans la personne du chef de la Fédération Ouvrière, le mutualiste Charbonneau. Cet industriel, qui traitait mal ses ouvriers et les exploitait sans cesse, était arrivé à la députation dans cette division où les prolétaires formaient la masse de l'électorat, par un de ces hasards mettant parfois en évidence le premier venu dont la sottise étonne d'abord et dégoûte ensuite ceux-là même qui l'ont poussé de l'avant. L'amateur de *piano-legs* avait bien des comptes à rendre à ses mandataires, et il n'était pas de taille à faire face à la musique.

Les ennemis de l'honorable Vaillant s'étaient entendus pour lui choisir un adversaire, à la fois dangereux et humiliant, dans la personne de Boniface Sarrasin, ancien commerçant de volailles de la paroisse de Saint-Innocent, qui n'avait pas d'opinions politiques, mais s'engageait à appuyer les chefs que l'électorat de la province choisirait, soit d'un côté, soit de l'autre. Ce candidat incolore, sachant à peine signer son nom, était connu de tous les cultivateurs du comté, dont il avait fréquenté la basse-cour, pour en acheter poules, poulets et dindons. Retiré du commerce, on le disait riche et, bien entendu, de bon conseil. On venait de très loin lui emprunter de l'argent, à un taux d'intérêt assez élevé, ou le consulter sur la meilleure manière de faire couver les canards. Et ce n'était pas un monsieur de la ville, mais un homme sans prétention, vivant au milieu des citoyens de Bellemarie. Cette dernière considération ralliait beaucoup d'indifférents et d'indécis à la candidature du Père Boniface, comme tout le monde l'appelait depuis qu'il exhortait hommes, femmes et enfants qui l'approchaient à faire pénitence afin de se préserver du feu de l'enfer.

Les fidèles partisans de l'ancien ministre des Terres de la Couronne répétaient, à tous ceux qui voulaient les entendre, que le *bonhomme* Sarrasin devait redouter lui-même d'être rôti par le diable dans l'autre monde, puisqu'il avait toujours cette idée en tête. Il ne s'était peut-être pas enrichi avec des indulgences ? C'est si facile, pour un commerçant, de ramasser, à la nuit tombante, les volailles qui s'égarent loin du poulailler. Et les renards ont le dos large. Du reste, personne n'ignorait qu'à la suite d'une retraite prêchée à Saint-Innocent, par les *Pères du*

Rédempteur, qui avaient fait trembler les plus vertueux des fidèles en les plongeant et replongeant dans l'enfer pour la moindre peccadille, Boniface Sarrasin avait perdu la raison, qu'il avait voulu jeûner pendant quarante jours, enfermé dans une chambre aux murs nus et sans lit, qu'il prenait pour le désert. On répétait que le curé de la paroisse était parvenu à le guérir de sa folie en lui faisant porter sur la poitrine un morceau du bois de la croix et en célébrant, durant plusieurs semaines, le saint sacrifice de la messe à son intention.

Le Populiste répudia, d'une façon véhémente, Vaillant et ses adeptes, dans le but de protéger le gouvernement contre les attaques du parti réactionnaire. Ce fut en vain, car *La Fleur de Lys* et *L'Intégral*, de même que les autres feuilles bigotes, dénoncèrent le clan ministériel, prétendant qu'il y avait eu, avant la dissolution des Chambres, un pacte secret de signé entre le ministère et les ennemis de la religion. *L'Éteignoir* ne prit fait et cause pour personne, trouvant plus lucratif et plus sûr de pêcher dans toutes les eaux fangeuses que charrie le ruisseau électoral gonflé par les passions populaires. Tout en faisant aux candidats ministériels une lutte acharnée par toute la province, les ennemis de la liberté et du progrès concentrèrent surtout leurs efforts contre Vaillant, Lebon et Charbonneau, qui n'avaient que *Le Dimanche* pour les défendre des attaques perfides et des calomnies de la grande et de la petite presse.

Jacques Vaillant et Paul Mirot ne pouvant suffire à la tâche, Modeste Leblanc se présenta à point pour les tirer d'embarras. L'ancien reporter de l'hôtel de ville au *Populiste*, après avoir quitté ce journal pour entrer à *L'Éteignoir*, qui lui offrait une augmentation d'un dollar par semaine, venait de perdre sa situation pour avoir manqué une *primeur* sensationnelle: le maire de Montréal, pris d'une colique subite, obligé d'interrompre la séance du conseil municipal et de se faire conduire chez lui en toute hâte, redoutant une attaque de choléra, les journaux annonçant depuis quelque temps que ce terrible fléau faisait des ravages épouvantables en Russie. Le pauvre garçon se désolait, sans ressources et ayant sa nombreuse famille à nourrir, lorsque, par hasard, il entra au bureau du *Dimanche*, au moment où les deux amis se demandaient où ils pourraient trouver un homme de confiance pour prendre charge du journal pendant qu'ils iraient appuyer leurs candidats et préparer sur place les compte rendus des assemblées politiques. Ils n'auraient pu trouver mieux que ce trop modeste mais intelligent et honnête journaliste. On le mit tout de suite au courant de ses nouvelles fonctions. Le lendemain Paul Mirot partait pour le comté de Bellemarie, tandis que Jacques Vaillant se disposait à aller combattre, tour à tour, aux côtés de Marcel Lebon, contre le notaire Pardevant, et du candidat Charbonneau, contre Prudent Poirier.

La première assemblée de cette mémorable campagne, dans le comté de Bellemarie, eut lieu à Mamelmont. On était venu même des comtés voisins pour entendre la discussion, car on s'attendait à une belle joute oratoire entre l'honorable Vaillant, ancien ministre des Terres de la Couronne, et l'honorable Troussebelle, conseiller législatif, qui étaient tous deux de redoutables tribuns, quoique de genres différents. Autant le premier en imposait par sa mâle éloquence, sa logique serrée, son geste énergique, autant le second était insinuant, perfide, habile dans l'art de dénaturer les faits et de faire appel aux préjugés populaires. Le temps était beau, sans la moindre brise, les orateurs pouvaient se faire entendre de tout le monde du haut du perron du magasin Carignan & Désourdis, malgré la foule immense qui couvrait la place de l'église. L'oncle Batèche eut l'honneur d'être désigné à la présidence de l'assemblée.

Ce fut l'honorable Troussebelle qui parla le premier. Il commença par faire l'éloge de Boniface Sarrasin, un *self made man*, un homme de *basse classe* qui avait su, par son labeur incessant et son intelligence du commerce, se créer une vieillesse heureuse, tout en rêvant de consacrer ses loisirs au bien du pays. Puis il loua le savoir et le talent de celui qui lui avait succédé, pour peu de temps, au ministère. On fondait sur lui de belles espérances. Malheureusement, cet homme orgueilleux et sans doute dominé par des influences néfastes, dans son désir de monter plus haut, de jouer le rôle de dictateur, avait trahi ses compatriotes pour s'attirer les bonnes grâces des Anglais. Il s'était même attaqué à nos saints évêques, à nos admirables institutions religieuses, aux bonnes sœurs, aux doux frères et aux dignes prêtres de nos communautés enseignantes et de nos collèges qui se dévouent pour l'éducation de la jeunesse canadienne-française et catholique. Cet homme, à la Chambre, dans les réunions publiques et dans son journal *Le Flambeau*, d'exécrable mémoire, avait poussé l'audace jusqu'à réclamer plus d'anglais et moins de latin dans nos maisons d'éducation. C'était là un crime abominable. Ce renégat de sa race ne méritait pas d'être le mandataire des braves gens du comté de Bellemarie, fidèles aux traditions de foi de leurs ancêtres, fiers d'être canadiens-français et catholiques, de faire partie de cette nationalité à part dans le Dominion du Canada, faisant l'admiration de l'univers entier par sa supériorité intellectuelle et morale. C'est en nous laissant guider aveuglément par notre incomparable clergé, dit-il, c'est en conservant les vieilles coutumes de nos ancêtres, tout en fermant l'oreille aux suggestions dangereuses des esprits progressistes, que nous conserverons cette vertu nationale, enviée de tous les peuples de la Terre. Et surtout, pas de pacte avec l'Anglais protestant, franc-maçon, ennemi juré de Notre Saint-Père le Pape. Les Anglais ne seraient rien sans nous, dans ce pays ; c'est nous qui les avons sauvés en maintes occasions ; et si l'Angleterre perdait la province de Québec, ce serait le commencement de sa décadence. Profitons des avantages que cette situation exceptionnelle nous offre pour combattre l'Anglais et le forcer à capituler. C'est en élevant à la députation des hommes d'affaires et des patriotes comme Boniface Sarrasin, cet honnête et humble serviteur de la religion et de la patrie, que les Canadiens français deviendront les maîtres du Canada, qui sait, peut-être de l'empire britannique tout entier, qu'ils s'empareront des places et des richesses trop longtemps accaparées par les Anglais.

Malgré la perfidie de l'attaque et l'odieux des accusations portées contre lui par l'ancien député de la division Saint-Jean-Baptiste, l'honorable Vaillant s'avança, calme et souriant, pour lui répondre. Il était confiant dans la fidélité de ses braves amis de Bellemarie et dans l'ascendant que son éloquence de tribun populaire exerçait sur les foules. Il reprit la question au point où son adversaire l'avait abandonnée et compara Troussebelle au Tentateur transportant le Christ sur la montagne et lui offrant, s'il voulait l'adorer, les immenses royaumes s'étendant à ses pieds. Autant le diable avait employé d'artifices pour séduire le Maître, autant cet homme s'était montré hypocrite, menteur et déloyal en essayant de soulever les préjugés religieux et les haines de race au profit de son candidat. L'honorable conseiller législatif, dit-il, a prêché la

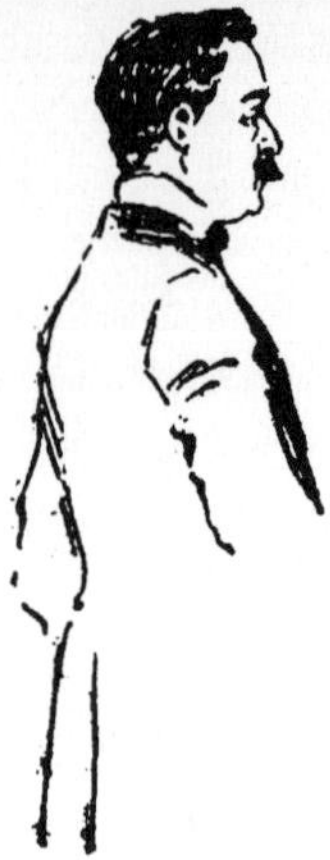

guerre sainte, voulant exterminer les Anglais, puis s'emparer de l'Angleterre. Il rougirait de répéter de semblables absurdités ailleurs qu'à la campagne où ces propos en l'air se perdent dans le vent qui passe. Si l'Anglais nous porte ombrage, il n'y a qu'un moyen de lutter d'égal à égal avec lui, quelle que soit la condition sociale dans laquelle nous sommes placés : une éducation plus pratique et plus conforme aux besoins de notre époque. C'est le but vers lequel tendent ceux qui demandent des réformes scolaires. Il faut que le contrôle de l'éducation soit placé entre les mains de personnes responsables au peuple* et parfaitement au courant de la situation économique du pays. Il faut séparer l'instruction religieuse de l'instruction proprement dite, c'est-à-dire, de cette instruction non seulement nécessaire à l'homme pour gagner son pain quotidien, mais en même temps indispensable à une race qui — surtout dans un pays comme le nôtre — vit à côté

* Il faut lire : *devant le peuple. (N.d.É.)*

d'autres races, pour conserver son prestige et aspirer aux destinées auxquelles elle a droit. La religion, quand on n'y mêle pas de politique, a un tout autre but, un but essentiellement spirituel : celui d'élever les âmes vers la Divinité pour la conquête d'un royaume qui n'est pas de ce monde. Qu'on enseigne le catéchisme, très bien ! Que l'on consacre quelques heures à de pieuses lectures ou à la prière, personne n'y voit d'inconvénients. Mais si l'enfant n'apprend que le catéchisme et si l'homme ne sait que prier, sans armes et sans ressources pour les luttes de l'existence, il deviendra une proie facile de la misère et l'esclave de ceux qui, mieux avisés, ont compris que Dieu a donné à la créature humaine l'intelligence et la raison pour qu'elle en fît usage en pénétrant les secrets de la nature et en jouissant des biens de la Terre. Laissons à chacun sa liberté de croyance et contentons-nous d'être des hommes honnêtes et sincères, ne cherchant que le bien et la justice, non pour une classe privilégiée, mais pour tous.

L'ancien ministre des Terres de la Couronne eut la générosité d'ignorer Boniface Sarrasin. Cet homme n'était que l'instrument inconscient de ses ennemis, il crut plus digne de sa part de ne pas descendre jusqu'à lui.

En terminant, il ajouta qu'il remettait, avec la plus entière confiance, son sort entre les mains des braves électeurs du comté de Bellemarie, qui ne s'en laisseraient pas imposer par l'attitude dévote et les gestes scandalisés du trop fameux comédien chargé de la direction de la lutte sans merci qu'on avait décidé de lui faire.

L'orateur fut chaleureusement applaudi. L'assemblée était conquise. Vaillant venait de remporter un nouveau triomphe.

On voulait entendre le candidat du comté. Parce

qu'un candidat muet, dans la province de Québec, ça ne s'est jamais vu. Il faut dire quelque chose, n'importe quoi, des bêtises. Boniface Sarrasin ne connaissait que le commerce de la volaille, il en parla. Mais un farceur, dans l'assemblée, l'apostropha :

— Parle donc politique, gros pansu !

Cette interruption détermina l'orateur à résumer son programme politique en quelques paroles *bien senties*. Il s'écria :

— Messieurs, c'est un homme comme vous autres, qui s'présente aujourd'hui, un homme qui a élevé des cochons comme vous autres. J'sus contre l'instruction publique. Y'a trop d'gens instruits, c'est pour ça qu'le foin s'vend pas plus cher. Si vous m'élisez, j'voterai *tejours* pour les bonnes mesures.

Paul Mirot, obligé de répondre à cet éloquent discours, voyant tout le monde en belle humeur, continua la plaisanterie. Il dit qu'il n'avait pas l'intention de demander au nommé Sarrasin combien il avait élevé de cochons au cours de sa brillante carrière, pas plus que de mettre en doute sa compétence dans la direction d'une basse-cour, parce que cela n'avait aucun rapport avec les devoirs d'un député, collaborant à l'administration des affaires publiques et à la confection des lois. Puis il s'appliqua à démontrer plaisamment à ses auditeurs ce qui arriverait s'ils élisaient cet homme aussi ignorant que piètre orateur. La Chambre était déjà trop encombrée de ces nullités ne sachant remplir leur siège qu'en s'asseyant dessus, sans jamais desserrer les lèvres tout le temps que durait la session. On citait, entre autres, le fameux Prudent Poirier, le député de la division Sainte-Cunégonde, qui, au cours du dernier Parlement, n'avait jamais ouvert la bouche que pour dire à son voisin, un Irlandais : *Come have a drink !*

C'est ce même député qui répondait un jour à un de ses électeurs menacé de cour d'assises, que le grand jury pouvait rendre un verdict de quatre manières différentes: *True Bill*, *No Bill*, *Buffalo Bill* et *Automo Bill*. C'est d'une façon aussi stupide que répondrait le gros Boniface, si on lui demandait un renseignement dans un cas semblable. Et comment supposer qu'un Sarrasin ou un Poirier, le premier bon tout au plus pour la *galette*, le second excellent pour les poires, puisse toujours voter en faveur des bonnes mesures, puisque ni l'un ni l'autre n'était en état de comprendre les projets de lois soumis à la Chambre. De tels députés sont non seulement inutiles, mais deviennent quelquefois dangereux. Et il en donna un exemple des plus récents. Le vertueux conseiller législatif dont vous avez admiré comme moi la piété, il y a un instant, dit-il, lorsqu'il était ministre, ressemblait quelque peu à ces dévotes confondant — oh! bien involontairement — leur amour de Dieu avec l'amour humain, c'est-à-dire que sa main droite, toujours levée vers le ciel, s'efforçait d'ignorer ce que faisait sa main gauche, abaissée derrière son dos et recevant des gratifications pour ses complaisances. Or, une puissante compagnie de Montréal avait chargé l'honorable Troussebelle, non sans lui avoir mis quelque chose dans la main gauche, de combattre devant la législature un projet de loi présenté par une compagnie rivale pour obtenir certains privilèges, établissant ainsi une concurrence équitable dont le public, en général, et la classe ouvrière, en particulier, devaient profiter. Prudent Poirier, car c'est encore du député de Sainte-Cunégonde qu'il s'agit, quand le projet de loi vint devant la Chambre, ne prêta qu'une attention fort distraite au débat qui s'ensuivit, n'y comprenant rien du tout. Ce n'est que lorsque le ministre vendu s'écria, avec un beau geste d'indignation:

« C'est une épée de Damoclès que l'on veut suspendre au-dessus de nos têtes », que le Poirier fut brusquement secoué de sa somnolence habituelle. Le sentiment de la conservation lui donna du courage, et regardant les statues symboliques dominant l'enceinte parlementaire, il dit, d'une voix mal assurée : « Monsieur le ministre a raison, il ne faut pas donner d'épée aux dames en glaise suspendues sur nos têtes. » Ce fut un succès, toute la chambre éclata de rire. Mais Prudent Poirier, représentant une division essentiellement ouvrière, vota contre l'intérêt de ses électeurs.

De tous côtés, on cria : *Hourra pour la dame en glaise ! — Hourra pour le p'tit Mirot ! — Hourra pour notre député !*

L'honorable Troussebelle s'était réservé dix minutes de réplique, mais il lui fut impossible de se faire entendre. On l'appela *vendu* et il dut se retirer sous les huées de la foule.

La campagne électorale débutait bien. Dans les autres paroisses du comté, l'honorable Vaillant et ses amis conservèrent l'avantage sur leurs adversaires. Mais le jour de l'appel nominal des candidats à Saint-Innocent, chef-lieu du comté, il se fit un revirement d'opinion. Les professeurs du collège où Jacques et Paul avaient fait leurs études s'étaient déclarés ouvertement contre l'ancien ministre des Terres de la Couronne, le considérant comme un ennemi de leur maison d'éducation. De plus, la veille, qui était un dimanche, plusieurs curés des paroisses du comté de Bellemarie, du haut de la chaire, avaient parlé des œuvres abominables des impies pervertissant la vieille Europe, et prédit des malheurs incalculables pour le Canada si les fidèles aveuglés, dédaignant les conseils de leurs sages pasteurs, votaient en faveur d'hommes perfi-

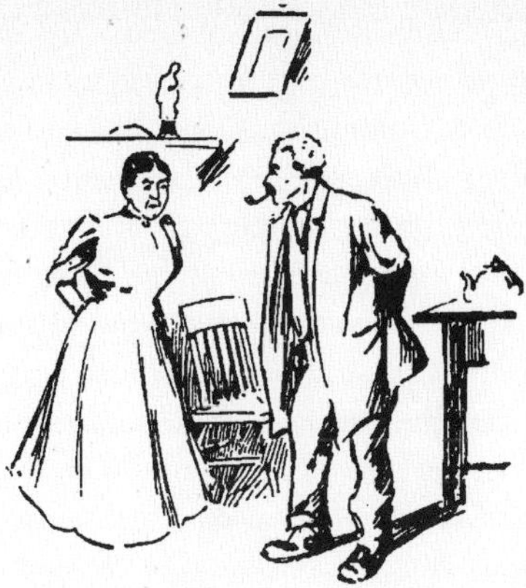

des dissimulant, sous de prétendues idées de liberté et de progrès, leur haine contre l'Église et ses institutions gardiennes de la foi et des traditions nationales des Canadiens français. Ces hommes ne pouvaient être que les émissaires des puissances sataniques rêvant d'enserrer dans leurs griffes immondes les descendants des héros de la Nouvelle-France, pour les plonger dans un océan de feu où il n'y aurait que pleurs et grincements de dents durant toute l'éternité. L'allusion était claire, personne ne s'y trompa. Les âmes soumises et craignant l'enfer, qui étaient pour Vaillant, se tournèrent contre lui. Ceux qui manifestèrent quelque hésitation furent vite circonvenus par leurs pieuses épouses.

L'honorable Troussebelle et ses amis, sûrs qu'ils étaient maintenant les plus forts, ne mirent plus de bornes à leur fureur contre l'ancien député du comté, dont ils voulaient empêcher la réélection. Le docteur Montretout était arrivé de la veille à Saint-Innocent, chargé de munitions de guerre, c'est-à-dire de dollars puisés dans la caisse électorale mise à la disposition des amis de la bonne cause. Durant les derniers huit jours au cours desquels devait se décider le sort des candidats, il avait reçu instruction de corrompre tous ceux qui se montraient indécis dans leur choix, *sur la clôture*, selon le terme consacré. Solyme Lafarce, toujours en grande faveur au *Populiste*, l'accompagnait, ainsi qu'Antoine Débouté, embauché par *L'Éteignoir*, après avoir eu maille à partir avec Jean-Baptiste Latrimouille, à cause de son incurable paresse. La colique constante dont souffrait Débouté, ennemie irréductible de son esprit juridique, le rendait presque inoffensif. Mais il n'en était pas ainsi de Lafarce, cherchant sans cesse la sensation et le scandale.

Dans la division Saint-Jean-Baptiste, à Montréal, l'amant de cœur de la plantureuse May avait préparé des coups pendables contre la candidature de Marcel Lebon. C'est lui, par exemple, qui avait eu l'idée d'expédier à tous les électeurs de la division un numéro de *La Fleur de Lys*, dans lequel Pierre Ledoux fulminait contre la franc-maçonnerie, après avoir écrit au bas de l'article, au crayon bleu, le nom de l'ancien rédacteur en chef du *Populiste*, avec cette note explicative: *On dit qu'il en est.* Les cabaleurs réactionnaires, et surtout *Les Paladins de la Province de Québec*, prenant une part active dans cette élection, s'étaient emparés de la chose et, par ce moyen, faisaient une lâche cabale en faveur de leur vénérable ami le notaire Pardevant, payant des messes dans toutes les églises pour le succès de sa candidature.

Paul Mirot se douta tout de suite, en apercevant Lafarce dans la foule, qu'il n'était pas venu pour rien à Saint-Innocent. Il lui fallait à tout prix un compte rendu sensationnel de l'assemblée de l'après-midi. Les événements, qu'il aida autant qu'il put, le servirent à souhait.

Après la proclamation des candidats mis en nomination par l'officier-rapporteur, à deux heures précises, l'assemblée commença. L'honorable Vaillant, d'après les conventions acceptées de part et d'autre, devait parler le premier, ce jour-là. La noblesse de son maintien, sa parole sincère et éloquente en imposèrent quand même à la foule qui lui était en majorité hostile. Quand il se retira après avoir annoncé qu'il se réservait le privilège de répondre aux attaques de ses adversaires lorsqu'il les aurait entendus, des applaudissements assez nombreux soulignèrent ses dernières paroles.

L'honorable conseiller législatif, comme d'habitude, pontifia et rappela les enseignements de l'Église, les encycliques du Souverain Pontife sur les idées modernes. Il noircit autant qu'il put le caractère de Vaillant et lui attribua des projets diaboliques. C'était un socialiste, sinon un anarchiste, n'osant encore montrer ses couleurs. Ce qu'il ne disait pas, cet homme le pensait. Gare aux électeurs s'ils ne voulaient subir le joug du protestantisme et de l'Angleterre. Et le bon apôtre, qui ricanait dans les poils rares de sa barbe décolorée, termina sa harangue en conseillant à ses auditeurs d'aller demander au Pape ce qu'il pensait de l'ancien directeur du *Flambeau*, ce vieillard auguste que cet homme néfaste, qui sollicitait de nouveau leurs suffrages, avait fait tant de fois pleurer.

Tout le monde trembla d'épouvante.

Lorsque Paul Mirot, répondant au boniment invariable de Boniface Sarrasin voulut, comme dans les assemblées précédentes, amuser le public aux dépens du candidat des bonnes mesures, il ne rencontra que de la froideur au lieu de récolter des applaudissements. Toutes les figures demeuraient graves et inquiètes.

Les amis du candidat Sarrasin avaient réservé au docteur Montretout le côté malpropre de la discussion. Il s'acquitta consciencieusement de cette tâche. De l'honorable Vaillant, dont la vie privée était inattaquable, ne pouvant rien dire, il s'en prit à sa famille. Il parla d'abord de son fils, qui avait épousé une Américaine dévergondée, une protestante sans pudeur, dont l'oncle millionnaire faisait une vie scandaleuse à New York. Puis il fit allusion à Simone, nièce de l'ancien ministre, prétendant que de mauvais bruits couraient sur son compte, bruits auxquels n'était pas étranger le jeune journaliste, sans expérience et sans cervelle, qui combattait pour Vaillant, et qu'on venait d'entendre insulter tous les braves citoyens de Saint-Innocent, en essayant de ridiculiser l'un des leurs dans la personne de Boniface Sarrasin, le futur député du comté de Bellemarie.

Mirot, au comble de l'indignation, interrompit l'orateur en lui criant: *Taisez-vous, misérable cocu!*

Des partisans de Vaillant, dans la foule, répétèrent: *Cocu!... Cocu!*

Sans se déconcerter, tellement il en avait l'habitude, Montretout répliqua:

— Oui, messieurs, je suis cocu, et je le sais depuis longtemps. La différence qu'il y a entre moi et ceux qui crient si fort, c'est qu'ils le sont, eux aussi, et ne le savent pas.

Pendant l'altercation qui s'ensuivit, Solyme Lafarce, rédigeant ses notes sur l'estrade des orateurs, s'éclipsa.

Lorsque le calme se fut rétabli, l'honorable Vaillant voulut qualifier comme elle le méritait la conduite du docteur Montretout. Mais juste à ce moment, on vit s'avancer, en face de l'estrade, un cultivateur tenant en laisse un veau du printemps sur le dos duquel on avait écrit au pinceau trempé de goudron: *Vaillant traître à sa race.* La foule stupide et méchante à ses heures, surtout

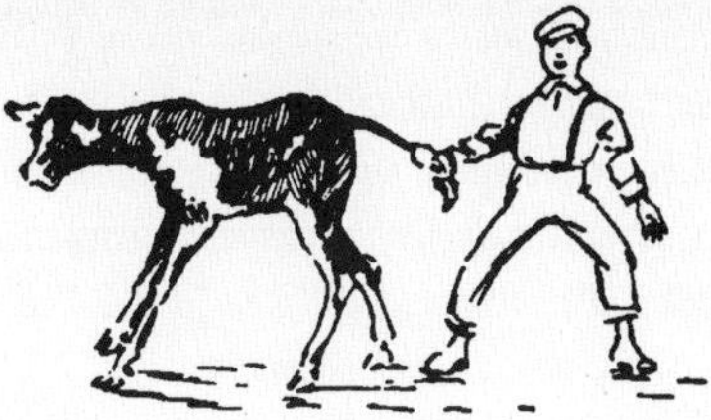

lorsqu'on exploite grossièrement ses préjugés, éclata en bravos. Le grand tribun populaire, l'homme qui avait sacrifié ses plus chers intérêts pour travailler au développement intellectuel de ses compatriotes et améliorer leur condition matérielle, pâlit sous l'insulte et, se roidissant contre le dégoût qui lui montait aux lèvres, essaya de parler. Ce fut en vain. Chaque fois qu'il ouvrait la bouche, quelqu'un tirait la queue du veau qui se mettait à braire lamentablement. À la fin, des protestations s'élevèrent, des coups de poings s'échangèrent autour du veau et une mêlée générale s'ensuivit. Solyme Lafarce remontait sur l'estrade, radieux, pour jouir du spectacle qu'il avait sournoisement préparé quand il se trouva face à face avec Paul Mirot qui lui sauta à la gorge en lui criant, la voix tremblante de colère: *C'est toi, ivrogne, vil souteneur, qui as fait cela!...* Et à plusieurs reprises il le souffleta en pleine figure. Le reporter du *Populiste* se débattit, essaya d'appeler au secours, mais son adversaire le saisit à bras-le-corps et l'envoya rouler dans la poussière.

Le soir, on envisagea froidement la situation: elle n'était pas rose. L'honorable Vaillant, profondément affecté par les événements de l'après-midi, ne conservait que peu d'espoir dans le résultat final de la lutte. Il est vrai qu'il pouvait compter sur le ferme appui de la majorité des électeurs de quelques paroisses, telles que Mamelmont, mais dans les autres paroisses il eût fallu beaucoup d'argent pour contrebalancer l'effet des sermons du dimanche et de la corruption des consciences par le docteur Montretout, qui achetait les votes à n'importe quel prix. C'était, du reste, une manœuvre à laquelle l'ancien ministre n'avait jamais voulu se prêter.

Toute la méprisable et nombreuse catégorie d'électeurs pour qui le mot élection veut dire bombance et argent, voyant que la lutte était chaude, s'en réjouissait. Aux élections précédentes, ces individus que les Anglais qualifient de l'épithète méprisante de *suckers*, n'avaient pas eu de chance: la popularité de Vaillant était trop grande et, partant, la lutte trop inégale entre lui et ses adversaires pour que l'on en puisse tirer grand profit. Aussi se promettait-on de se rattraper, le cas échéant. C'était le moment d'agir et dans la soirée, à l'hôtel où se retiraient l'ancien député du comté et son jeune ami, tous les individus louches se présentèrent et demandèrent à parler à leur candidat. Tous protestèrent de leur dévouement et lui offrirent leurs services. Ils ne demandaient rien pour eux. Au contraire, ils étaient prêts à s'imposer les plus grands sacrifices pour battre cet imbécile de Sarrasin. Mais il y avait des petites dépenses à faire pour *l'organisation*, et l'on rencontrait des électeurs *ben* exigeants. C'était honteux de se faire payer pour voter, mais y comprenaient pas ça. L'un, conseiller municipal, avec cinquante dollars, pouvait contrôler cinquante votes. Un autre connaissait un brave homme qui demandait vingt-cinq dollars, juste la somme dont il avait besoin pour payer un billet venant échu à la Toussaint, en échange de son vote, de ceux de ses cinq fils et d'un neveu qui restait à la maison. D'autres s'offrirent sans détour, comme cabaleurs de première force, connaissant toutes les roueries du métier, prêts à tout faire, même à se parjurer au besoin. Tout ce qu'ils demandaient, c'était *une petite reconnaissance*, comme qui dirait dix, quinze, vingt-cinq ou cinquante dollars, et puis de l'argent pour acheter quelques gallons de *whisky*. Car il faut *payer la traite* aux électeurs qui viennent au comité, pour les attirer en plus grand nombre chaque soir. C'est là que se fait le bon travail. Il s'en trouva de plus cupides, qui ne pouvaient se déranger à moins de cent dollars.

L'honorable Vaillant les congédia tous en leur disant qu'il y verrait, qu'il n'avait pas encore prévu ces complications. Mais quand le dernier de ces écumeurs d'élection fut parti, il respira plus à l'aise, débarrassé de la présence de ces tristes individus. Il dit à Mirot, qui l'interrogeait du regard :

— Ces gens-là, malgré toutes leurs protestations de dévouement, seront bientôt chez Sarrasin, lui offrant leurs services aux mêmes conditions, puis au rabais si le commerçant de volailles refuse de se laisser tromper sur la valeur de la marchandise.

La soirée, qui fut plutôt triste, se termina par la lecture des journaux. Les nouvelles de la division Saint-Jean-Baptiste, la plus arriérée de Montréal, étaient mauvaises. Le notaire Pardevant communiait tous les matins, et le public se rassemblait devant la porte de l'église pour le voir sortir, son livre de messe à la main. Il avait acquis une grande réputation de sainteté. Sa photographie, qu'il distribuait dans les familles, était placée entre les statues de saint Joseph et de la Vierge Marie. Et partout où son adversaire, Marcel Lebon, se montrait, les jeunes *Paladins de la Province de Québec*, fidèles à leur mission de tout régénérer dans le Christ, par la calomnie et la violence, l'accablaient d'injures, le traitaient de mangeur de prêtres, l'accusaient d'être l'instrument de Vaillant le renégat. Et ceux-là même qui répudiaient ces procédés malhonnêtes, qui ne croyaient pas un mot des accusations portées contre lui, hurlaient avec les autres pour ne pas être remarqués, de crainte de s'attirer des ennuis. L'épicier tenait à vendre son fromage moisi, le marchand de nouveautés à trouver des acheteuses pour ses corsets doublés de satin, ses bas ajourés et ses pantalons à garnitures de dentelles ; et ainsi de suite, jusqu'au médecin du quartier qui se plongeait prudemment dans l'étude d'ouvrages de pathologie qu'il n'avait pas consultés depuis des années.

Quant au mutualiste Charbonneau, dans la division Sainte-Cunégonde, il fouaillait d'importance Prudent Poirier, dévoilant au grand jour tous les méfaits de l'industriel *vert-galant*. Devant des auditoires ouvriers, il démontrait que cet homme n'était qu'un vil exploiteur de la misère humaine, encaissant des bénéfices exorbitants et payant des salaires de famine à ses employés. Il l'accusait partout d'avoir, à la suggestion de Troussebelle, voté contre l'intérêt de la classe ouvrière à la Chambre, en s'opposant à l'octroi de privilèges à une compagnie concurrente d'un monopole dont tout le monde avait à souffrir. Dans cette division, plus avancée que celle de Saint-Jean-Baptiste, les *Paladins de la Province de Québec* essayèrent, à plusieurs reprises, de se faufiler pour combattre la candidature de Charbonneau, mais ils furent à chaque tentative hués et obligés de fuir devant la foule indignée et menaçante. Le candidat ouvrier, disaient les journaux, même *Le Populiste*, avait de grandes chances de succès. Ses amis prétendaient qu'il battrait son adversaire par une forte majorité.

L'honorable Vaillant, en rejetant le journal qu'il venait de parcourir, dit à Mirot :

— Si je suis défait, voilà l'homme qui appuiera

devant la Chambre les réformes que j'ai proposées. Ce sont les classes ouvrières qui nous sauveront en forçant le gouvernement à donner au peuple plus de liberté et plus d'instruction.

Durant la semaine précédant le scrutin, les candidats parcoururent les différentes paroisses du comté de Bellemarie, et Vaillant et ses amis remportèrent quelques succès. Une réaction s'était faite après l'assemblée de Saint-Innocent et les électeurs, un moment ébranlés dans leurs convictions, se ralliaient autour de la candidature de leur ancien député. Les derniers jours de la bataille furent consacrés à l'organisation. L'ancien ministre visita ses comités et fut accueilli partout avec enthousiasme. Cependant, certaines figures connues manquaient ici et là, gagnées par l'argent et le *whisky* que l'on distribuait généreusement dans les comités de l'adversaire.

La veille de l'ouverture des bureaux de votation, un numéro spécial du *Dimanche* parut à plusieurs milliers d'exemplaires, qui furent distribués dans le comté de Bellemarie, les divisions Saint-Jean-Baptiste et Sainte-Cunégonde. Ce vaillant petit journal qui avait soutenu habilement la lutte, sous la direction de Jacques Vaillant et de Modeste Leblanc, contre les journaux hostiles aux candidats réformistes, résumait la politique proclamée par ces hommes de progrès et réduisait à néant les accusations portées contre eux par leurs adversaires.

Ce journal fut dénoncé par les réactionnaires, aux portes des églises, et des exemplaires du *Dimanche* furent déchirés par centaines et traînés dans la boue, sous les pieds de ceux qui voulaient passer pour être plus fervents que les autres.

Tous ceux qui ont pris une part active aux élections savent que durant la nuit précédant le scrutin les cabaleurs sont sur pied et que c'est souvent cette nuit-là que se décide le sort des candidats. On va de maison en maison réveiller les électeurs susceptibles d'être influencés par des promesses, de l'argent ou quelque bonne bouteille. Il y en a qui se vendent et se revendent deux ou trois fois entre minuit et cinq heures du matin. Pour éviter, autant que possible, les poursuites en invalidation, on emploie toutes sortes de moyens détournés de corruption. À la campagne, on achète, par exemple, des œufs à cinq dollars la douzaine, un coq se paye dix dollars et un cochon maigre vingt-cinq dollars. À la ville, on achète autre chose : il y a des femmes si coquettes et des hommes qui ont toujours quelque bibelot à vendre, quelque pièce à louer.

Le lundi dix-huit septembre, dès neuf heures du matin, tous les bureaux de votation furent assiégés d'électeurs anxieux* de jeter le plus tôt possible, dans l'urne électorale, le bulletin marqué d'une croix en faveur du candidat choisi par chacun d'eux, selon ses convictions, par influence indue ou cupidité. Dans les villes on remplaça les morts et les absents dont les noms étaient inscrits sur les listes par des individus que l'on payait de deux à cinq dollars le vote. À la campagne, où ces procédés étaient par trop dangereux, les représentants des candidats connaissant tous les voteurs dans chaque bureau de votation, on employa d'autres moyens pour violer la loi. Des bulletins de vote furent subtilisés, des illettrés furent trompés au point de voter à l'encontre de leurs opinions. Au bureau de votation du village de Mamelmont, où le candidat Sarrasin ne pouvait compter sur un seul vote, on fit assermenter durant les deux heures précédant la clôture du scrutin, c'est-à-dire entre trois et cinq heures, tous

* Anglicisme. Il faut lire : *pressés. (N.d.É.)*

ceux qui se présentèrent, de sorte que, vu la longueur des formalités à remplir, plusieurs citoyens obligés d'attendre leur tour pour voter furent privés de leurs droits d'électeurs.

Par toute la province, les procédés les plus malhonnêtes furent employés, la corruption la plus effrénée régna au cours de ces élections générales auxquelles le parti réactionnaire était préparé de longue date, soutenu par les fédérations de sociétés religieuses et soi-disant patriotiques, y compris les *Paladins de la Province de Québec*, association dans laquelle on avait enrôlé une multitude de jeunes gens.

À sept heures du soir, la foule se pressait devant le bureau de télégraphe de la petite gare du village de Saint-Innocent, et devant le bureau de téléphone situé à quelques pas de la gare, pour apprendre le résultat des élections. Les messages télégraphiques et téléphoniques étaient apportés au comité de l'honorable Vaillant aussitôt qu'ils arrivaient. C'était Paul Mirot qui recevait ces messages et les communiquait ensuite aux amis, de moins en moins nombreux dans la salle, après chaque mauvaise nouvelle reçue. À sept heures et demie, lorsqu'on eut le résultat du vote dans toutes les paroisses du comté, Vaillant et Mirot restèrent seuls avec un jeune homme du village qui agissait, depuis le commencement de la lutte, comme secrétaire du comité de Saint-Innocent. Ce résultat était accablant. Boniface Sarrasin, commerçant de volailles, complètement détraqué depuis la retraite prêchée par les *Pères du Rédempteur* dans sa paroisse, battait son adversaire, ancien ministre, par une majorité de plus de cinq cents voix. L'honorable Vaillant avait prévu la défaite, mais il ne s'attendait pas à un écrasement. Aussi eut-il une seconde de défaillance morale. Une larme brilla dans son regard clair, et tendant la main à son lieutenant fidèle, il lui dit :

— Mon jeune ami, je suis bien malheureux !

Il resta à son poste, cependant, pour attendre les dépêches donnant le résultat des élections dans toute la province. Ce furent les nouvelles de Montréal que le télégraphe apporta les premières. Dans la division Saint-Jean-Baptiste le notaire Pardevant triomphait avec une majorité de plus de mille voix. La défaite de Marcel Lebon était encore moins humiliante que celle de Prudent Poirier, défait par le mutualiste Charbonneau, dans la division Sainte-Cunégonde, qui avait donné une majorité de deux mille huit cents voix au candidat ouvrier. Cette nouvelle fut une consolation pour le vaincu de Bellemarie. Au moins, un sur trois triomphait. À onze heures, le résultat final était connu. La prédiction de l'ancien ministre des Terres de la Couronne s'était réalisée aux trois quarts. Le gouvernement se maintenait au pouvoir, mais seulement avec une majorité de quelques sièges. Le recomptage des bulletins, les demandes en invalidation à prévoir, la défection de quelques députés passant à l'ennemi pouvaient déterminer, d'un moment à l'autre, la chute du ministère.

Lorsque le candidat défait, accompagné de Mirot et du secrétaire du comité Vaillant, sortit de la salle pour se rendre à son hôtel, la foule entourait la demeure de Boniface Sarrasin, décorée de lanternes en papier rose, et acclamait encore le vainqueur de la journée. Les amis mêmes de Vaillant, ceux qui l'avaient suivi jusqu'à la fin, n'étaient pas les moins ardents à manifester leur joie au nouveau député. La lutte terminée, tout le monde prétendait avoir voté pour le candidat victorieux dont le front imbécile s'auréolait de gloire.

Devant ce spectacle, l'ancien ministre retrouva son

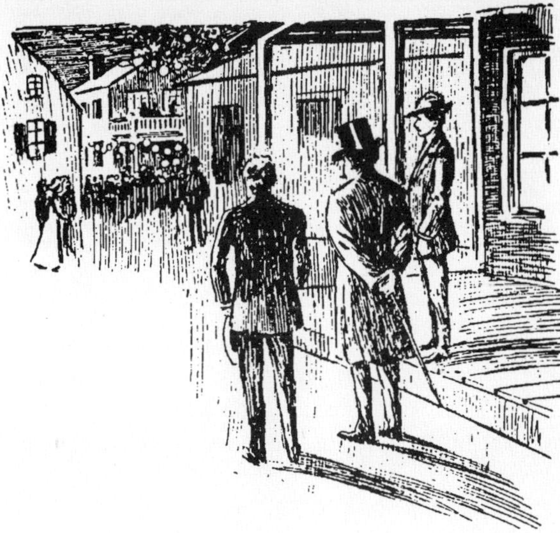

énergie. Saisissant le bras du journaliste, d'une voix presque calme, il lui expliqua:

— Je ne pouvais vaincre Troussebelle et ses acolytes, car j'avais contre moi l'*Ignorance*, la *Sottise* et la *Lâcheté*, les trois plus redoutables ennemis du genre humain. Il y a près de deux mille ans le Christ, le premier des philosophes humanitaires, fut trahi et vendu par ses apôtres, abandonné de ses disciples et crucifié par son peuple qu'il voulait éclairer. Depuis ces temps anciens, le monde a subi l'influence néfaste des *Pharisiens* et des *Judas*. Espérons qu'un jour leur règne prendra fin. Car il ne faut pas se décourager, et surtout ne jamais abandonner la lutte. Les semeurs d'idées préparent l'avenir aux générations futures. S'ils recueillent souvent la haine et la trahison en récompense de leurs peines, ils ont au moins la satisfaction, quand la mort arrive, d'avoir développé en

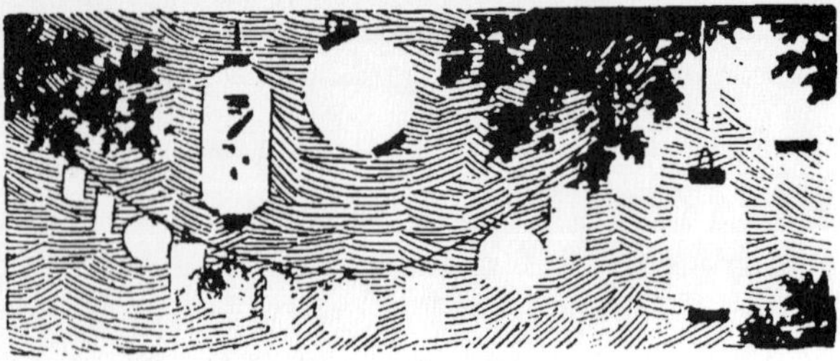

eux la vie dans toute sa plénitude, en pensant, travaillant, aimant et souffrant. C'est pour vous, mon ami, qui êtes jeune, que je dis ces choses. Quant à moi, ma carrière politique est brisée et je suis trop vieux pour recommencer ma vie.

Le lendemain, dans le train qui les ramenait vers la métropole, Mirot constata qu'en effet, l'honorable Vaillant était devenu vieux, sinon d'âge, du moins de fatigues accumulées dans les batailles sans trêve qu'il livrait depuis quelques années contre le fanatisme, l'ignorance, la calomnie, la cupidité des exploiteurs du peuple, l'hypocrisie triomphante. Et il remarqua, pour la première fois, que la chevelure du tribun avait blanchi.

En regardant ces cheveux blancs mettre de l'hiver aux tempes de l'homme qu'il admirait le plus au monde, le journaliste murmura entre ses dents :

— La voix du peuple, c'est la voix des… autres.

VIII

La littérature nationale

Le Dimanche cessa de paraître après les élections, faute d'argent. Du reste, l'honorable Vaillant, retiré de la politique active, n'avait plus besoin de journal pour le défendre. Il venait de partir pour un long voyage à travers l'Europe, ayant besoin de repos et de distractions après avoir vu s'anéantir l'œuvre qu'il avait édifiée péniblement, au prix de longues années de travail incessant. Quant à Jacques Vaillant, à demi gagné par les cajoleries de sa femme, la séduisante Flora, il songeait à aller s'établir à New York, où *Uncle Jack* lui offrait une très jolie situation. Et Paul Mirot, dont le talent était, quand même, hautement apprécié, entra comme assistant rédacteur en chef à *L'Éteignoir*, à la condition qu'il ne signerait pas ses articles — son nom seul étant par trop compromettant — qui devaient être écrits dans l'esprit du journal. Cette condition, il l'accepta plutôt avec plaisir. Signer ses articles, il n'y tenait guère, puisqu'il était condamné à jouer le rôle de machine à écrire pour gagner tout simplement sa vie.

Mirot ne consentit à cet esclavage que temporairement, se promettant d'en secouer le joug aussitôt après la publication de son livre, qui le mettrait en évidence et lui rapporterait de l'argent. Il était convaincu que ce livre, auquel il travaillait depuis près d'une année, inspiré par Simone, marquerait une époque dans l'histoire de la littérature canadienne.

Le changement qui s'était opéré dans le caractère de la jolie veuve l'avait engagé à modifier quelque peu les derniers chapitres de son livre qui y gagnait beaucoup en vérité et en intérêt ; cependant, l'auteur constatait avec chagrin et inquiétude que l'éternité du bonheur en amour est subordonnée à bien des causes accidentelles et indépendantes de la volonté de l'homme et de la femme. Depuis le coup de tonnerre de Mamelmont, madame Laperle n'était plus la même. Et lorsqu'elle apprit que le misérable docteur Montretout avait osé, à la réunion électorale de Saint-Innocent, jeter sa liaison avec Mirot, comme une suprême injure, à la face de l'honorable Vaillant, elle en pleura longtemps de honte. Pourtant, elle était bien moins coupable que l'épouse de ce vil insulteur : elle n'avait trompé personne puisqu'elle était libre. Et elle essayait de se consoler en lisant ces vers de Victor Hugo :

La foule hait cet homme et proscrit cette femme.
Ils sont maudits. Quel est leur crime ? Ils ont aimé.

Cette crise sentimentale détermina, chez elle, un retour vers la piété de son enfance, dont son âme était encore imprégnée. Les craintes superstitieuses, les scrupules de son éducation première combattirent les élans de son cœur. Certains jours, elle formait le projet d'aller s'enfermer dans un couvent, afin de se purifier par la prière et la mortification. Puis, brusquement, son amour reprenait le dessus et dans les bras de l'homme aimé, elle se livrait avec toute la fougue de son tempérament passionné à la volupté terrestre. Après ces abandons venait le repentir et alors, durant un temps plus ou moins long, sa porte restait close pour Paul dont elle redoutait la présence. Le jeune homme, comprenant que son bonheur était sérieusement menacé, luttait désespérément pour reconquérir Simone tout entière ; mais à la victoire succédait la défaite, et c'était toujours à recommencer.

Pour chasser la tristesse de ses trop fréquentes soirées solitaires, le jeune homme s'absorba davantage dans le travail et à la fin d'octobre son livre était terminé. Avant d'en livrer le manuscrit à l'imprimeur, il voulut connaître l'opinion de ses amis et de personnes compétentes sur la valeur de l'œuvre. Car ce n'est pas chose facile que d'écrire un roman de plus de trois cents pages, et cela représente une somme de travail considérable, une tension d'esprit qui ne laisse aucun repos tant que le dernier mot n'est pas écrit au bas de la dernière page. Et quand on a fini, il n'y a plus qu'à recommencer. Il faut retrancher,

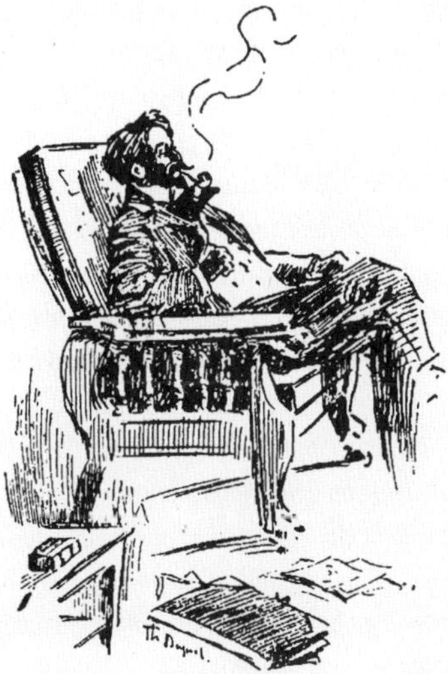

ajouter, polir, modifier certaine situation, donner de l'élan à un personnage pour qu'il aille plus vite, en exécuter un autre qui s'obstine à ne pas vouloir disparaître à temps, en rappeler un troisième qu'on avait perdu de vue. Puis, vient la correction des épreuves et l'on découvre sur la bande imprimée des phrases boiteuses, des mots que l'on jurerait ne jamais avoir écrits. Bref, le livre paraît et on n'est pas content : on voudrait avoir dit ceci plutôt que cela, on s'étonne de trouver des fautes dans le fond et dans la forme, des fautes que l'on voit comme tout le monde maintenant, et qu'on n'apercevait pas avant. C'était pourtant bien simple et on n'y a pas pensé. Le journaliste doutait de lui-même et sollicitait l'approbation d'esprits éclairés, afin de laisser le moins de prise possible à la critique malveillante dont son livre serait assurément l'objet.

Il fut convenu qu'un dimanche on se réunirait à l'atelier du peintre Lajoie, à qui Paul Mirot avait confié l'illustration du roman, et que l'auteur y ferait la lecture de son manuscrit devant les juges qu'il s'était choisis. Cette réunion eut lieu au commencement de novembre : Marcel Lebon, le poète Beauparlant, le docteur Dubreuil, Jacques Vaillant et sa jeune femme, mademoiselle Louise Franjeu et l'illustrateur formaient *quorum*. Simone, qui ne sortait plus guère de chez elle que pour se rendre à l'église, malgré les instances de son amie Flora que l'on avait déléguée rue Peel, avec instruction de la ramener morte ou vive, refusa obstinément de venir. Elle était dans ses mauvais jours, ses jours de repentir, car elle avait eu encore la faiblesse de poser le jeudi précédent pour le dernier dessin de l'illustrateur du roman de Mirot. Cette œuvre, tout imprégnée d'elle, lui était chère et odieuse tour à tour, comme son auteur.

Les auditeurs qui, au début, redoutaient quelque peu la longueur et la monotonie du roman, furent bientôt intéressés par l'originalité de l'œuvre, la hardiesse des tableaux qui y figuraient, l'ingéniosité de l'intrigue, jointe à la finesse de l'observation se dégageant des faits habilement exposés. Cette lecture dura trois heures, sans que personne ait songé à s'en plaindre. Et, lorsque le dénouement fut connu, toutes les mains se tendirent vers Mirot que l'on félicita chaleureusement.

Marcel Lebon, qui avait été, pour ainsi dire, le parrain du jeune homme lors de son entrée dans la carrière du journalisme, était fier de son élève. L'ancien rédacteur en chef du *Populiste*, le candidat défait dans la division Saint-Jean-Baptiste, avait brisé sa plume et renoncé à toute ambition politique ou littéraire. Le gouvernement, qui le savait au courant de bien des secrets compromettants pour le parti, l'avait casé en créant pour lui une situation de commissaire enquêteur sur les dossiers perdus au Palais de Justice de Montréal. De même, afin de dissiper la mauvaise humeur du financier Boissec, souscrivant des sommes considérables au fonds électoral, et qui avait pris fait et cause pour le candidat progressiste contre le notaire Pardevant, aux dernières élections, on le nomma sénateur. Lebon se montra très optimiste à l'égard de Mirot. Il s'écria :

— Voilà un brave garçon qui a au moins fait quelque chose. Le journalisme lui aura servi, il fera son chemin. Tandis que moi, et bien d'autres, nous n'avons été pendant dix, quinze ou vingt ans que les instruments de politiciens accapareurs et fourbes comme Troussebelle, ou imbéciles comme Poirier, nous obligeant sans cesse à changer leurs méfaits en actes méritoires, leur sottise en traits de génie, par une gymnastique intellectuelle quotidienne et fatigante, aboutissant toujours à des articles élogieux. Et à la moindre révolte contre cette odieuse exploitation de l'intelligence humaine, on vous chasse, sans égard pour les services rendus. Je me suis porté candidat à la députation et tous ceux que j'avais obligés au *Populiste* m'ont combattu avec acharnement, à l'exception de mon ami Boissec.

Jacques Vaillant, lui, n'avait pas une grande confiance dans l'accueil que le public, en général, ferait au roman qui venait de le charmer. Il s'exprima avec la plus grande franchise :

— Mon cher Paul, je voudrais avoir écrit ton livre et je n'hésiterais pas un seul instant à le publier. Mais il est bon que tu saches à quoi tu t'exposes. Au lendemain de sa publication, il te faudra d'abord déguerpir de *L'Éteignoir*. Tu connais aussi bien que moi l'esprit de ce journal qui en est rendu à se servir de périphrases d'une demicolonne pour éviter un mot de cinq ou six lettres. Du reste, *Le Populiste* est, pour le moins, aussi convenable. Tous les journaux vont te traiter comme le dernier des misérables, à quelques exceptions près. Et je ne parle pas, bien entendu, de *La Fleur de Lys*. Ça, c'est le bouquet.

— Mais je ne dis que la vérité.

— C'est beaucoup trop. Puis ton livre sort de l'ordinaire, c'est un genre nouveau, donc il est mauvais. Et constatation aggravante, on y découvre du talent, même de l'esprit. Pour écrire un livre qui soit digne d'être catalogué parmi les chefs-d'œuvre de notre littérature nationale, il faut faire le niais quand on ne l'est pas, et se montrer autant que possible plus bête qu'un autre. Ton héroïne est trop humaine pour ne pas être suspecte. Si tu veux qu'elle soit bien accueillie, donne-lui des vertus célestes. Puis, donne comme époux à cette vierge ignorante des choses de ce monde, un beau jeune homme sage et candide qui a bravé mille morts afin de la conquérir. N'oublie pas de leur faire élever ensuite de nombreux enfants, au moins deux ou trois douzaines, dans la pratique de toutes les vertus, et le respect des vieilles traditions. Ce sera une histoire banale, mais à la portée de toutes les intelligences, n'éveillant les scrupules et ne froissant les préjugés de personne, par conséquent, indifférente à tout le monde. Les petites filles la liront sans danger, les vieilles femmes romanesques en parcourront les chapitres après avoir récité leur chapelet, et les autres en useront pour vaincre l'insomnie. Peut-être aussi que, suprême récompense de l'écrivain chaste, doux et humble de cœur, on donnera ce livre en prix dans les écoles aux élèves les plus méritants.

— Ce serait trop beau, ma modestie m'empêche d'ambitionner un pareil honneur.

Le docteur Dubreuil et le poète Beauparlant prétendirent qu'il ne fallait pas s'occuper des journaux écrits pour les ignorants, pas plus que des feuilles pudibondes rédigées par des eunuques tels que Pierre Ledoux. Le livre de Mirot s'adressait à la classe instruite, qui saurait bien l'apprécier. Le peintre Lajoie fut du même avis. Les lecteurs du *Populiste* et de *L'Éteignoir*, du reste, n'achetaient jamais de livres, et ceux de *La Fleur de Lys*, que des livres de messe. Le peintre, allant chercher sur la table où il rangeait ses pinceaux et ses couleurs les numéros de la veille de *L'Éteignoir* et du *Populiste*, les exhiba comme des objets de curiosité :

— À propos, regardez, dans ce numéro du *Populiste*, ce titre flamboyant sur trois colonnes : *Bénédiction d'une fabrique de tomates en conserves.* La chose est arrivée dans une paroisse des environs de Trois-Rivières.

Et il y a le portrait du curé, du maire de la paroisse et de deux marguilliers. Ces pauvres tomates, ce qu'elles doivent être contentes ! Mais il y a mieux que cela dans *L'Éteignoir*, qui a découvert la fameuse panthère de Sainte-Perpétue, d'autant plus redoutable que personne ne l'a jamais vue. Hier, cet excellent journal d'*information* publiait le portrait de la famille de l'homme qui a entendu rugir la panthère. Vous ne me croyez pas ? Lisez. Voilà !

La plantureuse fille du brave capitaine Marshall, que le roman de Mirot intéressait beaucoup, n'était pas de tempérament à conseiller la reculade. Elle n'avait pas eu peur du nègre qui voulait entraîner son amie, un nègre bien plus dangereux que la panthère de Sainte-Perpétue, pourquoi Mirot, un homme courageux, craindrait-il les petits *indians* qui essaieraient de le scalper ?

L'ancienne collaboratrice du *Flambeau*, mademoiselle Franjeu, se rangea du côté des pessimistes. Elle prévoyait pour son jeune ami ce qu'avait prévu Jacques Vaillant. Mais son livre ne perdrait rien de sa valeur pour cela. On le lirait quand même et il ferait du bien. Une fois le grelot attaché, d'autres jeunes écrivains canadiens imiteraient son exemple, et qui sait, dans l'espace de quelques années la littérature canadienne, rompant pour toujours avec le genre démodé, datant de l'époque des romans de chevalerie, ferait peut-être un pas de géant.

Le poète Beauparlant, qui se réjouissait déjà de la perspective de pouvoir écrire des vers sans trembler de frayeur, à cause d'un mot qu'on pourrait trouver *osé*, demanda à mademoiselle Franjeu ce qu'elle pensait de nos écrivains et de notre littérature dite nationale. Ce qu'elle en pensait, elle le dit tout simplement.

— Votre littérature nationale, mais elle n'existe pas, si je fais exception de quelques rares œuvres d'écrivains et de poètes de votre pays qui ont célébré les héros de la Nouvelle-France et les patriotes de mil huit cent trente-sept. Tous les livres qu'on m'a signalés — je ne parle, bien entendu, que des romans — ne m'ont rien appris d'intéressant, d'inédit, sur le Canada et les Canadiens. Vos romanciers n'ont fait qu'esquisser des idylles plus ou moins invraisemblables, n'ayant pas même le mérite de l'originalité. On a beaucoup imité le vieux roman français, quelquefois avec talent, ce qui démontre qu'on aurait pu faire mieux. Les personnages de ces romans n'ont rien de particulier qui les caractérise et on ne découvre un peu de couleur locale que dans les descriptions de paysages et quelques épisodes de la vie canadienne. Il serait bien inutile de chercher des documents humains dans ces livres saturés de mysticisme et des plus propres à exercer une influence déprimante sur le lecteur et surtout à fausser l'esprit des jeunes filles.

Jacques Vaillant fit remarquer qu'il avait exprimé la même opinion à son ami Mirot, tout frais déballé de Mamelmont et venant faire du journalisme à Montréal.

Mademoiselle Franjeu reprit :

— Quant à vos écrivains, je me garderai de les juger trop sévèrement, car ceux qui ont des idées et de la valeur ne peuvent donner la mesure de leur talent. La plupart d'entre eux ont fait la dure expérience du journalisme et appris qu'il faut dissimuler sa pensée, écrire souvent à l'encontre de ses opinions pour gagner sa misérable pitance et vivre en paix. Combien de jeunes gens de talent, à McGill, sont venus me parler de leurs projets de réforme littéraire, qu'ils n'ont jamais osé mettre à exécution. Il y a tant de choses à considérer avant de se lancer dans une telle entreprise : la nécessité de se créer une carrière autre que celle des lettres qui ne paye pas, les susceptibilités de la famille à ménager, de précieuses relations sociales à conserver dans le monde bourgeois et bien pensant. Et dans tous les arts c'est la même chose. N'est-ce pas, Lajoie ?

— Je vous crois. Depuis mon dernier voyage à Paris, il y a deux ans, je suis devenu *faiseur d'anges*. Sans blague, je ne fabrique plus que des chérubins assis sur des nuages.

— L'art doit être libre. Où il n'y a pas de liberté, il n'y a pas d'art. Croyez-vous que les artistes qui ont exécuté les admirables sculptures des cathédrales au Moyen Âge, en France, auraient créé ces œuvres impérissables si on avait mis un frein à leur imagination fantaisiste et hardie ? Ils ont ciselé dans la pierre la chronique journalière de leur époque sans se soucier du qu'en-dira-t-on. Michel-Ange a fait de même et ses peintures ont bravé la critique des siècles. Et Rabelais, et Brantôme, dans leurs histoires de *haulte graisse*, n'ont pas craint, eux, ces maîtres de la langue et de la réconfortante gaieté gauloise, de raconter les valeureuses *chevaulchées* des nobles seigneurs avec leurs *haquenées*, les ripailles pantagruéliques auxquelles se livraient leurs contemporains. En France, malgré les fortunes diverses par lesquelles la patrie a passé, malgré les changements de régime, les révolutions, les transformations des conditions économiques et sociales du peuple, tantôt opprimé et tantôt souverain, les écrivains et les artistes ont toujours conservé avec un soin jaloux leur indépendance. Les sénateurs Bérenger de tous les temps, essayant de contrecarrer les manifestations de cette liberté nécessaire au génie créateur de chefs-d'œuvre, n'ont réussi qu'à se rendre ridicules.

Après cette réunion, lorsque Paul Mirot retourna chez lui, fort de l'appui moral qu'il venait de recevoir, il

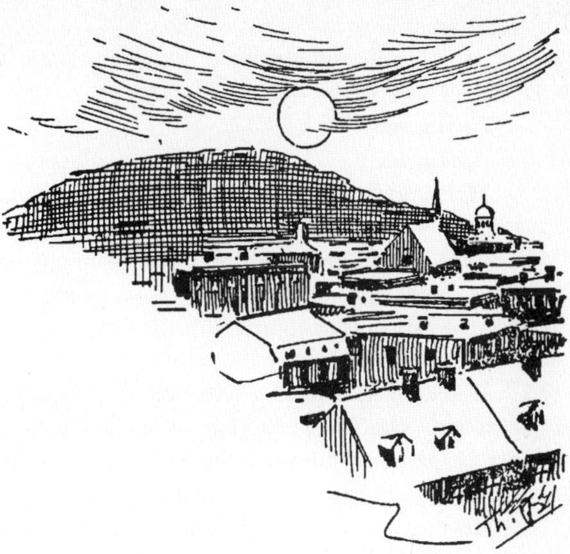

était prêt à tout braver et se croyait véritablement un héros. Il lança même une chiquenaude vers la lune.

Le lendemain, à *L'Éteignoir*, Paul Mirot apprit que le parti réactionnaire, rendu plus audacieux par le résultat des dernières élections parlementaires, venait d'assouvir sa haine en faisant destituer plusieurs fonctionnaires publics soupçonnés de manquer d'orthodoxie et n'allant pas assez souvent à la messe, quelques-uns d'entre eux ayant même négligé de faire leurs Pâques.

Sous le coup de la plus vive indignation, il alla trouver son chef et lui demanda s'il approuvait ces destitutions. Voici la réponse qu'il en reçut :

— Me prenez-vous pour un crétin, doublé d'un imbécile ? Il n'y a pas un honnête homme, jouissant de toute sa raison, qui puisse approuver des mesures aussi odieuses et aussi arbitraires.

— Alors, quelle est l'attitude que doit prendre le journal ?

— Approuver !

— Approuver ?

— Mais mon jeune ami, le journal, c'est autre chose. Voulez-vous que *L'Éteignoir*, qui représente un capital de près d'un million : édifice, matériel, circulation et annonces compris, ait le sort du *Flambeau* et du *Dimanche* ? les deux seuls journaux que je lisais, je vous en fais mon compliment.

L'assistant rédacteur en chef retourna s'asseoir à son pupitre sans ajouter un mot, jugeant inutile d'essayer de réfuter un pareil argument. Il en serait de même, du reste, pour son livre. Son chef le lirait avec plaisir, ce qui ne l'empêcherait pas d'en dire le plus de mal possible dans un article tout fulminant d'indignation. Quant à lui, il n'avait qu'un parti à prendre : donner sa démission, ce qu'il fit le jour même.

La maison Hoffman se chargea de l'impression du roman de Mirot. Le jeune auteur ayant fait les avances nécessaires, les douze cents exemplaires de son livre lui furent livrés au bout d'un mois, vers le quinze décembre.

Comme on s'y attendait, ce livre donna lieu à de nombreuses polémiques dans les journaux. La critique du rédacteur en chef de *L'Éteignoir* dépassa les espérances de Mirot. On n'eût pas traité avec plus de mépris le dernier voyou de la rue. Solyme Lafarce, dans *Le Populiste*, trouva des mots magiques pour foudroyer l'audacieux écrivailleur. Quant à Pierre Ledoux, si justement surnommé *La Pucelle*, dans *La Fleur de Lys*, il demanda, ni plus ni moins, aux pouvoirs publics de faire un exemple, de punir de la façon la plus sévère cet insulteur de nos traditions les plus sacrées, de l'expulser, sinon du pays, au moins de la province de Québec. Cette province, peuplée des descendants du grand saint Louis, du bon saint Louis, si pieux et si impitoyable pour les hérétiques qu'il rêva d'allumer des bûchers par tout le royaume de France, appartenait par conséquent à l'Église, au Pape, et il convenait de venger le Souverain Pontife et notre sainte religion. Pour une intelligence se prétendant inspirée du Très-Haut, comme celle de Pierre Ledoux, les contradictions n'avaient pas la moindre importance, pas plus que les arguments frappant dans le vide. Mirot n'attaquait ni le Pape ni l'Église dans son livre, et cet appel aux pouvoirs publics amusa beaucoup ceux qui connaissaient le roman et les gens sachant dans quel esprit était rédigée la feuille *fleurdelisée*. Les autres, tels que le notaire Pardevant, député, et tous les réactionnaires, y compris ces braves jeunes gens de la société des *Paladins*, furent convaincus que Mirot était possédé du diable, et ne le croisèrent dans la rue qu'en se signant.

Tout ce bruit fait autour du nouveau roman et de son auteur eut l'effet contraire de ce qu'on en espérait. Tous les hommes libres et instruits achetèrent le livre. Beaucoup de femmes, même, auraient fait des folies pour se le procurer. Celles qui tenaient à conserver intacte leur réputation de farouche vertu le lurent en cachette, se gardant bien de l'avouer, même à leur meilleure amie. Tous frais payés, ce roman rapporta à Mirot environ six cents dollars. C'était beaucoup plus que la somme sur laquelle il comptait.

Ce que Mirot avait le moins prévu arriva : il devint l'homme à la mode. C'était la saison des fêtes mondaines, il fut d'abord invité à un *euchre party* chez le sénateur

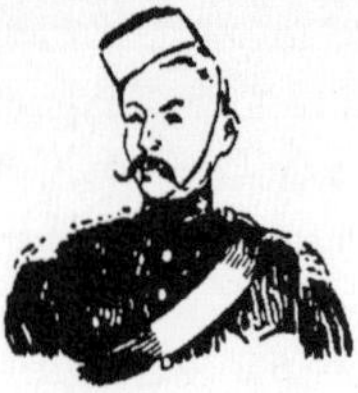

Boissec, puis à une brillante réception chez le colonel Heward, ensuite chez Hercule Pistache, importateur de vins et de liqueurs fines, précisément le frère de l'incommensurable Blaise Pistache, secrétaire perpétuel de la rédaction, au *Populiste*. La famille Pistache ne figurait dans la *bonne société* que depuis que l'importateur avait réalisé, dans le commerce des vins et liqueurs alcooliques, une fortune d'au-delà d'un million. La grande réputation de sainteté et d'éloquence du Père Pistache, jésuite, lui avait aussi ouvert bien des portes. Les époux Pistache, un peu ridicules, avaient cependant une jeune fille charmante, leur unique enfant, que tout le monde adorait. Élevée en enfant gâtée, Germaine Pistache, dix-huit ans, quoique un peu libre d'allure et de paroles, était tout à fait gracieuse et bonne. Elle trouva Paul Mirot beau garçon, et parce qu'elle le savait attaqué, calomnié, parce qu'on lui en avait dit beaucoup de mal, son petit cœur s'émut et elle l'aima. Le jeune homme surprit ce tendre émoi et en fut vivement touché. Il lui fit plusieurs visites. Elle l'attirait et il en avait peur en même temps, parce qu'il n'était pas libre, parce que des liens qu'il considérait sacrés l'attachaient à une autre femme. C'est alors qu'il se surprit à songer qu'il avait peut-être fait fausse route, qu'il aurait pu fonder un foyer, se créer une famille à lui, élever de beaux enfants. Mais il chassait vite ces importuns regrets, et son cœur revenait à Simone qui, elle aussi, l'avait aimé parce qu'il souffrait et était bien malheureux, tant il est vrai que tous les cœurs de femmes se ressemblent.

Jacques Vaillant et sa femme, dont la beauté faisait sensation, étaient de toutes les fêtes auxquelles Mirot assistait. *Uncle Jack*, venu pour ramener le jeune ménage avec lui à New York, s'amusant beaucoup à Montréal, avait décidé de prolonger son séjour d'un mois. Il méditait d'éblouir la métropole de son faste de millionnaire *yankee* avant de retourner dans la patrie d'*Uncle Sam.* Simone avait été invitée au *euchre party* chez le sénateur Boissec, et, en acceptant l'invitation, elle eût pu briller dans tous les salons fashionables, à côté de son amie l'ancienne étudiante de McGill, mais elle refusait obstinément de sortir de chez elle, redoutant quelque allusion indiscrète aux événements auxquels son nom avait été mêlé. Du reste, sa piété d'autrefois revenue, à cause de l'empreinte profonde laissée dans son esprit par une jeunesse presque cloîtrée, l'avait reconquise tout entière, et Jacques Vaillant affirmait que sa belle cousine était perdue pour le monde, qu'elle se ferait religieuse un de ces matins.

La carrière du journalisme étant fermée à Mirot, en se créant beaucoup de relations dans le monde, il espérait pouvoir trouver une situation qui lui permettrait d'attendre de meilleurs jours. Le sénateur Boissec lui avait promis un emploi dans les bureaux du gouvernement, le directeur d'une grande compagnie d'assurance voulait le prendre comme secrétaire particulier, un troisième l'engageait à fonder une revue mensuelle et lui promettait de lui fournir des capitaux s'il pouvait trouver deux ou trois autres associés. En attendant, le jeune homme occupait ses loisirs à ébaucher un nouveau roman. La peinture aussi l'intéressait, et il passait des heures à l'atelier du peintre Lajoie. Un jour, en arrivant chez le peintre, il le trouva juché sur un escabeau, en train de dessiner des anges, tout près du plafond, sur une grande toile adossée au mur, et jurant comme un *rough-man* des *chantiers* de l'Ottawa. Il lui dit en riant :

— Maître corbeau, votre langage ternit la beauté de votre plumage.

— Va au diable !

— Venez avec moi, sublime artiste !

— Je n'ai pas le temps. Il me faut livrer cette grande machine à la fin de la semaine.

— Alors, pour ne pas vous distraire de votre travail, je m'en vais.

— Imbécile. C'est justement de distraction que j'ai besoin pour me résigner à demeurer sur ce perchoir. C'est un travail machinal que je fais là, sans recherche d'art, une vulgaire copie. C'est ennuyeux comme un discours du notaire Pardevant, not'député.

— Puisqu'il en est ainsi, je reste.

Le peintre avait bouleversé tout son atelier pour placer cette grande toile : divan, table, fauteuils, chevalets, palettes, pinceaux avaient été jetés pêle-mêle, ici et là, et une peinture déposée sur un tabouret attira aussitôt l'attention du visiteur. Cette peinture représentait une nymphe nonchalante, vue de dos, le bras droit levé et appuyé sur un arbre, chevelure en désordre, comme après une lutte suivie d'une fuite précipitée, ses cheveux abondants et soyeux lui couvrant toute une épaule et le flanc. La figure était cachée, mais en examinant cette peinture de plus près, le cœur de Paul battit à se rompre. C'est qu'il croyait la reconnaître, quand même, cette femme, et plus ses yeux s'attachaient au tableau, plus sa conviction s'affermissait. C'était Simone, assurément, qui avait posé pour cette nymphe, avant qu'il la connût, depuis peut-être.

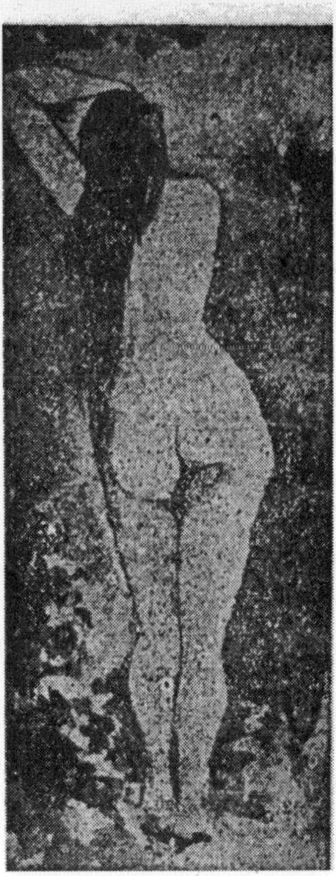

Si elle l'avait trompé avec Lajoie ? Et il souffrit cruellement, durant quelques minutes il connut la jalousie. Il n'avait pas le courage d'interroger l'homme de l'escabeau. L'atmosphère qu'il respirait lui devint insupportable. Il se disposait à s'en aller, Lajoie s'en aperçut, et lui demanda :

— Où vas-tu donc, espèce de tourte... je veux dire illustre maître ?

— Je ne sais pas... J'ai des courses à faire... un tas de choses que j'avais oubliées...

— À ton aise. Reviens demain, tu verras mes anges, ils seront épatants.

Paul Mirot se rendit d'un trait rue Peel. C'était le premier vendredi du mois, la jolie veuve, appartenant depuis quelque temps à la confrérie des dames de *Sainte-Anne*, avait communié le matin et n'était pas d'humeur à folâtrer ni à lui donner d'explications de nature à le rassurer de ses doutes. En l'apercevant elle lui dit, avec humeur :

— Ah ! je ne vous attendais pas.

— C'est ainsi que tu me reçois maintenant ?

— Vous avez été la cause de ma perte. Vous êtes l'image vivante de mon péché. Oh ! que je suis malheureuse !

Il se contint, essaya de lui faire entendre raison :

— Mais mon amie, ce n'est pas sérieux. Moi qui t'ai aimée jusqu'à vouloir t'épouser. Pourquoi n'as-tu pas voulu ?

— Les hommes sont tous des misérables ! Maintenant, c'est fini… Il faut nous séparer… Je l'ai promis à mon confesseur.

— Ton confesseur se met le nez où il n'a pas d'affaires.

— Je vous défends de parler ainsi, chez moi. Vous attirez la malédiction du ciel sur nous deux… Il m'a parlé aussi de ce livre, de ce roman que j'ai inspiré à votre imagination corrompue, de ce mauvais livre dont je porte ma part de responsabilité devant Dieu, pour tout le mal qu'il a déjà fait et qu'il fera.

Elle se leva brusquement, se dirigea vers une petite bibliothèque contenant de nombreux volumes qu'ils avaient lus ensemble, et prenant le livre de Mirot sur le rayon où elle l'avait placé, elle le déchira devant lui, en s'écriant :

— Tu crois avoir du talent, tu n'as que le génie du mal.

Il eut l'impression que c'était son cœur qu'elle déchirait rageusement de ses jolies mains assassines. Ainsi souffleté en pleine figure, le sang lui monta à la tête, il chancela. Puis, faisant appel à toute son énergie pour maîtriser sa colère en même temps que sa douleur, il se sauva sans lui dire un mot d'adieu. Rendu chez lui, il pleura, songeant à l'irréparable. On n'avait pas seulement brisé sa carrière parce qu'il s'était montré franc et avide de liberté et de justice, c'était, par un raffinement de cruauté inouïe, son soutien moral, cette femme qu'il avait chérie plus que tout au monde, qu'on lui arrachait, qu'on lui volait pour en faire une malheureuse comme lui.

Le lendemain, fatigué, abattu par une nuit d'insomnie, il se rendit quand même chez le peintre. Son intention était bien arrêtée. Que Simone fût innocente ou coupable, il achèterait le tableau pour lequel il était convaincu qu'elle avait posé. Il retrouva Lajoie juché sur son escabeau, mettant de la couleur aux ailes des anges. Il n'y prêta aucune attention. Saisissant la toile convoitée, il demanda :

— Combien pour cette peinture ?

Le peintre, qui ne s'attendait guère à faire de vente ce jour-là, descendit de son escabeau avant de répondre à la question qu'on lui posait. Il prit le petit tableau des mains du jeune homme, le mit bien en évidence, en pleine lumière, et lui dit :

— Ça, mon vieux, c'est deux cents dollars, si tu me trouves un amateur.

— L'amateur, c'est moi.

— Ce n'est plus la même chose. Pour toi, ça ne sera rien. Je te le donne en paiement des articles élogieux

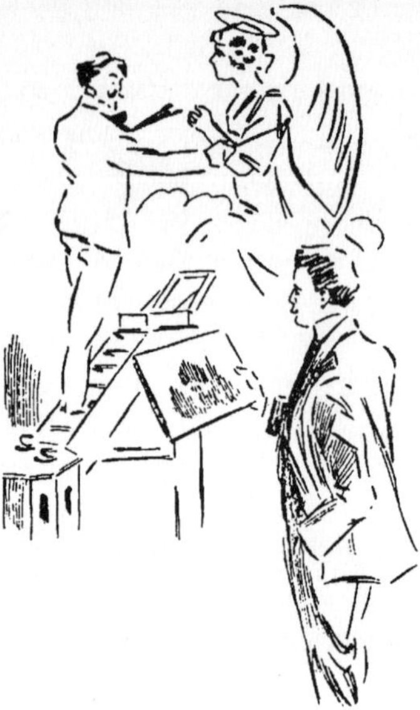

dont tu m'as bombardé dans le *Flambeau* et le *Dimanche*. Ces articles m'ont fait beaucoup de bien : ils m'ont débarrassé d'une bande de crétins qui venaient m'ennuyer chaque jour, et m'ont valu quelques commandes en plus. C'est tout de même un joli cadeau. Regarde-moi cette ligne, ce velouté, cette pose gracieuse de lassitude.

— Je voudrais bien connaître le modèle qui a posé pour cette nymphe.

— Bah ! une vulgaire *pétasse* aujourd'hui. Tu es en retard. Autrefois, quand elle m'a posé cette *bonne femme*, elle était fort gentille. Oh ! si elle avait voulu m'écouter. Mais elle a eu le malheur de rencontrer Solyme Lafarce, qui l'a entraînée dans la débauche la plus crapuleuse. Je n'ai plus voulu la recevoir, je l'ai flanquée à la porte.

— Serait-ce la belle May, de la rue Lagauchetière ?

— Tu la connais ?

— Solyme Lafarce a voulu me la faire connaître, un soir que nous l'avons rencontré, Jacques et moi, et qu'il était gris.

— Et puis après ?

— Après, je l'ai vue passer dans la rue. Et c'est tout.

— Tant mieux pour toi.

Paul Mirot ne voulut pas accepter ce cadeau, prétextant que ce serait de l'indélicatesse, qu'il n'y tenait pas tant que cela, qu'il plaisantait. Et puis, il n'était pas encore assez riche pour se monter une galerie de peinture. En réalité, cette œuvre magnifique lui était odieuse maintenant. Qu'il ait pu se tromper à ce point, de confondre Simone avec cette vulgaire prostituée, cela lui paraissait monstrueux, inconcevable. La crise qu'il traversait égarait son esprit et l'empêchait de faire ce simple raisonnement, que la beauté est un don naturel qui échoit tout aussi bien à la plus misérable des femmes qu'à la plus digne et à la plus aimée.

Lajoie se demanda si le *jeune maître* était devenu subitement fou et lui dit :

— Tu m'épates, mon garçon. On dirait que tu viens d'apprendre qu'une vieille tante, dont tu convoitais l'héritage, n'est pas morte… Mais je suis bon prince, cette toile est à toi. Tu viendras la chercher un autre jour, si le cœur t'en dit.

Lajoie remonta sur son escabeau et Paul Mirot s'en alla.

Dans la rue, le froid vif de l'hiver lui fit du bien. Il était furieux et content à la fois : content de ne plus douter de la fidélité de Simone, et furieux contre cette May ayant si odieusement profané sa beauté après avoir posé pour une œuvre qu'il avait cru faite de la grâce de celle qu'il aimait toujours.

Et il se souvint que dans son livre il réclamait plus de protection et plus de pitié pour ces malheureuses victimes de conditions sociales dont elles n'étaient pas responsables, vouées au vice par la perfidie et l'égoïsme des uns, l'hypocrisie et les préjugés des autres.

IX

Un bal à l'hôtel Windsor

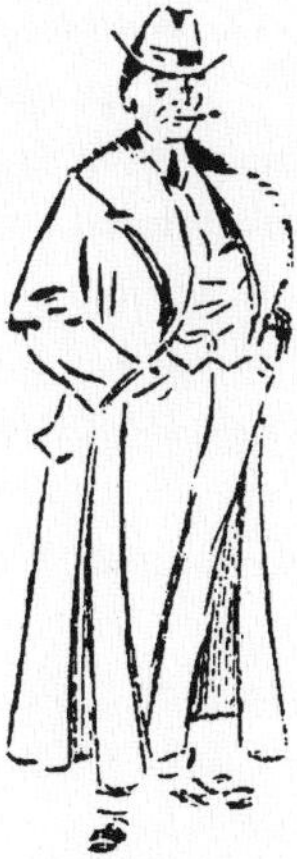

Le millionnaire Jack Marshall, qui était venu passer les fêtes avec sa nièce Flora et son neveu canadien, comme il l'avait promis, ne voulait pas quitter la métropole de la province de Québec sans éblouir la société montréalaise de sa munificence en même temps que de la beauté de sa nièce. Il voulut aussi remplir magnifiquement son devoir de galant homme en rendant les politesses qu'il avait reçues. Il décida donc de donner un grand bal à l'hôtel Windsor, le quatre février, et d'y inviter tout ce que Montréal comptait de mondains, de mondaines et de personnages connus, y compris les journalistes, même Pierre Ledoux qui s'empressa de refuser l'invitation, comme si cela avait été un piège que Satan lui tendait.

On limita à deux mille le nombre des invitations, qui furent presque toutes acceptées. La plupart des invités ne connaissaient le millionnaire que pour avoir entendu parler de cet aventurier de la finance, célèbre sur tout le continent américain et même en Europe, par ses audacieux coups de bourse. On s'attendait à une éblouissante fête dans le magnifique et spacieux hôtel du square Dominion. Le bruit courait que ce riche étranger avait résolu de dépenser vingt-cinq mille dollars pour faire de ce bal quelque chose de féerique et dont on parlerait longtemps. Durant les huit jours précédant le bal, cet événement annoncé partout fit l'objet de toutes les conversations. Les hommes en causèrent dans leurs moments de loisirs et les femmes dépensèrent des sommes folles pour leurs toilettes. Jamais encore on n'avait vu pareille animation dans les magasins élégants, chez les couturières en vogue où on travaillait jour et nuit, et les recettes de la huitaine furent une véritable moisson de billets de banque.

Madame Laperle avait refusé d'assister à ce bal, malgré les supplications de son cousin Jacques Vaillant et de l'ancienne étudiante de McGill, devenue sa cousine, qui devait être la reine de la fête. Paul Mirot ne put intervenir pour user de son influence auprès de la jolie veuve, ayant résolu, après la scène pénible qui avait déterminé sa rupture avec Simone, de ne plus se présenter chez elle sans y être appelé. À certains moments, il espérait encore ; d'autres fois, il se disait que tout était bien fini entre eux.

Autant pour échapper à l'obsession de cette pensée que c'en était fait de son amour, que par désir de contempler un spectacle unique, le jeune homme accepta l'invitation qui lui fut adressée, et décida qu'il irait seul au bal du Windsor. Il se doutait bien un peu aussi qu'il y rencontrerait une jeune fille qui, depuis quelque temps, n'était pas tout à fait étrangère à sa pensée lorsqu'il se laissait aller à des rêves vagues de bonheur futur, cette Germaine Pistache, si jolie, au cœur ingénu, dont les yeux tendres lui avaient révélé un secret que ses lèvres n'osaient encore murmurer. Il est vrai qu'il n'avait rien fait pour provoquer un aveu.

Vers les huit heures du soir, le quatre février, Paul Mirot venait de mettre son habit et se préparait à sortir afin de passer chez le fleuriste avant de se rendre à l'hôtel Windsor, lorsqu'on frappa à sa porte. Croyant qu'il s'agissait de la visite d'un ami importun, il alla ouvrir avec très peu d'empressement, et ce fut une femme qui entra. Cette femme, tout emmitouflée, car il faisait grand froid, il crut la reconnaître sans pouvoir la nommer. Il lui demanda :

— Que désirez-vous, madame ?

Elle lui répondit d'une voix changée, mais qu'il se rappela avoir déjà entendue :

— Je vous apporte une lettre… La voici.

Il prit l'enveloppe qu'elle avait retirée d'une des poches de son manteau et la décacheta. C'était une lettre de Simone. Elle lui demandait de ne pas aller à ce bal, au nom de leur ancien amour. Elle savait bien qu'elle n'était plus rien pour lui, que leur bonheur était brisé, mais elle regrettait la scène de l'autre jour, elle voulait lui en demander pardon avant la séparation définitive. Elle l'attendait. Il hésita un instant. Son cœur lui disait de renoncer à cette fête, de répondre immédiatement à l'appel de cette femme qu'il avait tant aimée et qu'il était peut-être encore temps d'arracher à la détresse morale dans laquelle elle se débattait. Mais son orgueil d'homme blessé dans sa dignité et ses sentiments les plus chers lui parla un autre langage. Il se dit aussi que s'il pardonnait trop vite, Simone attacherait moins de prix à ce pardon, que le remède ne serait pas assez énergique pour la guérir, qu'après l'avoir reconquise, il la perdrait de nouveau. Et puis, pouvait-il maintenant se dérober, ne pas paraître à ce bal ? Ce serait faire injure à son meilleur ami, et à Flora qui s'était toujours montrée très aimable pour lui. Il répondit donc à madame Laperle qu'il ne pouvait se rendre à son désir sans manquer aux règles les plus élémentaires de la courtoisie, sans trahir l'amitié. Il lui dit en même temps qu'il s'empresserait de se rendre chez elle le lendemain, prêt à tout oublier si elle voulait recommencer leur vie si heureuse d'autrefois. Au moment où la messagère allait se retirer, le jeune homme lui demanda :

— Depuis combien de temps êtes-vous chez madame Laperle ? Il me semble vous avoir déjà vue.

— C'est possible. J'étais couturière autrefois et j'allais chez les *pratiques*. J'ai habillé madame Laperle durant plusieurs années.

— Ah ! c'est vous alors… Je me souviens : le cousin Baptiste qui s'est noyé par amour.

— Oui, c'est moi, madame Moquin.

Elle lui raconta que son mari, Dieudonné, s'était mal conduit, qu'il avait imité la signature de son patron, ce qui l'avait obligé à se sauver à Chicago pour échapper à la justice. Afin de racheter les billets contrefaits, elle avait vendu tout ce qu'elle possédait et était allée rejoindre le fugitif. Le misérable l'avait fait travailler pour le nourrir et lui procurer de l'argent. Il avait essayé de l'induire à la débauche, elle s'était indignée. Voyant qu'elle persistait dans son refus de se prostituer aux clients qu'il lui amenait, il l'avait chassée et s'était associé à une autre femme plus complaisante. C'est alors qu'elle était revenue au Canada, pauvre, misérable, anéantie. Le hasard lui avait fait rencontrer madame Laperle, qui l'avait prise à son service en attendant de lui trouver une situation. Sans le secours de cette femme charitable, elle serait peut-être morte de misère.

Cette lamentable histoire émut profondément le jeune homme. Il fut sur le point de changer d'avis, de reprendre sa lettre. Cette abandonnée, cette malheureuse, lui faisait penser à l'autre abandonnée. Mais l'ancienne couturière de Simone était déjà dans l'escalier et il eut honte de la rappeler.

Dès neuf heures, les passants traversant le square Dominion, sous la neige qui commençait à tomber, furent éblouis par les guirlandes de lampes électriques embrasant la façade de l'hôtel Windsor, projetant son rayonnement jusque sur le dôme de la cathédrale, imitation de Saint-Pierre de Rome. Les gens du peuple, d'origine anglaise, se disaient que ce pouvait bien être le roi d'Angleterre, arrivé incognito, afin de surprendre ses fidèles sujets du Canada ; ceux d'origine française et catholique parlaient du pape persécuté venant demander asile et protection aux Canadiens.

Vers les neuf heures et demie, les invités commencèrent à arriver. Une escouade de police, en grand uniforme, faisait le service d'ordre. Il y eut bientôt encombrement d'équipages et les *policemen* durent se multiplier pour faire avancer chaque voiture à son tour, devant l'entrée principale de l'hôtel. Ce défilé dura près de deux heures. Dans le hall, un immense vestiaire avait été installé et toute une armée de laquais était à la disposition des hôtes du millionnaire. L'immense et somptueuse salle, dite des banquets, ornée de gerbes de fleurs naturelles embaumant l'atmosphère, de plantes exotiques, de faisceaux de drapeaux où le tricolore fraternisait avec l'*Union Jack* et le *Stars and Stripes* avait été convertie en salle de bal. Le buffet, abondamment pourvu de mets les plus exquis et de fine champagne, de punch et de sorbets, occupait tout un pan de mur, près de la galerie des dames. Les salons du premier étage étaient également à la disposition des invités.

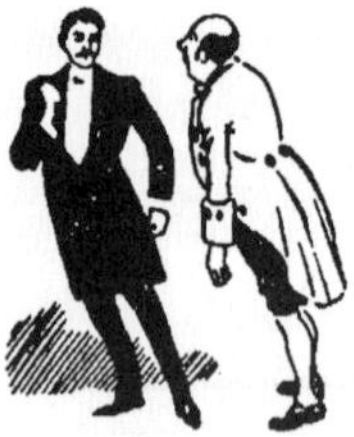

À l'entrée de la grande salle se tenaient la belle Flora et *Uncle Jack*, recevant leurs invités. Si les hommes étaient éblouis par la beauté sculpturale de la superbe Américaine, coiffée d'un diadème de pierres précieuses que son oncle lui avait donné comme *Christmas present*, les femmes, après avoir détaillé sa toilette, d'un coup d'œil rapide, portaient plus d'attention à cet oncle millionnaire dont chacune enviait la richesse. Quant à Jacques Vaillant, il agissait en quelque sorte comme maître de cérémonie, et il ne s'était jamais vu à pareille corvée.

Lorsque Paul Mirot, très élégant, une fleur sur le revers de son habit, vint présenter ses hommages à la maîtresse de céans et féliciter M. Jack Marshall sur le succès de la fête, il rencontra la famille Pistache, arrivée en même temps que lui. Germaine lui lança un regard des plus flatteurs pour sa vanité, et s'emparant de son bras, sans plus se soucier de ses parents, elle se perdit avec lui dans la foule des habits noirs et des épaules nues.

À onze heures, l'orchestre, dissimulé derrière un bosquet de plantes vertes, attaqua les premières mesures d'un quadrille et le bal commença. Puis, valses, two-steps, schottiches, lanciers se succédèrent presque sans interruption. On dansa même le tango et le turkey trot.

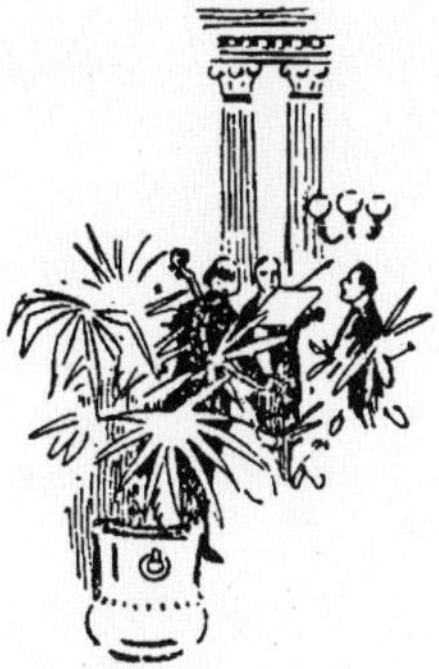

De nouveaux danseurs remplaçaient ceux qui allaient se rafraîchir, manger quelque chose au buffet, ou bien causer dans les salons. Le spectacle était à la fois suggestif et magnifique de voir tous ces couples enlacés tournoyer, gracieux, dans cette atmosphère grisante d'odeur de femme et de parfum, de fixer toutes ces épaules blanches, tous ces bras potelés, toutes ces tailles onduleuses, tous ces yeux brillant de plaisir, toutes ces figures à demi pâmées de danseuses s'abandonnant à la griserie de la minute présente, sous l'étreinte de leurs danseurs. Les violons rythmaient des caresses et les notes stridentes des cuivres sonnaient la charge.

Plus d'une liaison s'ébaucha durant cette nuit de bal et plus d'une jeune fille laissa quelque peu friper sa robe blanche. Flora, qui était revenue vers Jacques après avoir valsé à son gré, lui indiqua Paul Mirot dansant encore avec la petite Pistache :

— Oh ! ils vont bien.

— L'oncle Jack va bien mieux.

— Où est-il ?

— Je n'en sais rien. Mais je l'ai vu, il y a environ une heure, penché sur la poitrine opulente de madame Montretout. Ils sont disparus ensemble. C'est scandaleux… une si honnête femme !

Le peintre Lajoie, qui avait bu quelques coupes de champagne frappé, au buffet, simulant la frayeur, se présenta devant eux, en s'écriant avec des gestes comiques :

— Ah ! mes amis, au secours ! Sauvez-moi ! Cet homme-là, c'est Gargantua en personne. Il va m'avaler.

Jacques lui demanda :

— Où est-il, cet homme extraordinaire ?

Et le peintre le lui désigna d'un geste sévère :

— Cet homme mange et boit depuis onze heures, à la même place.

— Mais c'est Blaise Pistache, secrétaire de la rédaction au *Populiste*, devenu échevin et président de la *Ligue de l'Est de la Société de Tempérance*. Tout le monde le connaît. Depuis vingt ans il *trimballe* son imposante bedaine et son fessier rasant le trottoir, rue Saint-Jacques, de la Côte Saint-Lambert à la Place d'Armes. Il arrête tous les passants pour les entretenir de ses idées nouvelles sur la morale, le commerce et l'agriculture, dont il est l'inventeur. Lorsqu'il se porta candidat à l'échevinat, il y a un an, dans un quartier canadien-français dont la population mercenaire est peu éclairée, il fit sa campagne en comparant les mères canadiennes à la mère du Christ pleurant au pied de la Croix, parce que leurs fils seraient crucifiés s'il n'était pas élu, et il expliquait que le conseil de ville, vendu aux Anglais, qui, en mil huit cent trente-sept, sont entrés dans les églises et ont fait boire leurs chevaux dans les bénitiers, permettrait aux orangistes de parader dans les rues de Montréal et de mettre tout à feu et à sang. On le crut et il fut élu par une forte majorité.

— C'est très joli, cela. Mais vous ne pourriez jamais deviner ce que cet homme vertueux me disait tantôt ? Que ce bal est inconvenant : les femmes sont trop décolletées, les danses impudiques. Pour n'en rien voir et préserver son âme de toute pensée coupable, il tourne le dos aux danseurs et s'absorbe dans les pâtés de foie gras qu'il

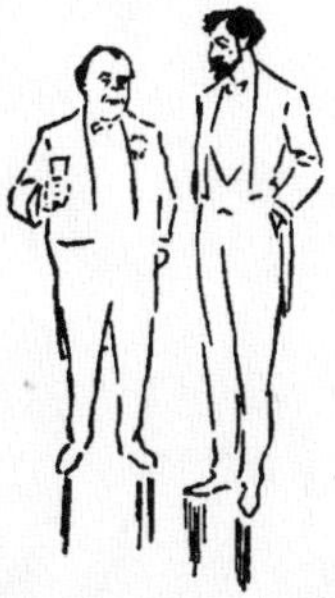

trouve orthodoxes et délicieux en les arrosant de champagne. Il a voulu m'expliquer en quoi la danse est contraire aux bonnes mœurs et je me suis sauvé pour échapper au supplice.

— Quand j'étais au *Populiste*, je m'en suis fort bien tiré un jour qu'il voulait m'entretenir du perfectionnement de la culture du tabac dans la province de Québec, afin d'obtenir une production suffisante et de qualité telle que nos fabricants de cigares ne seraient plus obligés d'employer le tabac des Antilles. Je l'interrompis pour lui demander : « Vous avez visité ces pays merveilleux ? — Non, mais je connais leur histoire. — Alors, que pensez-vous des femmes à Cuba ? — Polisson ! » Et le voilà parti, furieux, idiot. Demandez-en des nouvelles à Mirot, qui assistait à la conversation.

La libre Américaine, que cette histoire avait beaucoup amusée, apercevant le jeune homme dans la foule des habits noirs, s'exclama :

— Il vient de ce côté… Oh ! mais il n'est pas seul. Il est avec la nièce de cet homme qui mange beaucoup.

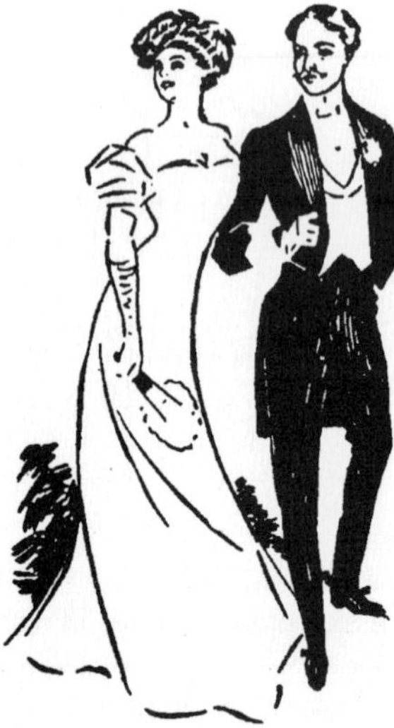

Paul Mirot, un peu pâle, voulut dire un mot à ses amis, en passant, mais Germaine, qui l'avait complètement accaparé, l'entraîna vers le buffet où ils se trouvèrent face à face avec Blaise Pistache. Le secrétaire de la rédaction au *Populiste* fit un assez bon accueil au jeune homme pour ne pas froisser sa nièce. Il se permit cependant quelques recommandations dont cette enfant gâtée se moqua lorsqu'elle se perdit de nouveau dans la vaste salle, après avoir grignoté quelque chose, au bras de Paul qu'elle emmenait à la recherche d'un coin discret de salon. Le gros homme, en les regardant s'éloigner, se soulagea d'un mot familier :

— *Déplorable ! Déplorable !*

Et il se remit à boire et à manger sans plus se soucier de personne.

Germaine Pistache avait en tête une idée qui dominait toute autre préoccupation, celle d'amener le jeune homme à lui déclarer qu'il l'aimait ; car, malgré sa réserve polie, Paul n'était pas indifférent à son charme captivant de jeune fille, elle le savait, elle était déjà trop femme pour ne pas pressentir cet amour, pour ne pas comprendre que cette froideur n'était qu'une discrétion voulue, de la méfiance, peut-être. Sur le divan dissimulé par une tenture où ils s'étaient assis, Germaine se montra câline, enveloppante, ses yeux brillaient d'une flamme amoureuse, elle perdait la tête, un peu. Et, lui, allait la prendre dans ses bras, lui dire : « Je t'aime », lorsque des pas se rapprochèrent, des voix d'hommes rompirent le charme. C'étaient deux échevins qui causaient derrière la tenture. L'un disait :

— Cette question des gondoles me paraît bien compliquée. Enfin, pourquoi demandes-tu des gondoles au parc Lafontaine ?

Et l'autre, représentant le quartier aux gondoles, répliqua :

— Ce sont mes électeurs qui le veulent. Moi, je ne connais pas ça. Mais j'ai une idée.

— Ah !

— Si la ville en achetait un couple ?

— Un couple !

— Oui, un couple de gondoles, elles pourraient se reproduire et ça coûterait moins cher.

Un éclat de rire formidable fit sursauter les amoureux qui s'enfuirent, sans être vus des échevins discutant une aussi grave question.

Rentrée dans la salle du bal, la jeune fille voulut danser encore. Ses parents, qui ne savaient rien lui refuser, consentirent à la laisser aux soins de Mirot, qui la reconduirait chez elle, et s'en allèrent, confiants dans l'honnêteté de leur unique enfant.

Il était tombé beaucoup de neige durant la nuit et il faisait une tempête effroyable. C'était le *coup de février*. Devant l'hôtel et dans la rue Windsor, le vent d'ouest descendant des hauteurs du Mont Royal balayait la neige en tourbillons aveuglants, ce qui rendait la circulation difficile. Les tramways mêmes étaient enneigés et ne passaient plus. La maison des Pistache se trouvait située très loin, dans le haut de la rue Saint-Denis, et le trajet de l'hôtel Windsor à cet endroit dura plus d'une heure, à cause de l'obstruction des rues par les bancs de neige. Au fond de la voiture, Germaine, toute frissonnante, s'était laissée envelopper dans les bras de Paul et paraissait bien heureuse. Oh ! vivre ainsi, toute la vie, s'appuyant l'un sur l'autre, dans les bons comme dans les mauvais jours, être deux et ne faire plus qu'un en attendant qu'un troisième arrive pour les lier davantage, les unir plus étroitement. Le mot qui aurait pu amener la réalisation de ce désir d'une existence meilleure et plus douce, faire réelle cette vision de bonheur, vint plusieurs fois sur les lèvres du jeune homme, mais il ne le dit pas. L'ombre de Simone était entre eux, les séparait. Le moment n'était pas venu. Il fallait attendre encore. Cette ombre, il la voyait se dresser devant lui, menaçante et accusatrice : c'était le dos du cocher juché sur son siège ; du cocher jurant quand le *sleigh* menaçait d'être renversé par les bonds et les écarts du cheval se débattant dans la neige. Le voyage fut plutôt silencieux, et la jeune fille parut triste en le quittant, déçue, parce qu'il ne lui avait rien dit de ce qu'elle espérait. Le retour ne fut pas gai pour lui, non plus. Quand il arriva chez lui, transi de froid et accablé de sommeil, il était près de six heures du matin.

Paul ne songeait plus qu'à une chose : dormir. Il enleva son paletot à la hâte, jeta son habit sur un fauteuil et, au moment où il s'approchait de sa toilette pour ôter son faux col, il y trouva un billet griffonné à la hâte, apporté durant son absence. Ce billet déposé là, à quatre heures du matin, lui apprenait la maladie subite de Simone qui réclamait, dans son délire, sa présence auprès d'elle. Au bas du papier, il lut la signature de l'ancienne couturière. Ainsi, pendant qu'il s'amusait au bal où elle l'avait supplié de ne pas aller, pendant qu'il se laissait prendre au charme de cette Germaine, qu'il détestait maintenant, qu'il accusait injustement d'avoir voulu le séduire en se faisant accompagner jusque chez elle, Simone qu'il avait tant aimée, à qui il devait d'avoir surnagé au naufrage de ses illusions, d'avoir résisté aux déboires qui l'attendaient au début de son apprentissage de journaliste, cette femme qui l'avait fait homme, agonisait. Et il n'était pas là pour répondre à son premier appel. En ce moment sa conduite lui paraissait tellement odieuse qu'il eût accepté n'importe quel châtiment pour lui épargner une minute de souffrance.

La tempête continuait de plus belle et il fallut au jeune homme plus d'une demi-heure pour se rendre au petit appartement de la rue Peel, en marchant péniblement dans la neige jusqu'à mi-jambes. Ce fut la femme Moquin qui le reçut. Il l'interrogea aussitôt avec anxiété. Elle lui apprit que madame Laperle, après avoir lu la réponse à la lettre qu'elle lui avait envoyé porter, avait beaucoup pleuré ; puis, qu'elle était sortie par cette tempête, sans prendre le temps de s'habiller chaudement, et qu'elle n'avait pas voulu lui dire où elle allait. Revenue vers onze heures, toute mouillée d'avoir marché dans la neige, toute grelottante de froid, elle avait eu une nouvelle crise de larmes, suivie de frissons auxquels avait succédé une fièvre intense. Quelques minutes après trois heures, elle l'avait suppliée d'aller chercher celui qu'elle appelait sans cesse dans son délire. Elle avait eu beaucoup de difficulté à se rendre chez lui par ce temps affreux et y avait laissé le billet qu'il avait trouvé sur sa toilette. Depuis, le docteur Dubreuil était venu, et sous l'effet des calmants, Simone reposait.

La douleur du jeune homme augmenta encore d'intensité en écoutant ce récit et il se précipita dans la chambre de la malade, dont la respiration difficile et la figure empourprée révélaient la gravité de son état. C'était la pneumonie, si dangereuse, même pour les tempéraments les plus robustes, dans notre climat rigoureux. Le jeune homme s'agenouilla à côté du lit, prit la main de Simone dans les siennes et étouffa ses sanglots dans les plis de l'épaisse couverture avec laquelle on avait enveloppé sa malheureuse amie. Il perdit ainsi la notion du temps et ne se releva que vers les huit heures pour se pencher sur Simone qui s'éveillait et demandait à boire. Elle but avidement le breuvage qu'il lui présentait et ne le reconnut pas tout de suite, le prenant pour le médecin. Mais ayant posé la tasse sur la table de nuit, il entoura de ses bras sa belle tête à la chevelure en désordre, baisa ses lèvres brûlantes en lui murmurant :

— Pardon ! Pardon !

Simone eut un cri de joie et se suspendit à son cou :

— Enfin, c'est toi ! C'est toi !... Maintenant je ne souffre plus, je n'ai plus peur de mourir puisque tu es là, que tu vas rester toujours là, près de moi.

— Pardonne-moi, je ne savais pas... J'aurais dû venir hier.

— Je n'ai rien à te pardonner. C'est moi qui ai été méchante, qui t'ai fait de la peine. On a voulu m'arracher de toi et on m'a tuée... Oui, hier, en apprenant que tu ne viendrais pas... que tu irais à ce bal où tu verrais d'autres femmes plus belles que moi... j'ai eu peur de te perdre pour toujours. Alors, la jalousie m'a mordue au cœur... je suis partie... j'ai été là-bas... dans la neige... pour voir si elle y serait, cette Germaine. J'ai attendu au froid... le vent me glaçait... je sentais la neige me descendre dans le cou, entre les épaules... mais je voulais voir... et j'ai vu. C'était fou, mais on ne raisonne pas... vois-tu... dans ces moments-là. Je sais bien, maintenant, que tu ne peux pas l'aimer... que tu n'aimes que moi... que tu n'aimeras toujours que moi.

— Oh ! ça, je te le jure ! Mais ne te fatigue pas, je t'en prie. Repose-toi bien. Sois tranquille, je vais rester là, dans ce fauteuil, tant que tu ne seras pas guérie. Et après, nous ne nous quitterons plus, nous serons encore plus heureux qu'avant.

— Plus heureux, est-ce possible ?... Je veux bien t'écouter... Et si l'on vient pour m'arracher de toi... au nom de Dieu qui a voulu que nous nous aimions... tu me défendras contre tous... contre moi-même.

Et ce fut pendant neuf longs jours la lutte terrible, angoissante contre la mort qui menaçait cette vie si chère, se poursuivant avec des alternatives d'espoir et de découragement. Paul Mirot mangeait à peine, sommeillait quelques heures chaque nuit, dans un fauteuil, près du lit de la malade qu'il refusait de quitter, même un instant. Parfois il sentait une torpeur l'envahir, ses oreilles tinter le signal de l'épuisement, mais, quand même, il s'obstinait à demeurer à son poste. Jacques Vaillant et Flora passaient aussi des heures auprès de Simone. Ils avaient remis leur départ à la quinzaine et *Uncle Jack*, rappelé à New York, pour affaires pressantes, n'avait pu les attendre. On n'épargna rien pour tenter de sauver madame Laperle, mais ce fut inutile.

Elle mourut dans la nuit du treize février. Paul Mirot était seul auprès d'elle à ce moment suprême. Simone qui, depuis la veille, ne paraissait avoir conscience de rien de ce qui se passait autour d'elle, fit entendre une faible plainte. Le jeune homme se précipita vers la malade qui le cherchait du regard. Elle lui fit signe de se pencher, de la prendre. Il essaya de la soulever un peu. Alors elle s'accrocha désespérément à lui, en articulant péniblement ces dernières paroles : « Je ne peux pas... je ne peux pas te quitter... je t'aime ! »

Puis son étreinte se desserra, sa tête retomba en arrière, et Paul Mirot vit passer, dans ses yeux grands ouverts, toute son âme qu'elle lui donnait. C'était la fin. Son œil se voila, ses membres se raidirent, un dernier soubresaut l'agita, telle la perdrix que Mirot avait tuée un soir d'automne, expirant à la lisière du bois, dans le chaume que dorait le crépuscule. Cette pensée, plus amère que la mort, lui vint à cette minute terrifiante, que c'était encore lui le meurtrier.

Fou de douleur, il tenta de la ranimer, palpant ce corps qu'il avait si souvent tenu dans ses bras, y cherchant un peu de vie, un peu de chaleur, baisant ces lèvres déjà froides qu'il essayait de réchauffer sur sa bouche. Il lui parla de leur bonheur passé, il lui jura qu'elle seule avait enchanté sa vie et l'enchanterait toujours. Protestations inutiles et tentatives vaines. Les yeux vitreux de la morte le fixaient, impassibles. C'en était trop, après tant de fatigues et d'angoisses. Il sentit un cercle de fer lui enserrer le front, des choses confuses passèrent devant ses yeux, et une sensation de vide, de néant l'envahit. Il ne souffrit plus, il ne pensa plus, il ne sentit plus, il s'affaissa sur le cadavre qu'il avait tenté de ressusciter.

Le docteur Dubreuil, qui arriva quelques minutes plus tard, trouvant sa patiente morte et son jeune ami dans la position où il était tombé, craignit pour les jours de Mirot et le fit transporter immédiatement chez lui, afin de le surveiller de près, laissant à l'épouse délaissée de Dieu-

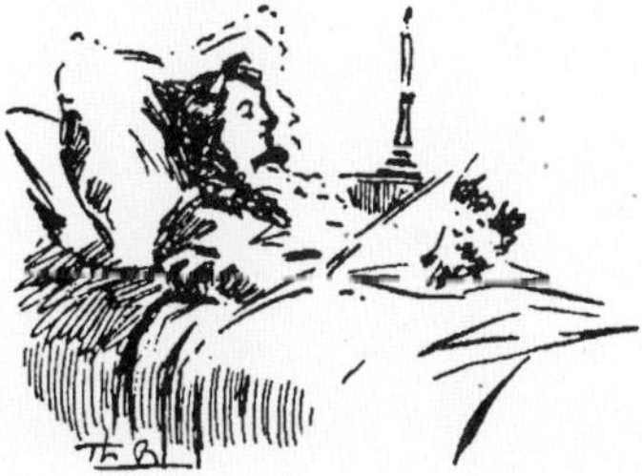

donné Moquin la mission de prévenir Jacques Vaillant, qui devait rendre les derniers devoirs à sa parente défunte.

Ainsi furent épargnés à Paul le supplice des apprêts funéraires, la torture de voir se décomposer la forme matérielle de l'être aimé qui, à chaque minute, sur son lit de parade, semble mourir davantage, le spectacle obligatoire des visites sympathiques violant le mystère de la chambre mortuaire, la corvée accablante des funérailles.

La maladie et la mort de Simone, qui mirent la vie de Mirot en danger et l'éloignèrent du monde extérieur pendant plus d'un mois, lui firent aussi ignorer l'article outrageant pour Vaillant et ses amis, publié dans *La Fleur de Lys* sur le bal de l'hôtel Windsor, un hôtel protestant. Le vertueux Pierre Ledoux terminait cet article en affirmant que Satan en personne avait déployé toutes ses pompes et accompli toutes ses œuvres à ce bal maudit où des jeunes filles innocentes et pures avaient été conduites par des parents orgueilleux et sans foi. Le jugement de Dieu serait terrible, surtout pour ces derniers.

X

All aboard

Paul Mirot fut pendant plus de trois semaines très grièvement malade. Le docteur Dubreuil, qui l'avait installé dans une chambre du logement qu'il occupait avec sa sœur, le soigna comme un frère, et ce fut grâce à ces soins de tous les instants qu'il réussit à le ramener à la santé et à le sauver de la folie, que le médecin redoutait surtout au début de la maladie.

Jacques Vaillant et sa femme étaient venus bien des fois s'asseoir au chevet du malade. Ces deux fidèles amis ne partirent pour New York qu'après avoir reçu du docteur Dubreuil l'assurance formelle que Mirot ne courait plus aucun danger. La convalescence serait un peu longue, leur avait-il dit, mais la guérison certaine. Le jeune homme devait quitter la ville aussitôt que son état le permettrait, et aller passer quelques mois à la campagne, dans le calme le plus absolu. Ensuite, son ami Vaillant pourrait l'inviter à le rejoindre à New York, comme il en avait l'intention.

Un événement imprévu retarda quelque peu le départ de Paul Mirot pour Mamelmont. Un certain Hyacinthe Nitouche, un *Paladin*, reporter à *L'Éteignoir*, l'ayant insulté publiquement un jour qu'il se rendait chez son éditeur, rue Saint-Paul, pour terminer le règlement de ses affaires avant de partir, il s'en suivit une prise de corps en pleine rue et les deux combattants furent arrêtés. Paul déposa une plainte contre Nitouche et le dix-sept mars, la cause s'instruisit devant un magistrat de police. Des témoins établirent que le *Paladin* avait été l'agresseur et le juge le condamna à vingt sous d'amende ou une heure de prison.

Le terme de la Cour du Banc du roi était ouvert depuis deux jours. Avant de quitter le palais, le jeune homme eut la curiosité d'assister à la séance de la Cour d'assises. Son avocat lui avait dit qu'à cette séance, le juge devait prononcer la sentence dans l'affaire de la femme Jobin, trouvée coupable la veille par le jury, en même temps que son complice Dumas. Ces noms de Jobin et de Dumas le frappèrent et il voulut voir ce que c'était. Il s'agissait d'un vol sur la personne, compliqué de détournement de mineure. La femme Jobin tenait un magasin de tabac et de liqueurs douces, avec le nommé Dumas, qui était le souteneur de l'établissement. En arrière de la boutique on louait des chambres à tout venant, des chambres garnies… c'est-à-dire pourvues de femmes habituées du lieu. Un homme de la campagne avait été amené à cet endroit par Dumas et livré aux entreprises hardies de la femme Jobin et d'une fille mineure, qui l'avaient soulagé de tout son argent. La victime, d'abord, et les parents de la petite fille, ensuite, s'étaient plaints en justice, et de là l'arrestation des tenanciers de ce mauvais lieu. Paul Mirot causait avec Luc Daunais, le reporter de la police au *Populiste*, lorsqu'on introduisit les prisonniers. Par un sentiment de curiosité déjà en éveil, il leva les yeux sur eux, et les traits des deux misérables, quoique bien changés, lui rappelèrent ceux de son ancienne institutrice à Mamelmont, et du vilain camarade avec lequel il s'était battu à l'école. Quand le juge les désigna par leurs noms et prénoms et fit quelques remarques sur leurs antécédents, il n'y eut plus de doute possible pour lui. D'ailleurs, l'ancienne institutrice avait conservé quelques vestiges de sa beauté, malgré les flétrissures du temps et de la débauche. Quant au petit Dumas, c'était un Dumas plus grand, mais avec la même figure bestiale, le même regard stupide et méchant. La misère et le vice avaient réuni ces deux êtres, si différents autrefois. La blonde du beau Pierre Bluteau, vieillie et perdue, s'était fait de l'élève ignorant et bête un soutien et un pourvoyeur de clients que pouvaient tenter encore ses charmes avilis et fanés.

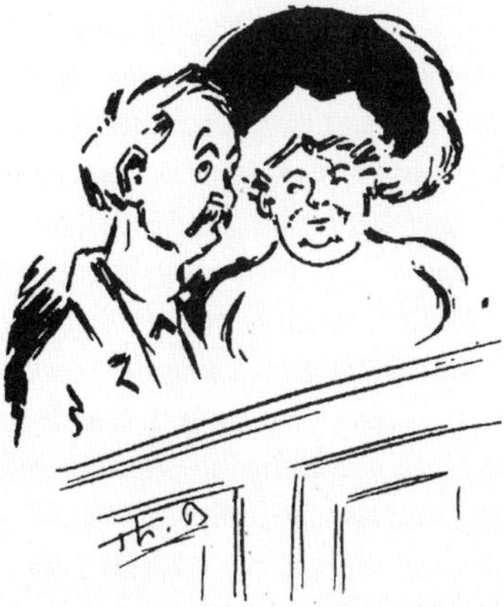

Le jeune homme n'entendit pas la fin des remarques du président des assises ni le prononcé de la sentence, car il n'était plus au palais de justice, mais à l'école. L'institutrice allait bientôt l'interroger et, sournoisement, le petit

Dumas lui faisait la grimace en l'appelant *Pique*. Depuis des années, il l'avait oublié ce surnom et, cependant, il était resté *Pique* comme autrefois. Son caractère n'avait pas changé, il demeurait, malgré l'âge et l'expérience, l'enfant tendre et sensible, fier et enthousiaste, attiré par la lumière et la beauté comme le papillon vivant de soleil et butinant la fleur. Petit, il s'était heurté à la sottise et il s'y heurtait encore ; petit, il avait souffert par le cœur et l'esprit, et il souffrait de même aujourd'hui. Depuis qu'il avait échangé la culotte contre le pantalon, qui est la robe virile des temps modernes, il s'était battu avec bien d'autres Dumas. Pour se défendre, en guise de bâton armé d'un clou pointu, il avait manié la plume. Comme au temps où il était écolier, s'il avait voulu s'incliner bien bas et faire sa cour aux personnages détenant le pouvoir, choyé, comblé d'éloges, il eût récolté de beaux prix. Mais lorsqu'on avait tenté de le contraindre à dissimuler ses sentiments, son geste avait toujours été le même que lorsqu'il avait jeté par terre l'adresse enrubannée, devant monsieur le curé et les commissaires d'écoles ahuris.

Le lendemain, Paul Mirot partit pour Mamelmont, terminer sa convalescence. L'oncle Batèche et la tante Zoé le trouvèrent bien changé. La tante pensa tout de suite à la mauvaise femme, et chaque fois que son vieil époux voulait faire allusion à celle qu'il avait considérée un instant comme sa future nièce, elle lui faisait signe de se taire. Bientôt ce fut la saison des *sucres*, puis le printemps radieux avec sa verdure et ses oiseaux. Après un mois de cette vie au grand air, le jeune homme se sentit de nouveau fort et courageux. C'est alors qu'il envisagea froidement le problème de l'avenir. Retourner à Montréal, reprendre le métier de journaliste, il ne fallait plus y penser. Il avait bien la ressource de demeurer à la campagne, de s'intéresser à l'agriculture ; mais il n'était pas encore à l'âge où l'on renonce avec joie à l'existence fiévreuse et passionnante des villes, une fois qu'on y a goûté. Son ami Vaillant, dont il avait reçu plusieurs lettres, le pressait de plus en plus d'aller le rejoindre à New York où il trouverait tout de suite amitié et situation. Flora joignait ses instances à celles de son mari et lui promettait de lui faire épouser la plus belle et la plus riche de ses compatriotes. Son cœur et sa raison le convainquirent que c'était là le parti le plus sage à prendre.

De Germaine Pistache il n'avait pas eu de nouvelles depuis la terrible épreuve qui avait failli lui coûter la vie, lorsqu'un jour, en lisant le journal, il apprit son mariage avec Pierre Ledoux, le bourbonien. Une lettre de Marcel Lebon, qu'il reçut le lendemain, lui donna des détails plus

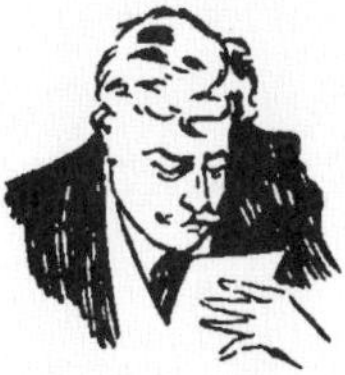

complets concernant ce mariage. Lebon lui racontait que le rédacteur de *La Fleur de Lys* paraissait bien chaste en se rendant à l'autel unir sa destinée à celle de la jeune fille qu'il s'était juré d'arracher aux frivolités du monde pour en faire une sainte. Il avait orné les revers de sa redingote, pour cette circonstance solennelle, de nombreux insignes de piété en *celluloïde*. Lebon assistait à la cérémonie et il avait remarqué que la sémillante Germaine paraissait bien triste. Ce mariage, du reste, avait surpris tout le monde, et on affirmait que c'était à la suite d'un chagrin d'amour et sur les instances de son oncle, le jésuite, que la jeune fille avait consenti à épouser *La Pucelle.*

Ce furent une tristesse et un regret de plus pour Paul Mirot, que de savoir celle qui lui avait inspiré un bien tendre sentiment, à laquelle il eût déclaré son amour le soir du bal du Windsor, s'il avait été libre, enchaînée pour la vie à ce visqueux personnage.

Et c'est ce qui le décida, définitivement, à s'en aller au plus tôt refaire sa vie sur une terre étrangère.

Un fois la chose résolue, il régla immédiatement ses affaires. Un acquéreur se présentait pour sa ferme, il la vendit, avec l'assentiment de l'oncle Batèche qui désirait depuis longtemps aller vivre de ses rentes au village où la tante Zoé pourrait se rendre à l'église tous les jours, autant de fois que cela lui ferait plaisir. Seulement, ces vieilles gens qui l'avaient élevé regrettaient de le voir partir pour aller si loin. Il les consola en leur disant qu'on lui offrait une situation magnifique qu'il ne pouvait refuser, et qu'il reviendrait les voir avant longtemps, quand il serait aussi riche que le roi d'Angleterre.

Trois semaines après la vente de sa ferme de Mamelmont, ayant réalisé en espèces tout ce qu'il possédait, Mirot retourna à Montréal où il devait demeurer deux ou trois jours avant son départ pour les États-Unis. Il n'y avait que quelques personnes auxquelles il tenait à aller faire ses adieux : Marcel Lebon, le peintre Lajoie, le docteur Dubreuil, le sénateur Boissec et le député Charbonneau. Quant à mademoiselle Louise Franjeu, elle ne pourrait lui demander de la rappeler au souvenir de son ancienne élève de McGill, car elle venait de partir pour la France.

La veille de son départ, il se rendit au cimetière de la Côte des Neiges, déposer quelques fleurs sur la tombe

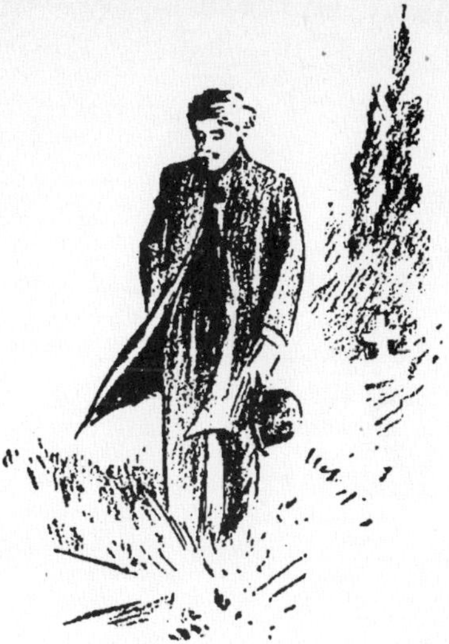

de celle qu'il avait tant aimée. Après avoir longtemps cherché, il trouva le petit tertre isolé sur lequel il s'inclina longtemps, revivant toute leur vie intime jusqu'au dénouement fatal. Puis il revint par les sentiers ombragés de la montagne où des familles goûtaient sur l'herbe verte, où des couples à l'écart échangeaient des serments éternels que la brise printanière emportait. Là-bas, c'était la mort et l'oubli, ici la vie dans toute sa beauté et sa puis-

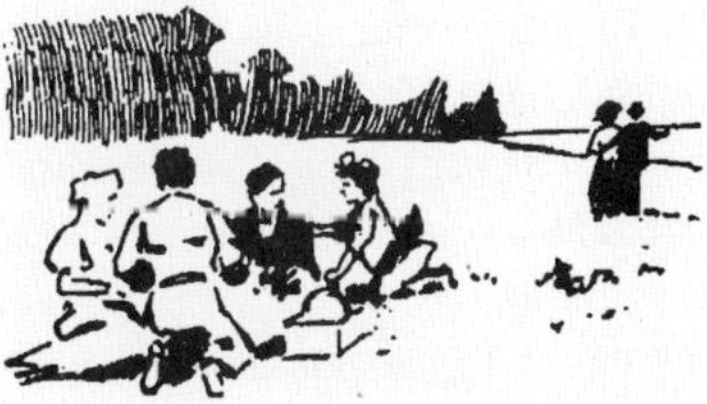

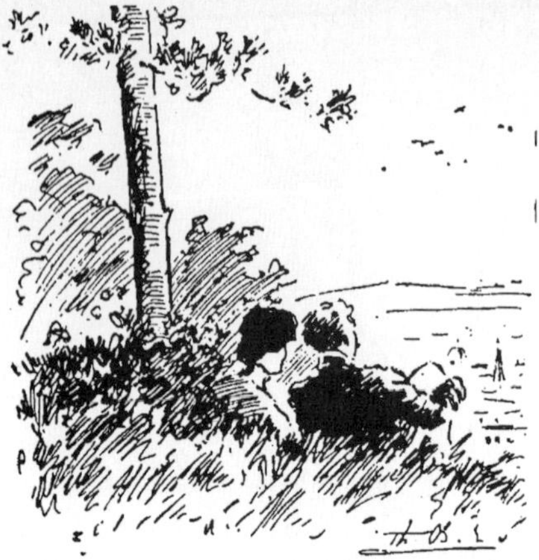

sance créatrice. À ce contraste, il comprit le grand enseignement de la nature qui veut que l'homme vive dans l'avenir et non dans le passé afin que le présent soit fécond. Le soir, il alla à l'*Extravaganza* où, pour la première fois, il avait aperçu la silhouette charmante de Simone. Le spectacle était le même et la vue des jolies danseuses lui fit oublier un instant que des figures étrangères seules l'entouraient, qu'à la sortie du théâtre il ne verrait pas la personne dont le souvenir l'avait ramené en ce lieu.

La journée du lendemain, il la passa à faire ses malles, qu'il fit transporter à la gare où il les soumit à l'examen de la douane, après avoir acheté son billet pour New York. À six heures, tout était terminé. Le train du Delaware & Hudson, dans lequel il avait retenu une place de wagon-dortoir, partait de la gare Bonaventure à sept heures et demie. Il lui restait donc une heure et demie pour aller prendre un bon repas avant de partir. Mais, lorsqu'il se fut attablé dans un restaurant voisin de la gare, c'est en vain qu'il essaya d'avaler quelques bouchées. La fièvre du départ, le malaise qui s'empare de celui qui s'en va en songeant à tout ce qu'il laisse et qu'il ne reverra peut-être jamais, lui serraient la gorge comme deux assassins.

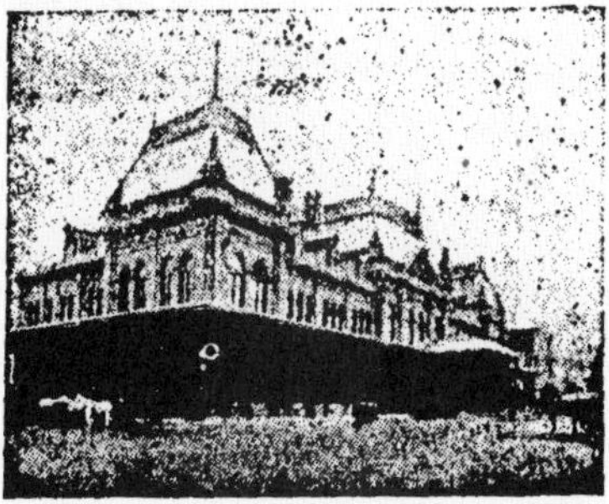

C'était un beau soir de fin de mai, un de ces soirs inspirant des vers tendres au poète, un soir que la nature semblait avoir créé tout exprès pour donner à celui qui allait quitter la terre natale un souvenir glorieux de son pays. Car c'était sans doute en signe d'adieu que les rayons du soleil, descendu vers l'horizon, faisaient resplendir avec tant d'éclat les clochers et les dômes des édifices, incendiaient les immenses fenêtres de la gare. Du moins, ce fut l'impression attendrissante qu'en éprouva Paul Mirot en revenant du restaurant.

Sur le quai, les employés se hâtaient de transporter les bagages ; les voyageurs allaient et venaient, affairés. Il y avait de jolies femmes, de gracieuses fillettes, des messieurs fort bien mis, des gamins à l'allure décidée, parlant l'anglais, de vrais petits Américains. Parmi tous ces voya-

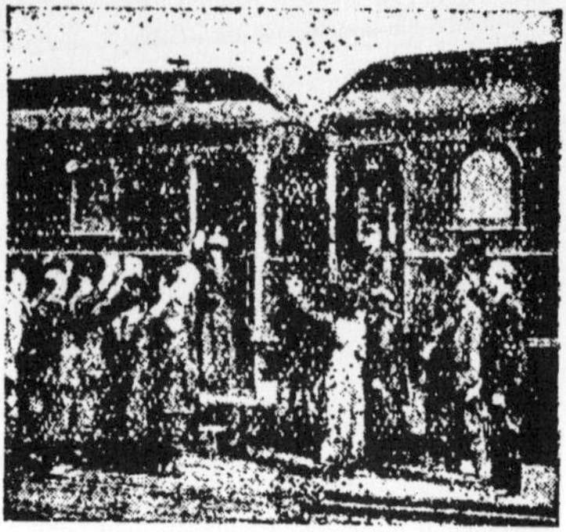

geurs, on découvrait quelques Canadiens français se rendant à Saint-Lambert ou à Saint-Jean, les deux seuls endroits où le train devait s'arrêter avant de franchir la frontière. Monter dans ce train, c'était déjà mettre le pied sur la terre étrangère. Sept heures et demie. Les colosses nègres, casquettes avec plaque en métal et tuniques à boutons jaunes, postés à l'entrée des wagons Pullman, répétèrent pour la dernière fois, de leur voix de basse profonde : *Sleeping for New York !* Puis le chef du train passa en criant : *All aboard !... All aboard !...* À l'avant, l'énorme locomotive pouffait et laissait échapper de ses flancs des jets de vapeur sifflante, concentrant ses forces pour s'élancer à toute vitesse sur les rails mesurant l'espace immense à parcourir. Paul Mirot eut une minute d'hésitation, puis, abandonnant son sac de voyage au nègre qui l'invitait à monter, il s'élança sur le marchepied, le cœur gros, une larme au coin de la paupière. Il était temps, le train se mit aussitôt en mouvement. Par la fenêtre près de laquelle il s'était assis, le jeune homme s'emplit les yeux de toutes ces choses du pays qui défilaient rapidement au passage du train, comme des images cinématographiques sur une toile. À cette heure, tout lui paraissait splendide, même les vilaines constructions enfumées longeant la voie. Devant les gares de Saint-Henri et de la Pointe Saint-Charles, le train passa à toute vitesse, pour s'engager ensuite sur le pont Victoria. Que l'immense Saint-Laurent était majestueux et calme par ce beau soir d'été ! Sur ses eaux tranquilles on n'apercevait, au loin, que quelques goélettes à voiles blanches et le bateau de Laprairie revenant vers la ville, tachant la limpidité du ciel d'une longue colonne de fumée noire.

Un arrêt de quelques minutes à Saint-Lambert, puis le train s'élança en pleine campagne. Partout de la verdure, des arbres feuillus, et çà et là, comme des grains de sel semés sur un tapis vert, de blanches maisonnettes, demeures paisibles et rustiques de l'homme des champs. Des troupeaux de vaches laitières, des juments avec leurs poulains relevaient la tête au passage bruyant de la locomotive vomissant de la fumée et des charbons en feu. Paul rêvait maintenant de la vie au grand air, des joies saines du robuste paysan. Pourquoi n'était-il pas resté à Mamelmont, cherchant dans les rudes travaux de la terre la paix et l'oubli ?

Mais le train filait toujours et, après avoir passé Brosseau et Lacadie, on arriva à Saint-Jean. Un arrêt de cinq minutes. Il eut envie de descendre, mais il n'en fit rien, redoutant une défaillance de sa volonté, sous le coup d'une émotion qu'il avait peine à contenir. Devant la gare, des officiers de cavalerie mêlaient, dans le soir tombant, le rouge de leurs uniformes aux robes blanches des femmes. Il y avait là toute une joyeuse jeunesse, venue à la rencontre de quelques amis, qui, tantôt, irait valser au *Yacht Club* dont on apercevait la façade illuminée, sur le

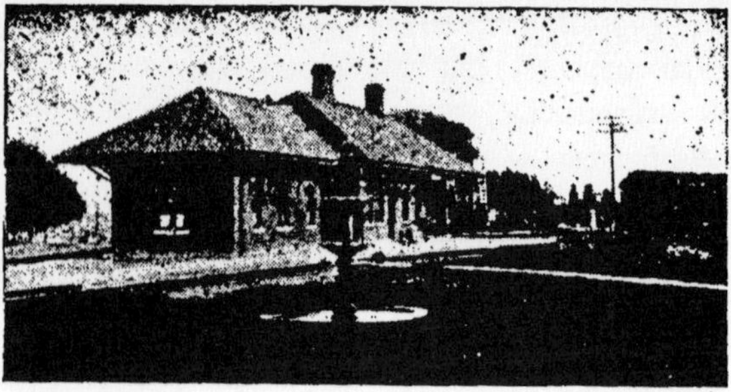

bord de la rivière, entre les arbres du parc public, voisin de l'école militaire. Cette petite ville, où il n'était jamais venu, avait l'air d'un immense bosquet mystérieux, troué seulement par des clochers d'églises et quelques cheminées d'usines qui, seuls, enlevaient l'illusion que ce ne fût un véritable paradis terrestre. Le train reparti, le jeune homme ne vit plus rien. La nuit avait noyé toutes choses dans ses ombres indécises. Et ce fut à ce moment-là qu'il se sentit vraiment seul et malheureux plus que jamais. Sous l'étreinte de la douleur, il eut conscience qu'un homme nouveau allait naître en lui. Il s'en épouvanta. La jeune mère sentant ses entrailles se tordre dans les souffrances de l'enfantement doit éprouver une angoisse pareille. Cet enfant qu'elle va mettre au monde et à qui elle a attribué d'avance toutes les qualités, pourrait être, par un caprice de la nature, bossu, boiteux, ou bien idiot, méchant. Elle a rêvé pour lui une brillante destinée ; qui sait ce que la vie lui réserve ? À cet autre lui-même qu'adviendrait-il ? se demandait Mirot. Serait-il un rêveur, un utopiste, ou bien un de ces hommes se marchant sur le cœur et pesant leurs actions au poids de l'or, bref, un homme pratique, réfractaire à tout sentiment généreux ?

Celui-là, qui n'aurait pas connu Simone, aimerait-il une autre femme, fonderait-il un foyer au pays qui vit naître George Washington et Edgar Poe ?

Et pourtant, plus que jamais, à cette heure, il le chérissait, ce passé plein de rêves, d'espoirs trompeurs, d'élans enthousiastes, de baisers gourmands, de larmes et de souffrances aussi. C'est que toutes ces émotions juvéniles, toute cette sensibilité vibrante qui font si exquises les heures, par cette faculté qu'on a, à l'époque de la vraie jeunesse, d'aimer et de souffrir voluptueusement, il sentait bien qu'il ne les retrouverait plus, que c'était fini d'être jeune de cette façon. Ses larmes, désormais, s'il lui advenait de pleurer, seraient amères, et ses joies moins constantes et moins profondes. Celles qu'il lui arriverait d'aimer n'auraient plus cette auréole poétique que les beaux adolescents mettent au front de la femme.

À dix heures, le nègre à la disposition des voyageurs du wagon dans lequel il se trouvait, le nègre qui s'était emparé de son sac de voyage au départ de Montréal, avec un bon sourire entrouvrant ses lèvres lippues sur ses dents blanches, vint préparer son lit. Paul, après l'avoir considéré attentivement, se fit cette réflexion de noyé qui s'accroche à quelque grossière épave : « Que je voudrais être nègre, satisfait et bête comme celui-là. » Il lui glissa un dollar dans la main en lui demandant :

— *Where do you come from ?*

Le nègre lui répondit :

— *From old Tennessee !*

Et un reflet de tristesse passa dans les yeux de ce simple enfant d'une race avilie par l'esclavage et méprisée. Lui aussi regrettait sa terre natale, et peut-être même le fouet du maître qui courbait ses ancêtres sur les champs de cotonniers.

Toutes ces émotions avaient brisé le corps robuste du voyageur s'en allant vers l'inconnu, et il espéra mettre fin à sa souffrance morale en cherchant la quiétude dans le sommeil.

La frontière était franchie. Au moment où il s'étendait sur son matelas, le train avait dépassé Plattsburg. Mais le sommeil ne vint pas lui fermer les paupières, et, jusqu'à l'aube, il entendit résonner à ses oreilles, à chaque arrêt du train, comme le glas espacé de sa jeunesse morte, ces paroles brèves au timbre étranger :

All aboard ! All aboard !

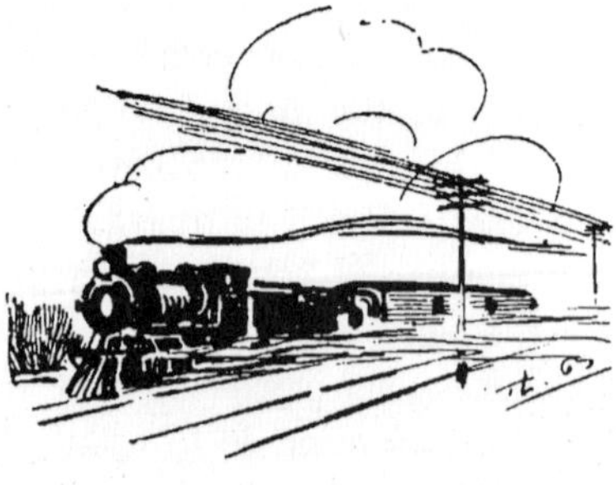

Combien d'autres sont partis
qu'on n'a jamais vus revenir ?

À la mémoire de Théophile Busnel

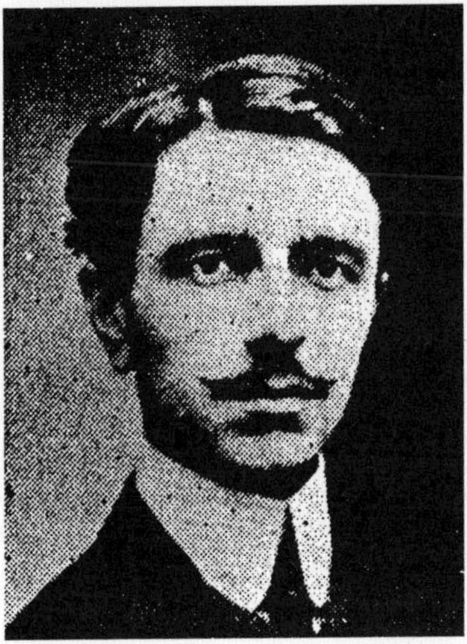

Théophile Busnel, qui a fait les illustrations de ce livre — à part deux dessins et un portrait, de Saint-Charles — n'est plus. Il était venu au Canada, confiant dans son énergie et son talent, se chercher une situation ; il se créa en même temps un foyer. Déjà le succès couronnait ses efforts, le bonheur lui souriait, il avait réalisé une partie de ses espérances. On l'appréciait, il faisait son chemin, une épouse dévouée, un enfant gazouilleur et charmant peuplaient sa maison, lorsque la maladie le terrassa.

Des dessins qu'il était en train de terminer pour ce roman canadien, plusieurs restèrent inachevés. L'auteur n'a pas voulu qu'on y fît la moindre retouche, préférant les publier tels qu'ils étaient au moment où le crayon tomba des mains de celui pour lequel il éprouvait la plus sincère amitié.

Busnel, venu de France, y retourna beaucoup plus tôt qu'il ne l'avait prévu, pour y mourir.

Il repose maintenant dans cette terre de Bretagne, qu'il aimait tant, au bord de la mer dont le bruit des vagues, se brisant sur les rochers aux jours de tempête ou venant expirer sur les galets par les temps calmes, ne saurait troubler la paix de son tombeau.

Cette œuvre à laquelle il a donné la beauté artistique, il ne pourra la voir terminée, puisque ses yeux se sont clos pour jamais ; il ne saura pas l'accueil que lui fera le public, puisqu'il dort maintenant dans cette nuit éternelle qui n'a pas de matin.

Mais il restera tout de même quelque chose de lui. Après avoir feuilleté les pages de ce livre, ami lecteur, séduisante lectrice, donnez une pensée à sa mémoire.

A. B.

Repères bibliographiques

Œuvre

Le débutant. Roman de mœurs du journalisme politique dans la province de Québec, Saint-Jean, imprimé par la Compagnie de publication « Le Canada français », 1914, 257 pages.

Montréal, Hurtubise HMH, « Les Cahiers du Québec », n° 26, 1976, 283 pages. Avec une postface de Madeleine Ducrocq-Poirier.

Bibliothèque québécoise, 1996, 314 pages.

Modernités, étude, dans *La justice* (Holyoke, Mass.), 17 septembre 1908.

Repris dans *La chanson du passant, Études littéraires*, Montréal/Québec, J.-G. Yon/A.-C. Dugal, [1916 ?], p. 39-45.

Études

DUCROCQ-POIRIER, Madeleine, « Arsène Bessette et Marie Le Franc », Actes du colloque « Relations France Québec au XIXe siècle », Paris, Les Cahiers du Centre culturel canadien, n° 3, avril 1974, p. 36-38.

——, *Le roman canadien de langue française de 1860 à 1958. Recherche d'un esprit romanesque*, Paris, A. G. Nizet, 1978, p. 262-269 et p. 713-715.

HAMEL, Réginald, John HARE et Paul WYCZYNSKI, *Dictionnaire des auteurs de langue française en Amérique du Nord*, Montréal, Éditions Fides, 1989, p. 133-134.

LABERGE, Albert, *Journalistes, écrivains et artistes,* Montréal, Édition privée, 1945, p. 25-32 ; repris dans Gérard BESSETTE, *Anthologie d'Albert Laberge*, Montréal, Éditions du Cercle du Livre de France, 1962, p. 291-299.

Table des matières

AGMV Marquis
MEMBRE DE SCABRINI MEDIA
Québec, Canada